Georg Psota/Michael Horowitz
Das weite Land der Seele

Georg Psota
Michael Horowitz

Das weite Land der Seele

Über die Psyche
in einer verrückten Welt

*Unter Mitarbeit
von Angelika Horowitz*

Residenz Verlag

Bibliografische Information der Deutschen Nationalbibliothek
Die Deutsche Nationalbibliothek verzeichnet diese Publikation in der Deutschen
Nationalbibliografie; detaillierte bibliografische Daten sind im Internet
über http://dnb.dnb.de abrufbar.

www.residenzverlag.at

© 2016 Residenz Verlag GmbH
Salzburg – Wien

Umschlaggestaltung: Thomas Kussin
Typografische Gestaltung, Satz: Ekke Wolf, typic.at
Lektorat: Stephan Gruber, feintext.eu
Gesamtherstellung: CPI books GmbH, Leck
ISBN 978 3 7017 3394 1

INHALT

VORSPIEL VON MANFRED LÜTZ
IRRE!

Das ist ein Buch für jeden. Wenn ein Drittel der Österreicher irgendwann im Leben einmal psychisch krank wird und die anderen zwei Drittel irgendwelche Angehörigen haben, die psychisch krank sind, dann ist dieses Buch selbstverständlich das wichtigste Buch des Jahres.

Denn nach wie vor herrschen in unserer Gesellschaft mittelalterliche Vorstellungen über Psychiatrie und Psychotherapie. Das hat damit zu tun, dass psychische Krankheiten den Menschen ziemlich unheimlich sind. Man hat Angst davor und weicht deswegen dem Thema gerne aus, nach dem Motto: »Damit kann ich mich ja immer noch beschäftigen, wenn es so weit ist.« Aber das ist natürlich kompletter Unsinn, denn dann ist es definitiv zu spät. Wenn Sie dement sind, lesen Sie wahrscheinlich keine Bücher mehr über Demenz; wenn Sie schizophren werden, halten Sie im Zweifel erst mal alle anderen für verrückt; und wenn Sie schwer depressiv werden, glauben Sie – fälschlicherweise! –, jetzt könne ohnehin nichts mehr helfen. Da ich aber, wenn ich Sie während des Lesens dieses Vorworts so anschaue, den Eindruck habe, dass Sie zurzeit weder dement noch schizophren noch auch depressiv sind, haben Sie dieses Buch gerade noch zur rechten Zeit gekauft. Und nicht nur das. Sie lesen dieses Buch auch noch, was heute kaum noch üblich ist, da Bücher im Wesentlichen zum Verschenken da sind – deswegen werden sie auch so fest eingeschweißt, damit nichts drankommt.

Was können Sie von der Lektüre dieses Buches erwarten? Zunächst einmal natürlich Bildung! Sie können hier auf allgemein verständliche und sogar unterhaltsame Weise etwas über psychische Krankheiten lernen. Das ist ein ganz wichtiger Teil der Allgemeinbildung, und so gewinnen Sie sogar noch die nächste Quizshow! Außerdem werden Sie keine Angst mehr haben vor psychischen Krankheiten oder vor psychisch Kranken. Denn Angst hat man nur vor dem Unbekannten. Wenn Sie lernen, dass man die meisten psychischen Krankheiten heilen kann, dass der durchschnittliche Aufenthalt in einer psychiatrischen Klinik in Österreich Tage (in Deutschland drei Wochen!) beträgt und dass man auch mit psychischen Erkrankungen arbeitsfähig und liebesfähig bleiben kann, dann kann das jetzt schon Ihre Lebensqualität heben, weil Sie optimistischer und selbstgewisser in die Zukunft Ihres Lebens schauen können. Vor allem aber können Sie so sensibler werden für psychische Krankheiten bei anderen Menschen. Firmen, die professionell mit psychischen Krankheiten ihrer Mitarbeiter und Mitarbeiterinnen umgehen, haben weniger Ausfälle zu verzeichnen, haben ein besseres Betriebsklima und erwirtschaften damit mehr als solche, denen das psychische Wohl ihrer Mitarbeiterinnen und Mitarbeiter gleichgültig ist.

Zu einem kompetenten Umgang mit dem Thema gehört aber auch, dass man weiß, dass die schweren psychischen Krankheiten in den vergangenen Jahren keineswegs zugenommen haben. Was zugenommen hat, ist die Tendenz unserer Gesellschaft, Lebensprobleme zu psychischen Krankheiten hochzujazzen. Das aber ist – je nachdem – kostspieliger oder lukrativer Unsinn. Wir Psychoexperten wissen sehr viel über die Behandlung von psychischen Krankheiten, das heißt aber nicht, dass wir etwa mehr Lebenserfahrung haben als ein altes Mütterchen aus dem Wienerwald. Wenn eine Frau plötzlich von ihrem Mann verlassen wird, kann sie das tief erschüttern, und das ist manchmal schlimmer als eine schwere Depression – aber es ist keine Krankheit, sondern eine gesunde Reaktion auf eine schreckliche Situation. Und eine solche Frau braucht keine junge Psychotherapeutin, die gar keine Lebenserfahrung hat, die braucht vielleicht eine gute Freundin, die womöglich selbst schon einmal so etwas bewältigt hat und die sie nachts anrufen kann, wenn ihr die Decke auf den Kopf fällt.

Die Leute denken immer, wir Psychotherapeuten hätten Lebenserfahrung. Ja, woher denn? Wir haben in der Regel auf dem Schulhof nie mitgespielt, weil wir ein gutes Abitur erreichen wollten, haben dann viele dicke Bücher gelesen, tragen deswegen eine Brille und verbringen jahrzehntelang unsere Zeit mit gestörten Menschen in hässlichen kleinen Räumen – da haben Sie keine Lebenserfahrung. Wo Psychoexperten sehr kompetent raten und behandeln können, darüber handelt dieses Buch, aber es handelt eben auch über die Grenzen von Psychokompetenz.

Mein 2009 erschienenes Buch »Irre! Wir behandeln die Falschen. Unser Problem sind die Normalen« hat damals vielen die Augen geöffnet für die eigenen psychischen Störungen und für die ihrer Angehörigen, und es hat zu nützlichen gesellschaftlichen Debatten geführt. Auch dieses Buch, »Das weite Land der Seele«, hat das Zeug dazu. Georg Psota ist einer der erfahrensten Psychiater Österreichs. Er arbeitet nicht irgendwo im Labor, sondern er kennt unzählige psychisch Kranke und hat ihnen geholfen, weil er weiß, *wie* man ihnen hilft. Darüber schreibt er hier. Wenn Sie das Buch gelesen haben, können Sie unterscheiden zwischen echten Psycho-Experten und unseriösen Psycho-Gurus. Die seriösen Experten werden Ihnen immer ganz offen sagen, was sie nicht können, aber dann auch wirklich helfen mit den großartigen Therapiemethoden, die die Wissenschaft in den vergangenen Jahren entwickelt hat. Den Gurus können Sie dann ganz einfach die Luft rauslassen.

Vor allem aber werden Sie die vielen psychisch Kranken kennenlernen, die zumeist unglaublich liebenswürdige Menschen sind, die unsere Gesellschaft farbiger und damit auch menschlicher machen als all die langweiligen Normopathen, die so normal sind, dass es wehtut. Das Buch macht Sie also klüger und zuversichtlicher, denn was immer Ihre Psyche in Ihrem Leben an Kapriolen schlagen wird, Sie wissen jetzt, was man tun kann. Vor allem aber ist dieses Buch eine unterhaltende Lektüre mit vielen spannenden Geschichten, die das Leben schrieb, das wirkliche Leben.

EINFÜHRUNG VON GEORG PSOTA
VON VER-RÜCKTEN UND NORMALEN

»Alle haben eine Psyche, deshalb glauben alle, sie verstehen etwas davon …« – ein ewig gültiger Satz des großen Wiener Psychiaters Stephan Rudas. Der Wissensstand über das Psychische ist – im Gegensatz zur Selbstwahrnehmung der Gesellschaft – jedoch weiterhin sehr gering, sowohl im Bereich der psychischen Gesundheit als auch bei psychischen Erkrankungen. Dies betrifft sowohl das einzelne Individuum als auch die Gesellschaft als Ganzes. Und es bringt Nachteile mit sich – für jeden Einzelnen, für die Gesellschaft, für die Staatengemeinschaft, für alle, und ganz besonders für diejenigen, die psychisch erkrankt sind. Dieses Buch soll ein Beitrag über notwendiges Wissen zum Thema Psyche sein, ein Beitrag zur Aufklärung und Vorbeugung, aber noch viel mehr ein Beitrag zum grundlegenden Verstehen der Landkarte vom weiten Land der Seele.

Psychiatrie bedeutet aus dem Altgriechischen übersetzt »Seelen-Heilkunde«. Sie ist ein medizinisches Fach, genauso wie zum Beispiel die Chirurgie. Für beide Spezialfächer ist ein erfolgreich abgeschlossenes Medizinstudium und eine daran anschließende gemeinsame praktische Ausbildung Voraussetzung für die weitere Spezialisierung.

Psychologie bedeutet »Seelen-Kunde«. Das allein sagt bereits aus, dass es dabei nicht primär um Erkrankung und Heilung geht. Sie ist kein medizinisches Fach und hat eine völlig andere Ausbildung.

Psychotherapie bedeutet »Seelen-Behandlung«. Sie ist ebenso kein medizinisches Spezialfach. Sie wird im Rahmen einer psychotherapeutischen Ausbildung erlernt. Weder Medizinstudium noch Psychologiestudium sind dafür Voraussetzung. Sehr viele Psychotherapeuten in Österreich waren vorher als Lehrer, Sozialarbeiter, Priester, Sozialpädagogen oder Krankenschwes-

11

tern tätig. Allerdings gibt es auch viele Ärzte, darunter besonders viele Psychiater, und Psychologen, die zusätzlich eine psychotherapeutische Ausbildung absolviert haben.

Psychiatrie, Psychologie, Psychotherapie – drei Begriffe, die permanent vermischt werden; drei Berufe mit unterschiedlichen Ausbildungen und Aufgabenstellungen.

Wie kann es sein – und wenn es so ist, darf es nicht so bleiben! – dass die Bevölkerung über Depression ganz wenig und über Schizophrenie gar nichts weiß? Was ist Schizophrenie? Antworten wie »Bei Vollmond wird es schlimmer« oder »Schizophrene wurden von Sigmund Freud mittels Psychoanalyse geheilt« sind keine Seltenheit. Besonders häufig ist auch von »gespaltener Persönlichkeit« die Rede. All das ist völlig falsch. Leider ist dieser Irrglaube auch an nicht-psychiatrischen Abteilungen mancher österreichischer Krankenhäuser verbreitet. Das heißt: Auch Ärzte und Pflegepersonal verschiedener medizinischer Bereiche haben keine Ahnung, welche Krankheit Schizophrenie ist. Und auch in der Literatur wird das Adjektiv »schizophren« als abwertend für etwas »Gespaltenes« verwendet – obwohl Schizophrenie mit Persönlichkeitsspaltung nichts zu tun hat.

Dieses Buch will auch dazu beitragen, dass nicht mehr von »schizophrenen Situationen«, »schizophrenen Konstellationen« und ähnlichem Unsinn gesprochen wird. Denn: Schizophrenie ist nicht *eine* Krankheit, sondern setzt sich aus mehreren zusammen. Es geht um die Gruppe der Schizophrenien; diese Erkrankungen sind durch massive Veränderungen im Wahrnehmen, Erleben, Denken und Fühlen gekennzeichnet. Und das zeitweilig oder andauernd. Was hat das mit einer gespaltenen Persönlichkeit zu tun? Absolut nichts! Dieses Buch will sich auch dagegen wenden, dass man immer wieder Sätze wie »Das ist ja schizophren!« als Beschimpfung hört. Das ist genauso unpassend und falsch wie »Das ist ja diabetisch!«. Also: »Diabetisch« hat mit »diabolisch« nichts zu tun und »schizophren« nichts mit »gespalten«.

Kaum jemand weiß, dass psychische Erkrankungen, beispielsweise die Depression, ebenso häufig vorkommen wie Diabetes. Rund zehn Prozent aller Menschen werden innerhalb eines Jahres von Panikattacken überfallen. Diese sind neben Depression, aber auch Demenz und Alkoholismus inzwischen zu einer Volkskrankheit geworden – eine Tatsache, die kaum bekannt ist. Das ist weder für die Betroffenen, deren Angehörige und Freunde noch für die Gesellschaft gut. Denn dadurch wird die Vorbeugung und die frühe Behandlung massiv erschwert, die mögliche Genesung oder Heilung verzögert. Auch daher dieses Buch.

Aber auch deshalb, weil die Welt immer »ver-rückter« wird. Auch die »normale« Welt – was immer das ist. Denn oft sind nicht die »Verrückten« verrückt, sondern die »Normalen«. Die Gesellschaft will das nicht immer wahrnehmen, vieles wird verdrängt, manches auch verleugnet. Verleugnung ist mehr als eine Ausrede, Verleugnung ist nicht »schwindeln«, sie ist viel tiefer gehend. Sie ist die Ausblendung der Wahrnehmung. Für Sigmund Freud war sie einer der heftigsten Abwehrmechanismen. Keineswegs wird diese Abwehr der Realitätswahrnehmung nur von psychisch kranken Menschen angewendet. Im Gegenteil – sie ist ein gesellschaftliches Phänomen.

Ein trauriges Beispiel für Verleugnung als Realitätsverweigerung ist derzeit in Österreich – und in ganz Europa – zu bemerken. Wir erleben momentan eine Epoche der panischen Xenophobie: der Angst vor *den* Fremden und auch der Angst vor *dem* Fremden. Ein verhaltensbiologisch alter Mechanismus feiert gerade unfröhliche Urständ. Der 500 Millionen Menschen umfassende Einzugsraum Europa, ein völlig überalterter Subkontinent, wird mit Flüchtlingen konfrontiert. Eineinhalb Millionen Menschen, die in einen Lebensraum flüchten, in dem eine halbe Milliarde Menschen lebt, bringen Europa ins Wanken, an den Rand des Zerfalls. Das ist verrückt! Wirklichkeit und Wahrnehmung sind nicht völlig ident, haben jedoch eine hohe Korrelation. Wenn die Wahrnehmung von der Wirklichkeit völlig losgelöst abrückt – dann ist die Wahrnehmung verrückt geworden. In einem ver-rückten Europa. Allerdings ist diese Verrücktheit nicht die Folge einer psychischen Erkrankung, nicht einmal der Xenophobie, sondern anderer psychodynamischer Kräfte, also von Kräften, die auf die Psyche einwirken.

Und wieder ist man mit Verleugnung konfrontiert: In Syrien tobt seit fünf Jahren ein grauenhafter Krieg. Der heftigste seit dem Vietnamkrieg. Es gibt dort mittlerweile etwa eine halbe Million Tote, zwei Millionen Verwundete und mehr als zehn Millionen Flüchtlinge. Syrien, einer der Hochkulturräume des Vorderen Orients, war – was etwa die Alphabetisierung und die Akademikerquote betrifft – vor dem Krieg durchaus mit europäischen Ländern vergleichbar. Die westlichen Länder haben während der letzten Jahre mit lukrativen Waffengeschäften viel Geld verdient. Dies ist nicht eine Frage des Standpunktes, dies ist eine Tatsache. Die Menschen in Syrien haben – sofern sie nicht unmittelbar einer der bewaffneten Gruppen angehören – nur die Option, von Bomben in Stücke gerissen zu werden oder bei Feuerwechseln gekillt, die Frauen vergewaltigt, die Männer versklavt zu werden. An banalen Erkrankungen mangels medizinischer Versorgung oder am Hunger zu krepieren. Die syrische Bevölkerung ist von allen Seiten bedroht. Am meisten vom IS, dem sogenannten Islamischen Staat, der sowohl Elemente von religiösem Fanatismus als auch Grundstrukturen, die an SA und SS erinnern, vereint. Wer diese Tatsachen (ver)leugnet, blendet Wirklichkeit aus. Dies geschieht aber in weiten Teilen der europäischen Öffentlichkeit.

Andererseits wird aber auch verleugnet, dass es sehr unterschiedliche Gruppen von Menschen gibt, die nach Europa drängen. Ein großer Teil kommt aus Syrien und aus Regionen, in denen die Schergen der Taliban ihr Unwesen treiben. Doch nicht alle: Etwa ein Drittel der Ankömmlinge hat nach den geltenden Konventionen kein Anrecht auf Asyl. In der öffentlichen Wahrnehmung werden derzeit verfolgte Familien aus syrischen Kriegsgebieten mit Glücksrittern aus allen möglichen Regionen vermischt. Der Verlust des Differenzierens ist, psychiatrisch gesehen, immer ein Rückfall in eine geringere Entwicklungsstufe. Wir nennen das bei einzelnen Menschen *Regression* – eine in aller Regel ungünstige Entwicklung.

»Das weite Land der Seele« ist ein Buch, das nicht wegen der europäischen Realitätswahrnehmungs-Verweigerung im Zusammenhang mit Flüchtlingskrisen geschrieben wurde. Mit diesem Beispiel soll aber aufgezeigt werden, was ein psychischer Abwehrmechanismus wie *Verleugnung* bedeutet. Das Ausweichen auf einen derart primitiven Reserve-Abwehrmechanismus bringt eine scheinbar erwachsene Gesellschaft in eine verrückte Situation. Die Verrücktheit großer Teile der Gesellschaft, die sich selbst als »normal« – also als Norm – definieren, war und ist für die Menschheit gefährlich. Weit gefährlicher, als es psychisch Kranke jemals sein können. Die großen Katastrophen des 20. Jahrhunderts waren davon gezeichnet.

Psychische Erkrankungen verschiedener Art und verschiedenen Schweregrades sind alles andere als selten. Wie alle anderen Erkrankungen auch. Untersuchungen der letzten Jahre dokumentieren, dass 30 bis 40 Prozent der Bevölkerung innerhalb eines Jahres kurzfristig, zeitweilig, wiederholt oder andauernd davon betroffen sind. Mittelgradige oder schwere Erkrankungsformen oder Erkrankungsdimensionen betreffen allerdings höchstens etwa ein Drittel davon. Also zehn bis 15 Prozent der Bevölkerung innerhalb eines Jahres. Die großen Katastrophen der Menschheit – in aller Regel von Menschen verursachte Katastrophen – werden aber immer von der überwiegenden Mehrheit ausgeführt und gebilligt. Mit anderen Worten, um den Psychiater und Theologen Manfred Lütz zu zitieren: Wer schützt uns vor den Normalen? Ich kann diese provokante Frage nicht beantworten, aber ich weiß, dass die »normale Ver-rücktheit« enorme Kraft hat, auch in der Zerstörung.

Ein bemerkenswerter Briefwechsel zeugt davon: jener zwischen Sigmund Freud und Albert Einstein, geschrieben 1932, als Buch erschienen unter dem Titel »Warum Krieg?«. Der Vater der Relativitätstheorie hatte den Vater der Psychoanalyse nur ein einziges Mal persönlich getroffen, aber beide haben mit ihren Theorien unsichtbare Universen erschlossen. Und dabei sehr viel Widerstand erlebt. Einstein wurde nach dem Treffen zu Beginn des Jahres 1927 der Vorschlag gemacht, sich bei Freud einer Psychoanalyse zu unterziehen. Daran ist gut erkennbar, dass sich die Psychoanalyse auch um psychisch gesunde Menschen bemüht. Einstein lehnte mit dem Satz »Ich möchte gern im Dunkel des Nicht-Analysiertseins verbleiben« dankend ab. Auch Freud äußerte sich amüsiert über das besagte Treffen und schrieb über Einstein: »Er ist heiter, sicher und liebenswürdig, versteht von Psychologie so viel wie ich von Physik, und so haben wir uns sehr gut gesprochen.«

Im Gegensatz zur distanzierten und humorvollen Beziehung der beiden war Einsteins Frage in seinem kurzen Brief an Freud überaus ernsthaft: »Gibt es eine Möglichkeit, die psychische Entwicklung der Menschen so zu leiten, dass sie den Psychosen des Hasses und Vernichtens gegenüber widerstandsfähiger werden?« Freuds ausführliche Antwort, die in diesem Buch im Kapitel »Psyche und Gesellschaft« behandelt wird, ist wirklich empfehlenswert.

Fest steht: Der Hass und das Vernichten-Wollen sind nicht Krankheiten im psychiatrischen Sinn, keine Psychosen, sondern ein widerlicher Teil der menschlichen Natur. Des Raubtieres Mensch. Eine solche Beschreibung haben sich Menschen, die an Psychosen erkrankt sind, nicht verdient. Denn es ist eine Störung jener »Normalen«, vor denen man Schutz einfordern muss.

Auch deshalb dieses Buch.

KAPITEL 1: ANGST
ANGST ESSEN SEELE AUF ...

In dem mehrfach preisgekrönten Film *Angst essen Seele auf* von Rainer Werner Fassbinder beantwortet die 60-jährige Protagonistin in einem Moment großen Glücks die Frage ihres um 20 Jahre jüngeren Geliebten, warum sie weine, so: »Weil ich so glücklich bin und weil ich solche Angst habe.« Daraufhin antwortet er: »Nix Angst, Angst nix gut. Angst essen Seele auf ...«

Dieser einfach hingesagte Satz hat eine enorme Treffsicherheit. Denn genau so ist es: Angst isst die Seele auf. Angst ist ohne Zweifel eines der schlimmsten Gefühle, die der Mensch empfinden kann. Und wir alle sind bereit, wenn nicht gezwungen, sehr viel gegen dieses kaum erträgliche Gefühl zu unternehmen. Das Gegensteuern kann Vermeidung von potenziell Angst machenden Situationen sein, Kontrolle bis hin zu absurder Genauigkeit oder der Gebrauch und Missbrauch von angstlösenden Mitteln – manchmal bis hin zur Sucht.

Angst öffnet die Tore der menschlichen Psyche gleichsam für eine ganze Reihe von Störungen des Seelenlebens – von Angststörungen und der Depression über die Zwangsstörung bis zu Süchten und vielem anderen mehr. Erkrankungen auf Basis von Angstgefühlen, das heißt Angsterkrankungen, sind die häufigste Form psychischen Leidens – das gesellschaftlich oft akzeptiert ist, zumindest solange die Angstinhalte leicht nachvollziehbar sind. Es ist nicht schwer zu verstehen, dass Kinder Angst haben, wenn sie hinunter in einen dunklen Keller gehen. Ebenso ist es nachzuvollziehen, dass viele Menschen Angst vor Prüfungen und Vorträgen oder Veränderungen im beruflichen Umfeld haben. Die Furcht, den Erwartungshaltungen anderer nicht zu entsprechen, sich zu blamieren, die Angst vor Erkrankungen, vor Höhe, vor engen Aufzügen, vor dem Fliegen, all das ist gesellschaftlich – mehr oder weniger – akzeptiert.

Dieses gesellschaftliche Verständnis gilt vor allem für anfallsartige Ängste. Für die generalisierte Angststörung hingegen – mit einem chronischen, also andauernden sorgenvollen Grübeln, permanenter Angstspannung und dem Ausmalen zahlreicher möglicher Katastrophen – gilt es weniger. Vieles im Spektrum der Ängste ist natürlich, und dennoch gibt es gewisse Eckpunkte, ab denen die Dimension, das Ausmaß der Angst als Reaktion auf eine Belastung und in Relation zur jeweiligen Belastung bereits eindeutig krankheitswertig ist.

PAUL UND EIN PSYCHIATER AUS WIEN

Paul entstammt einer Familie mit psychosozialen Problemen: Die Mutter war Alkoholikerin, der Vater über viele Jahre Alleinerzieher. Geld und Wohnraum waren immer knapp. Dennoch schaffte es der 25-Jährige, als Softwaretechniker nach Australien auszuwandern. Er heiratete, die Ehe war harmonisch, und im Job war Paul erfolgreich. Bis er sich nach einigen Jahren um seinen beruflichen Werdegang sorgte. Körperliche Beschwerden wie Schwindelgefühl und Kopfschmerzen wurden immer häufiger. Und auch das Angstgefühl, dass sein Blutdruck erhöht sein könnte. Eine berechtigte Angst – Pauls Vater war schon in relativ jungen Jahren an einem Schlaganfall infolge zu hohen Blutdrucks gestorben. Es folgte der Weg zur Hausärztin. Blutbefund und Blutdruck waren in Ordnung: Er sei »körperlich gesund«. Kurze Erleichterung. Doch bald zweifelte Paul die Ergebnisse an. Die Angst hatte ihn wieder.

Einige Wochen später überfiel ihn am Weg ins Büro bei der Fahrt über eine Brücke eine plötzliche Attacke von Atemnot, und er geriet in Panik, dass die Brücke einstürzen könnte. Die Autofahrt und die darauffolgenden Minuten im Aufzug hinauf in den sechsten Stock wurden zum Horrorszenario. Binnen kurzer Zeit war Paul inmitten einer Angstspirale. Er ging mithilfe vieler Ausreden nicht mehr zur Arbeit, da es ihm unmöglich war, sein

Büro zu erreichen. Ebenso wie das gemeinsame eheliche Schlaf-
zimmer im ersten Stock. Spätestens jetzt musste er versuchen,
seiner irritierten Frau die Ängste zu erklären.

Dieses Gespräch war der Beginn der Veränderung. Erster
Schritt: neuer Hausarzt – dieser erkannte die Angsterkrankung.
Zweiter Schritt: Krankschreibung. Dritter Schritt: Medikation.
Vierter Schritt: Konsultation eines Psychiaters. Fünfter Schritt:
Beginn einer Psychotherapie. Vier Monate später konnte Paul
wieder seinem Beruf nachgehen. Die Psychotherapie war sehr
erfolgreich. Paul lernte, mit seiner Angst umzugehen, sie zu ertragen und zu überwinden. Ein Jahr später beendete er die Therapie – zwei Stunden pro Woche – erfolgreich. Die Höhenangst,
inklusive Panikattacken in Konfrontationssituationen, war vorüber.

Ich lernte Paul in Sydney kennen. Eines Abends begleitete er
mich zur nahen Sydney Harbour Bridge. Damals war die Brücke noch ungesichert, die mächtigen, fast bedrohlich wirkenden
Pfeiler ohne Geländer. Paul ging an den Rand eines Brücken-
pfeilers vor. Der Wind wehte, er drehte sich um und stand mit
dem Rücken zum hundert Meter tiefen Abgrund. Seit damals
sind 20 Jahre vergangen. Und Paul geht es weiterhin gut.

ÜBER DEN WOLKEN

Vera B., eine 50-jährige Patientin, war vor mehr als 20 Jahren
wegen einer Angsterkrankung in Behandlung gewesen. Sie war
beruflich tüchtig und glücklich verheiratet. Dennoch – und das,
was nach diesem »dennoch« kommt, ist für Psychiater immer
sehr wichtig – hatte sich in den letzten zehn Jahren hartnäckige
Flugangst bei ihr festgesetzt. Auch Angst vor langen Bahn- und
Autoreisen, allerdings nicht so extrem wie beim Fliegen. Vera B.
hatte nun ein akutes Problem: In einer Woche würde ihre älteste
Tochter in Norddeutschland heiraten, und die mehr als 2000
Kilometer lange Hin- und Rückreise verursachte bei ihr große
Ängste. Dazu der familiäre Druck, das Gefühl des Versagens, der
Wertlosigkeit und der Scham, nicht zu funktionieren, weil sie

eine psychisch Kranke, eine »Verrückte« sei. In der Folge setzten massive Schlafstörungen ein, Vera war zunehmend verzweifelt – bis hin zu Suizidgedanken. In dieser Situation konsultierte sie eine psychiatrische Notfallhotline und bat um Hilfe wegen ihrer Flugangst – ohne die Suizidgedanken zu erwähnen. Die Antwort des Notfalldienstes – nämlich, dass diese Hotline nur für »echte« psychiatrische Probleme zur Verfügung stehe und nicht für Flugängstliche – ärgerte sie maßlos, und es blieb die verzweifelte Frage: »Was soll ich nur tun?«

Für die psychiatrisch-psychotherapeutische Intervention blieb jetzt nur wenig Zeit, die Hochzeit war in fünf Tagen. Als Erstes benötigte Vera ein Gespräch, bei dem man ihr nicht nur zu-, sondern auch in sie hineinhörte. Nur so konnte ich gemeinsam mit der Patientin erkennen, dass es sich um eine ganze Reihe von Ängsten handelte: Neben der Flugangst war es auch die soziale Angst vor der riesigen Hochzeitsgesellschaft. Gleichzeitig ging es um das Erkennen und Ansprechen, dass die Patientin trotz ihrer offenbar weiter bestehenden Angsterkrankung bereits sehr vieles geschafft hat. Und letztlich ging es darum, ihr zu versichern, dass sie mithilfe einer »Krücke« auch diese Situation schaffen würde. Diese Hilfe war eine durchaus deftige Gabe eines angstlösenden Medikamentes, das akut wirkt und den Patienten einen Flug überstehen lässt – ein Drittel der Dosis sofort als Prophylaxe und am Tag des Fluges eine Steigerung bis zur dreifachen Dosis. Innerhalb der darauffolgenden drei Tage sollte sie das Medikament wieder reduzieren und die Rückreise per Nachtzug antreten. Eine Weiterverordnung des Medikamentes komme nicht infrage. Das Abhängigkeitspotenzial dieser wirksamen Substanz sei für die nächsten acht Tage völlig irrelevant, aber ab dem Tag neun war die Einnahme strengstens verboten.

Das Ergebnis: Am neunten Tag rief eine glückliche, selbstbewusste und zufriedene Frau an. Sowohl die Reise als auch die Hochzeit seien wunderbar gewesen, außerdem habe sie statt der insgesamt über die Tage verteilten zehn Tabletten nur fünf gebraucht, die restlichen fünf Tabletten entsorgt, und zusätzlich werde sie ab sofort wieder in Psychotherapie gehen. Diese Intervention war für Vera genau richtig. Die Patientin rauchte nicht, ging mit Alkohol nicht missbräuchlich um und zeigte auch sonst keinerlei Suchtverhalten. Für andere Patienten muss diese Vorgangsweise allerdings nicht richtig sein: Der Mensch ist ein bio-psycho-soziales Wesen und braucht bei seinen individuellen Problemen individuelle Lösungen.

Etwa 30 Prozent der Flugreisenden haben während des Fliegens oder schon beim Einchecken und Einsteigen Angstgefühle unterschiedlichen Ausmaßes – ungefähr die Hälfte davon in leichterer Form, die andere Hälfte in schwerer und etwa fünf Prozent in massiver Weise. Diese Angst kann in verschiedener Weise auftreten und im sozialen Kontext so hinderlich sein, dass therapeutische Interventionen nötig sind. Auch solche, die über die von Fluglinien angebotenen Seminare zur Flugangstbewältigung hinausgehen.

DIE ANGST DES TORMANNS BEIM ELFMETER

So lautet der Titel eines Buches von Peter Handke. Es ist aber üblicherweise nicht der Tormann, sondern der Schütze, der Angst beim Elfmeter hat. Angst tritt in sozialen Situationen nämlich bei der Person auf, die etwas zu verlieren hat. Beim »Elfer« – einer sehr öffentlichen Angelegenheit – sind das der Elfmeterschütze, seine Mannschaft, sein Trainer und seine Anhänger. Alle anderen haben Hoffnung.

Auch Schauspieler, Moderatoren, Vortragende, Prüflinge, Politiker – kurz: alle, die öffentlich auftreten – haben Angst. Außer sie haben für diese Situation unendlich viel Routine erreicht, dann spricht man von einer *Desensibilisierung*. Oder es sind Psychopathen, denen mangels ihres Über-Ichs jede eigene kritische Kontrollinstanz fehlt, was oft sehr »cool« wirken kann – es aber überhaupt nicht ist. Leider erkennt das Publikum – oft auch die Wähler – diese Ver-rücktheit erst an den Folgen, die diese pseudo-coolen Wesen hinterlassen. Und selbst die Ursachen dieser Folgen werden vom Publikum manchmal verleugnet, was nicht gerade für die Einsichtsfähigkeit dieser Menschen spricht.

21

Ab einem gewissen Ausmaß von Angst vor öffentlichen Auftritten kann dies zu einer großen Bürde, manchmal sogar zu einem Berufshindernis werden. Die Psychiatrie nennt dieses Beschwerdebild *Soziophobie*, also die Angst *(Phobie)* vor sozialen Situationen. In aller Regel gibt es dafür ausgezeichnete Hilfe; oft ist die korrekte Diagnose, die Benennung und die Erklärung dazu schon der Beginn der Therapie. Nicht selten sind zu Beginn der Behandlung serotoninaktive Antidepressiva hilfreich, sie wirken allerdings erst im Verlauf von Wochen bis Monaten. Oft liegt der Schlüssel zur Problembewältigung in verschiedenen Formen der Psychotherapie, häufig in der Kombination beider Behandlungsformen. Fast immer geht es darum, das Selbstwertgefühl der Betroffenen zu stärken und ihre Angst zu relativieren. Viktor Frankls *paradoxe Intention* bei einem Patienten, der in verschiedenen sozialen Situationen so sehr in den Händen zu schwitzen begann, dass er sich niemandem die Hand zu geben traute, war: »Dann stellen Sie sich einmal vor und beschließen ganz fest, dass Sie Weltmeister im Händeschwitzen werden, Ströme von Schweiß fließen lassen und damit das ganze Besprechungszimmer fluten!« Das war und ist wirksam. Oft hilft es sogar, verärgert, ja, verbal aggressiv reagieren zu dürfen. Denn sehr häufig haben soziophobe Patienten eine mächtige Aggressionshemmung. Daher kann es hilfreich sein, mit Patienten das Schimpfen zu üben.

ANGST VOR ALLEM

Es gibt Menschen, die fast ununterbrochen besorgt bis ängstlich sind. Besorgt um sich selbst, aber oft noch mehr um die anderen. Es könnte etwas Unerfreuliches passieren, es könnte jemand zu Schaden kommen, es könnte sich jemand erkälten, es könnte sich daraus eine schreckliche Erkrankung entwickeln, es könnte jemand bei einer Reise verunglücken, es könnte, es könnte, es könnte … Und, ganz besonders mühsam: Ich könnte falsche Entscheidungen treffen! Bei allem und jedem. Bei dem, was ich anziehe, was ich gerade gekauft habe, welche Route ich zur Arbeit wähle, was ich gesagt habe oder was ich sagen werde, was ich wem schreibe, wohin ich auf Urlaub fahre …

Dieser Art von Ängsten sind keine Grenzen gesetzt. Wenn jemand eine chronisch negative Erwartungshaltung und damit verbunden eine chronische Besorgnis und Angst hat – häufig mit zusätzlichen Angstspitzen –, dann nennt man das *generalisierte Angststörung (Generalized Anxiety Disorder, GAD)*. Dies erscheint auf den ersten Blick vielleicht harmlos, ist es aber nicht. Die davon betroffenen Menschen können bereits in leichteren Dimensionen der Erkrankung heftige Angstfantasien entwickeln, in schweren Ausprägungen sind Menschen mit einer GAD diesen bedrohlichen Fantasien fast völlig ausgeliefert. Das ist auch für die Angehörigen sehr belastend. Denn man hat ständig den Druck, dem Kranken diese Ängste zu nehmen: in der Sekunde der Landung des Flugzeuges anzurufen und zu versichern, dass man den Flug überlebt hat; dass man bei der Taxifahrt nicht tödlich verunglückt ist; dass man ohne Unfall das Büro erreicht hat und so weiter. Tut man all das nicht, kann es passieren, dass der Kranke dadurch eine zusätzliche überfallsartige Angst, eine Panikattacke, bekommt – und damit verbunden eventuelle Herzanfälle und Blutdruckkrisen. Legionen von Kindern und Jugendlichen, die durchaus in der Lage und noch mehr gewillt sind, ein selbstständiges Leben zu führen, sind bei diesen Interaktionen schon in Schwierigkeiten geraten. Dem Sohn einer an GAD erkrankten Mutter bleibt die Wahl zwischen »Muttersöhnchen« und »Monster an Undankbarkeit«.

Woher kommt dieses Krankheitsbild? Zum einen haben Menschen mit GAD häufig in frühen Jahren Angst fixierende Erfahrungen gemacht, und oft treten GAD-Symptome auch erst Jahre später in Erscheinung. Zum anderen gibt es auch hier eine nicht unerhebliche genetische Disposition, die noch dadurch verstärkt wird, dass ein an GAD erkrankter Elternteil über seine Vorbildfunktion vermittelt, dass das Leben vor allem durch sorgenvolle, ängstliche Vorsicht bewältigt werden muss.

Um an GAD erkrankten Menschen zu helfen, gibt es sowohl verschiedene psychotherapeutische als auch medikamentöse Möglichkeiten. Bei stärkerer Ausprägung ist eine Therapie mit antidepressiver Medikation und/oder der Substanz *Pregabalin* dringend zu empfehlen, auch zusätzlich zur Psychotherapie. Ansonsten ist mit schweren Depressionen in späteren Jahren zu rechnen.

HÄUFIGKEIT UND SYMPTOME

Eine 2014 publizierte Studie zur Häufigkeit von psychischen Störungen in der Allgemeinbevölkerung, durchgeführt von einer Forschergruppe des renommierten Berliner Robert Koch-Institutes, brachte für Angsterkrankungen folgendes Ergebnis: Innerhalb von zwölf Monaten leiden 16,2 Prozent der deutschen Bevölkerung an verschiedenen Formen von Angsterkrankungen. Die wesentlichsten speziellen Formen sind Panikattacken, Soziophobie, Agoraphobie sowie die generalisierte Angststörung. Während Panikattacken anfallsartig auftreten, ist die generalisierte Angststörung von einer lang andauernden, schwelenden Angst gekennzeichnet. Frauen sind etwa doppelt so häufig betroffen wie Männer.

Zu den Symptomen gehören neben dem psychischen Gefühl der Angst oder andauernder Besorgtheit auch eine ganze Reihe von körperlichen Erscheinungen, die sowohl körperlicher Ausdruck der Angst sind, als auch zusätzlich wieder Angst machen: vor allem Schwindel, Schwitzen, Herzklopfen und Händezittern. Angstgefühle haben häufig ebenfalls körperliche Inhalte wie Angst vor Herzinfarkt oder Lähmungsgefühle. Auch die Angst, die Kontrolle zu verlieren, verrückt zu werden, gehört zu den akuten Paniksymptomen. Bei der *Agoraphobie*, der Angst vor der Außenwelt, geht es um das ängstliche Gefühl beim Verlassen des Hauses, das Meiden von weiten Plätzen, von Reisen. Die *Klaustrophobie*, die Angst vor engen Räumen wie öffentlichen Verkehrsmitteln oder Aufzügen, ist eine Variante der Angst vor der Außenwelt.

Spezifische Phobien, zum Beispiel vor Hunden, haben sehr unterschiedliche Schweregrade und eine starke Beziehung zu konkreten traumatisierenden Ereignissen und können bereits im Kindesalter auftreten. Auch soziale Phobien beginnen häufig während der Jugendzeit, können aber auch in späteren Jahren erstmals auftreten. Panikstörungen hingegen beginnen oft im dritten Lebensjahrzehnt, die GAD meist etwas später. Generell kann auch bei den beiden Letztgenannten ein späterer Zeitpunkt des erstmaligen Auftretens vorkommen, auch in Verbindung mit einer Depression.

Woher? Weshalb? Warum? Gelegentlich ist auch die Frage »Wozu?« angebracht, und die vielleicht beste psychiatrische Frage zum Auftreten von Angsterkrankungen (und nicht nur dazu) lautet:»Warum gerade jetzt?« Allein diese Frage enthält schon ein Milligramm psychotherapeutischen Ansatz und deutet auf die *ereignisreaktive* oder *situationsreaktive* Komponente von Angsterkrankungen hin. Selbstverständlich geht es auch darum, ob man die Gelegenheit hatte, Bewältigungsmechanismen durch vertrauensvolle Beziehungen und nahe Vorbilder zu entwickeln, oder ob früher und auch in darauffolgenden Jahren eine fortgesetzte Traumatisierung stattgefunden hat. Aber: Der Mensch ist auch ein biologisches Wesen, und Studien zufolge bewegt sich die genetische Komponente bei Angsterkrankungen zwischen 20 und 50 Prozent.

THERAPIE

Als Therapie gibt es mehrere Möglichkeiten, sowohl medikamentöser als auch psychotherapeutischer Art, die immer individuell auf den jeweiligen Patienten abgestimmt sein müssen. Untersuchungen zur Wirksamkeit von verschiedenen Behandlungsformen ergeben vor allem für die Panikattacken-Erkrankung, dass die Kombination von Psychotherapie und Pharmakotherapie erfolgreicher ist als die eine oder andere Variante alleine. Vermutlich ist das auch bei der generalisierten Angststörung und der Soziophobie so – allerdings ist dies nicht so deutlich durch Studien belegt.

Jene Phobie und damit Angststörung, die derzeit Europa am meisten bewegt, ist die bereits erwähnte Xenophobie, also die

Angst vor allem, was fremd ist. Die entsprechende Feindseligkeit als Folge dieser Angststörung wird im eigenen Kapitel »Psyche und Gesellschaft« beleuchtet. Die Xenophobie ist weit mehr ein gesellschaftliches als ein individuelles Phänomen. Sie verläuft nach massenpsychologischen Gesichtspunkten und ist auch von Mechanismen getragen, die man Manipulation nennt.

KAPITEL 2: DEMENZ
SONNENUNTERGANG DES LEBENS

»Glücklich ist, wer vergisst, was nicht mehr zu ändern ist« – zumindest in der Johann-Strauss-Operette »Die Fledermaus« rund um Herrn von Eisenstein und seine Frau Rosalinde, das Stubenmädchen Adele, den Prinzen Orlofsky und den Gefängniswärter Frosch. Zumindest für Demenzkranke und ganz besonders für ihre Angehörigen trifft das »glückliche Vergessen«, meist in Champagnerlaune, nicht zu.

Als die Frau eines 80-jährigen bekannten Wiener Mediziners zu einer Angehörigenberatung erscheint, bedeutet es für sie eine große Überwindung, diesen Termin wahrzunehmen. Doch als sie zu erzählen beginnt, sprudelt es nur so aus ihr heraus: Ihr Mann sei zwar noch immer in der Lage, einigermaßen gut gelingende Vorträge über sein Spezialgebiet zu halten, aber im Gegensatz zu früher sei er »unglaublich vergesslich«. Manchmal kennt er den Namen seiner Nachbarn, die seit 40 Jahren nebenan wohnen und deren Geburtstage er früher auswendig wusste, nicht. Auch die Namen seiner fünf Enkelkinder weiß er nicht immer. Verabredungen vergisst er regelmäßig. Aber er schafft es immer noch, sich aus peinlichen Situationen, die sich aus dieser Vergesslichkeit ergeben, herauszureden. Wohl aufgrund seiner früheren Eloquenz. Kürzlich habe sie sein Telefon im Kühlschrank gefunden …

Ähnlich ergeht es der Tochter von Frau S., einer 85-jährigen ehemaligen Schauspielerin. Sie ist mit den Nerven am Ende, weil sie bis zu 40-mal pro Tag von ihrer Mutter angerufen wird. Die Mutter vergesse, dass sie bereits angerufen habe, und frage wiederholt – vor allem morgens und abends – nach der Uhrzeit. Auch das Datum weiß sie nicht mehr, die Jahreszahlen verwechselt sie ständig. Zwei Wochen später lerne ich die alte Dame kennen. Sie wirkt verloren, verschleiert dies durch galantes Benehmen und stimmt nach einem lockeren Gespräch einer Untersuchung ihrer Konzentrationsfähigkeit zu. Es gibt dazu einen seit vielen Jahren standardisierten Gedächtnistest, bei dem sie bei allen möglichen verbalen Gedächtnisaufgaben gar nicht schlecht abschneidet. Nicht mehr so gut, dass es unauffällig wäre, aber immerhin erreicht sie 24 von 30 möglichen Punkten.

Der Psychologe Stefan Strotzka und ich experimentieren damals gerade mit der Untersuchung des Zeitverständnisses bei Demenzkranken, und ich bitte Frau S. daher, das Ziffernblatt einer Uhr zu zeichnen. Sie solle auf ein Blatt Papier den Kreis selbst zeichnen, mit allen zwölf Ziffern, und die Zeiger auf 11.10 Uhr stellen. Daran scheitert sie völlig: Frau S. vergisst den zweiten Zeiger, die zwölf Ziffern sind ebenfalls nicht annähernd richtig eingetragen, und im weiteren Gespräch wird klar, dass sie im Grunde kein Zeitverständnis mehr hat. Sie kann jedoch ohne Mühe aus dem Stegreif Passagen aus Theaterstücken zitieren. Das macht ihr sichtlich Freude. In der weiteren Abklärung stellt sich heraus, dass Frau S. eine mittelgradige Demenz hat. Ein Jahr später erhält sie eine hohe Schauspielauszeichnung und meistert die Situation mit Routine und Eleganz. Auch Menschen mit Demenz können souverän, charmant und geistreich sein, wenn man sie entsprechend unterstützt und nicht dauernd auf ihre Defizite aufmerksam macht.

Wegen Depression infolge von Beziehungsproblemen – so die Selbstbezeichnung der Patientin – erscheint die 64-jährige Frau M., verheiratet mit einem 71-jährigen ehemaligen Unternehmer, der seit sechs Jahren sein Leben als Pensionist genießt. Die beiden sind erst seit fünf Jahren verheiratet. Davor war sie 25 Jahre lang Freundin und Geliebte des im Beruf sehr Erfolgreichen. Ein entschlossener Mann, sportlich, kulturell interessiert, distinguiert und beherrscht. Die Heirat erfolgte drei Jahre, nachdem seine Ex-Frau, die von dem Verhältnis gewusst und es akzeptiert hatte, verstorben war. Doch ihr Mann habe sich inzwischen gravierend verändert. Es begann vor drei Jahren. An den Dingen, die ihm früher wichtig waren, hat er das Interesse verloren, leider auch an ihr. Am schlimmsten sei, dass er, der früher nie mehr als ein, maximal zwei Glaserl Wein an einem Abend getrunken

habe, jetzt ohne Ende trinke, wenn sie das nicht begrenze. Er
wirke depressiv, zudem sei er kaum in der Lage, die richtigen
Worte zu finden. Seine Sprache sei im Vergleich zu früher plump
und derb. Auf die Frage nach seiner Körperpflege beginnt Frau
M. heftig zu weinen: »Früher war er immer ein über die Maßen
gepflegter Mann, jetzt muss ich ihn ständig daran erinnern, sich
zu waschen, die Unterhose zu wechseln und sich die Zähne zu
putzen …«

Was verbindet diese Geschichten von Angehörigen? Erstens,
dass jeweils die Angehörigen kamen und um Hilfe baten. Zweitens waren alle drei Menschen an Demenz erkrankt. Auch der
dritte Betroffene war primär kein Alkoholkranker, sondern hatte
seine kognitive Kontrolle verloren. Zusätzlich verbindet alle drei
Geschichten, dass es sich um mittelgradig demente Personen
handelte. Man spricht in ihren Fällen von fortgeschrittener Demenz. In allen drei Fällen haben die Angehörigen mindestens so
sehr – wenn nicht noch mehr als die Demenzkranken selbst –
unter dieser krankheitsbedingten Veränderung gelitten. Bei Frau
M., die 25 Jahre auf die Liebe ihres Lebens warten hatte müssen,
war das besonders stark ausgeprägt. Neben dem Umstand, dass
man sich um ihren dementen Gatten in der Folge sowohl diagnostisch als auch in der Behandlung und Betreuung kümmerte,
benötigte auch sie selbst eine effektive, sowohl psychotherapeutische als auch medikamentöse antidepressive Hilfestellung im
engeren Sinn.

DIE KRANKHEIT DES VERGESSENS

Immer wieder fragen mich Angehörige von Patienten sowie interessierte oder betroffene Bekannte und Freunde: »Ist es Demenz
oder Alzheimer?« Das gleicht der Frage: »Ist es eine Lungenentzündung oder eine Bronchopneumonie?« Die Antwort lautet:
Demenz beziehungsweise Lungenentzündung ist der jeweilige
Oberbegriff, Alzheimer bzw. Bronchopneumonie jeweils ist die
Unterkategorie. Kopfschmerz ist auch der Oberbegriff, Migräne
ist die Unterkategorie. Die Unterkategorie ist jeweils die spezifi-

sche Erkrankung, die zu einer ganzen Gruppe von Erkrankungen gehört. Aber nicht jeder, der Kopfschmerz hat, hat Migräne; es gibt auch andere Erkrankungen, die Kopfweh machen. Und nicht jeder, der demenzkrank ist, hat Alzheimer. Es gibt auch andere Erkrankungen unter dem Oberbegriff Demenz. Medizinische Dimensionen und Erkrankungen der Lunge, des Herzens oder eines anderen Organs unterscheiden sich nicht von Erkrankungen des Gehirns, nicht einmal von Erkrankungen der Psyche.

Was ist nun Demenz? Grundsätzlich ist sie ein *Konstrukt*, eine Kombination von Symptomen über einen bestimmten Zeitraum. Die Symptome sind Vergesslichkeit, Veränderungen im Verhalten, in der Sprache und in den Alltagsfertigkeiten. Definitionsgemäß muss das Ausmaß dieser Veränderungen so groß sein, dass sie den Alltag beeinträchtigen. Außerdem müssen diese Veränderungen seit sechs Monaten vorliegen. Innerhalb dieses halben Jahres kann es sehr wohl eine Zunahme der Symptome geben, sie müssen jedenfalls seit sechs Monaten bestehen – und sie müssen so stark ausgeprägt sein, dass sie das alltägliche Leben beeinträchtigen.

Eine »akute« Demenz gibt es nicht. »Akuten Alzheimer« schon gar nicht. Gerade wenn Demenz durch die Alzheimererkrankung verursacht wird, ist die Entwicklungszeit bis zur eindeutigen Erkrankung sukzessive. Und noch eine schlechte Nachricht: Demenzerkrankungen sind anhaltend und fortschreitend. Mediziner nennen das *chronisch* und *progredient*. Die gute Nachricht: Ein Teil der an Demenz erkrankten Menschen ist nicht wirklich unglücklich.

EHRLICH UND DIREKT – OHNE KALKÜL

Ein Beispiel dafür ist die Geschichte von Frau K.: Jahre vor ihrer Demenzerkrankung war sie wegen einer sehr beharrlichen Depression in Behandlung. Im Grunde war sie seit ihrer Eheschließung im Alter von 19 Jahren unglücklich, konnte diese Situation aber infolge ihrer Erziehung und der Lebensumstände nicht verändern. Konfrontation mit ihrem herrschsüchtigen Ehemann war für sie nicht denkbar, Trennung schon gar nicht. Die Heirat war ein schwerer Fehler, den sie durch viele Jahrzehnte bereute. Auf die Dauer macht so ein Leben depressiv.

Mit der beginnenden Demenz war sie aber nun auch von den Fesseln ihrer Erziehung gelöst – sie war von der Kontrolle ihres superstrengen Über-Ichs durch eine Alzheimererkrankung befreit. Die Depression war vorüber, sie konnte wieder lachen, und endlich störte es sie nicht mehr, was andere über sie dachten. Genau das war die zentrale Frage in ihrem Leben vor der Alzheimererkrankung gewesen. Als Frau K. das erste Mal zur Behandlung kam, sagte sie: »Ich weiß, dass ich an einer Krankheit leide, die mit Vergesslichkeit zu tun hat, aber den Namen der Erkrankung habe ich vergessen.« Alzheimerkranke sind ehrlich, das Kalkül fehlt, sie sprechen aus, was sie denken und was sie sehen.

GEDANKEN HABEN – UND NICHT WISSEN, WOHIN DAMIT

Demenz kann mit Medikamenten behandelt, das Fortschreiten der Krankheit verzögert werden. Und der Zustand des Patienten kann mittels Medikamenten ein bis zwei Jahre lang wirklich verbessert werden. Eine gewonnene Zeit. Ein bis zwei Jahre Erkrankungsstopp beziehungsweise eine Verbesserung sind für 83-jährige Menschen nicht wenig. So manche Chemotherapie bei älteren Krebskranken bewirkt ungefähr denselben Zeitgewinn. Das spricht freilich nicht gegen Chemotherapie-Medikation, aber schon gar nicht gegen Alzheimer-Behandlung, die in aller Regel ungleich weniger Nebenwirkungen hat. Man kann und soll die Familie beraten, auch therapeutisch eingreifen – sogar mitbehandeln ist manchmal sinnvoll und notwendig. Außerdem sollte man, wenn möglich, auch die nicht-familiären Betreuungskräfte beraten und instruieren. Dies alles gemeinsam kann aus der Katastrophe einen zu bewältigenden Lebensabschnitt machen. Manchmal sogar einen witzigen.

So wie bei einer 80-jährigen an Alzheimerdemenz erkrankten Frau, die im Pinzgau lebte. In ihrer Umgebung gab es keinen Psychiater, der Hausarzt ersuchte daher um diagnostische Unterstützung. Die Erkrankung der Salzburgerin war eindeutig diagnostizierbar, doch die Familie aufzuklären und zu beraten, war nicht einfach. Auch die heutigen Therapiemöglichkeiten medikamentöser Art gab es damals noch nicht, und der Krankheitsverlauf war daher nicht aufzuhalten. Drei Jahre später war sie bei der Hochzeit ihrer Enkelin eingeladen. Die Alzheimererkrankung war merklich fortgeschritten und wurde durch den Ortswechsel noch deutlicher. Sie erkannte nur mehr ihren Mann, ihre Tochter und ihre Enkelin und hatte, als sie die Kirche verließ, sofort alles vergessen. »Wann wirst du denn einmal heiraten?«, fragte sie ihre Enkelin. Diese reagierte aber nicht mit unangebrachten Korrekturversuchen, sondern ging scherzhaft auf die Frage der alten Frau ein. Dadurch hatten alle – auch die Alzheimerkranke – großen Spaß und verbrachten dank des entsprechenden Einfühlungsvermögens einen wunderschönen Nachmittag. Die alte Frau war auf unterhaltsame Weise dabei.

Diese Umgangsform mit der Lebenswelt von Demenzkranken nennt man *Validation*. Sinngemäß bedeutet das, »in den Schuhen eines anderen zu gehen« oder ihm in jener Wahrnehmung der Welt zu begegnen, in der er sich – ziemlich isoliert – befindet. In der er Gedanken hat und nicht weiß, wohin damit. In seiner ganz eigenen Welt, in der die Person »Tropfen für Tropfen aus der Person« heraussickert, wie der Schriftsteller Arno Geiger es formuliert hat.

DIE REISE INS VERGESSEN

Faktum 1: Demenz ist eine häufige Erkrankung, von der weltweit derzeit zwischen 50 und 60 Millionen Menschen betroffen sind. Diese Zahlen werden steigen. 2040 rechnet man mit knapp 100 Millionen Demenzkranken. In Österreich sind derzeit ungefähr 125 000 Menschen an Demenz erkrankt, in Deutschland sind es rund 1,4 Millionen, Tendenz rasch ansteigend. Demenzen sind *altersassoziierte* Erkrankungen: Von den Unter-75-Jährigen sind drei Prozent betroffen, von den Über-85-Jährigen 30 Prozent. Da diese Altersgruppe stark zunimmt, steigt auch die Zahl der Demenzkranken. Laut aktueller WHO-Prognose werden Alzheimer und andere Demenzerkrankungen 2030 in Industrieländern an dritter Stelle der sogenannten Krankheitslast stehen.

Faktum 2: Demenz ist eine gut untersuchbare neurologische Erkrankung. Die Behandlung und Begleitung erfolgt häufig von Psychiatern; die Vielschichtigkeit der Problematik, auch Angehörige betreffend, braucht einen sozialpsychiatrisch-psychotherapeutischen Zugang.

Faktum 3: Demenz ist in Diagnostik und Therapie eine Erkrankung für Spezialisten, aber Angehörige, Selbsthilfegruppen und andere betreuende Berufsgruppen sowie der Hausarzt sind ein sehr entscheidendes Spektrum für die Früherkennung und die Langzeitperspektive.

Faktum 4: Demenz ist nicht *eine* Erkrankung, sondern mehrere. Alle Formen von Demenzerkrankungen und alle Demenzkranken haben drei verschiedene Symptomkreise: kognitive Einbußen (Erinnerungsverluste und Ähnliches), zunehmende Schwierigkeiten bei Alltagsfertigkeiten und verschiedene Formen von Verhaltensveränderungen. Die Angehörigen und die Betreuenden leiden am meisten unter den Verhaltensveränderungen, leider wahrscheinlich sogar stärker als die Demenzkranken selbst. Diese Verhaltensveränderungen können wie ein Chamäleon jedes andere psychische Leiden wie Ängste, Depressionen, Zwänge, Wahn, Gereiztheit, Aggressivität, Nervosität und Apathie imitieren. Unsinnigerweise wird dies oftmals – aus dem Englischen abgeleitet – *herausforderndes Verhalten* genannt. Dieser Begriff ist wertend und daher unangebracht.

Faktum 5: Die häufigste Demenzform ist die *Alzheimererkrankung* mit zirka 60 Prozent aller Demenzerkrankungen, gefolgt von der *vaskulären Demenz*, die durch Durchblutungsprobleme und Gefäßschäden, oft auch in Verbindung mit Schlaganfällen, verursacht wird, sowie der *Lewy-Körperchen-Demenz* mit rund 15 bis 20 Prozent. Die verschiedenen Formen von Demenz haben unterschiedliche Verläufe.

Faktum 6: Für die Alzheimerdemenz und die Lewy-Körperchen-Demenz gibt es gut geeignete Medikamente, die seit 15 bis 20 Jahren im Einsatz sind. Sie können keine Wunder bewirken, aber richtig verwendet sind sie hilfreich. Bei der vaskulären Demenz geht es vor allem um Durchblutungsverbesserung im Gehirn und Schlaganfall-Vorbeugung.

Faktum 7: Vor der Behandlung ist eine exakte Diagnose erforderlich, die klärt, um welche Art von Demenz und welchen Schweregrad es sich handelt. Die allerwichtigste therapeutische Maßnahme ist die Beratung der Angehörigen und ihr Miteinbeziehen in die weitere Therapieplanung. Eine ganze Reihe von psychosozialen Zugängen hat sich sehr bewährt; von der Ergotherapie über die Musiktherapie, von kognitiven Trainings bis zur Validation gibt es viele hilfreiche Methoden. Sie werden allerdings zu selten angewandt.

Faktum 8: Demenzerkrankungen haben eine starke genetische Komponente. Einer dieser genetischen Faktoren bei der Alzheimererkrankung ist das sogenannte *Apolipoprotein E*, abgekürzt *Apo E*. Jeder von uns ist Träger eines bestimmten Subtyps von Apo E. Die ungünstigste Variante bedeutet eine etwa 14-fache Risikoerhöhung für Alzheimer. Ein Risiko ist aber keine absolute individuelle Aussage, und es ist daher nicht zu empfehlen, dieses Protein einfach bestimmen zu lassen, wie dies manche Labors anbieten. Es gibt Patienten mit der günstigsten Proteinvariante, die eine Risikoreduktion darstellt, welche trotzdem Alzheimer haben. Und es gibt jene mit der ungünstigsten Variante, die 85 Jahre alt und nicht betroffen sind. Wenn sich beispielsweise ein 50-Jähriger aus lauter Angst vor Alzheimer dieses Protein bestimmen lässt, sagt es individuell so gut wie gar nichts aus. Es ist eine Risikoaussage, nicht mehr. Und niemand weiß, was 30 Jahre Angst vor Alzheimer in einem Menschen auslösen können.

Faktum 9: Andere gesicherte Risikofaktoren für Alzheimerdemenz sind geringe Bildung, langjährige Depression ohne Behandlung, wenig Bewegung sowie eventuell auch Diabetes, Bluthochdruck und zahlreiche Entzündungen. Demenz ist nicht ansteckend, auch wenn eine aufsehenerregende Studie vor drei Jahren so etwas in den Raum stellte. Es wurde herausgefunden, dass die pflegenden Angehörigen ebenfalls eine höhere Demenz-Erkrankungsrate aufweisen. Das ist für Experten nicht überraschend: Häufig kommt es zu Isolation, Depression und Überforderung dieser betroffenen Menschen. All das sind Risikofaktoren. Die Spekulationen nach dieser Studie waren erheblich, doch der reale Neuigkeitsgehalt war es nicht annähernd. Noch mehr Aufsehen erregte die »Alzheimer-Impfung«, die bei Mäusen sehr erfolgreich war. Allerdings hatten diese Mäuse nicht Alzheimer – dies ist eine Erkrankung des Menschen –, sondern einen genetisch quasi implantierten Teil der Erkrankung. Die verschiedenen Impfungen gegen eine der tückischsten Leiden unserer Tage haben bisher beim Menschen keine Erfolge gezeigt. Und neue Anti-Alzheimer-Medikamente sind trotz intensiver Bemühungen noch nicht in Sicht.

Faktum 10: Auch Ronald Reagan litt unter der heimtückischen Krankheit. Ebenso Rita Hayworth, Omar Sharif und Charlton Heston, der Musiker Rudolf Bing sowie die »eiserne Lady« Margaret Thatcher. Reagan war mit Sicherheit bereits während seiner Zeit als Präsident von der Erkrankung betroffen. 1994, fünf Jahre nach dem Ende seiner Präsidentschaft, wandte er sich mit ungewohnt offenen Worten an seine Landsleute: »Ich beginne nun die Reise, die mich zum Sonnenuntergang meines Lebens führt, in der Gewissheit, dass über Amerika immer wieder ein strahlender Morgen heraufdämmern wird.« Ein enorm wichtiges Outing für die Alzheimer-Forschung … In einer Zeit, in der Selbstbestimmung ein hohes Gut ist, ist die Phobie vor Alzheimer übermäßig groß. Nicht aber unter Experten: Es gibt zahlreiche Erkrankungen – auch psychiatrisch-neurologischer Art –, vor denen man mehr Angst haben kann als vor der Alzheimerdemenz. Bei entsprechend umsichtiger Behandlung und Betreuung können Leidende über viele Jahre ein würdevolles Leben führen, trotz der unaufhaltsamen Reise ins Vergessen. Entscheidend ist die Würde von erkrankten Menschen. Immer und überall.

KAPITEL 3: BURNOUT
GLUT UND ASCHE

Es war 1974, als im *Journal of Social Issues* der Artikel »Staff Burn-Out« von Herbert J. Freudenberger publiziert wurde. »Staff Burn-Out« – das Ausbrennen eines Teams. Ein nicht sonderlich wichtiger Artikel in einer wenig bedeutsamen wissenschaftlichen Zeitschrift. Der Autor war ein klinischer Psychologe und Psychoanalytiker. Neben seiner Tätigkeit als Lehrer an renommierten Universitäten war er tagtäglich als Psychoanalytiker tätig, und darüber hinaus arbeitete er – ebenfalls täglich – in der Beratung und Therapie von Drogenkranken. Er war Teil eines Teams, das in den späten 1960er- und den 1970er-Jahren bei der therapeutischen Arbeit mit schwer drogenkranken Menschen »ausbrannte«.

Der Umstand, dass sich ein tiefenpsychologisch arbeitendes Team – freiwillig und ohne Bezahlung – montags bis freitags jeweils von 18 bis 24 Uhr an Hardcore-Drogenpatienten, noch dazu ohne Möglichkeiten der Substitutionstherapie, die Zähne ausbiss und verbrauchte, ist an sich nicht überraschend. Ungewöhnlich hingegen ist, dass sich ein gar nicht so spektakulärer Beitrag in einer gar nicht so spektakulären wissenschaftlichen Zeitschrift zu einem weltweiten Siegeszug in der westlichen Welt, nämlich jenem des Begriffes *Burnout*, entwickelte. Ein neuer Begriff, ein neues Konstrukt einer psychosozialen Konstellation, die die psychosoziale und somatische Verfassung von Therapeuten (!) beschrieb, wurde 20 Jahre später zu einem geflügelten Wort. Zu einem Begriff, der ähnlich intensiv in die Alltagssprache Einzug fand wie zum Beispiel der Terminus *Minderwertigkeitskomplex*, der vom Begründer der Individualpsychologie, dem Wiener Alfred Adler, erfunden wurde.

Freudenberger hatte sein eigenes Zustandsbild beschrieben, das sich aufgrund seiner Arbeit als Therapeut entwickelt hatte. Zumindest interpretierte er das im Rahmen einer Selbstanalyse so. Dabei gelang es ihm, den Ablauf in der viele Schichten seines Seins betreffenden Entwicklung bis hin zur völligen Erschöpfung genau zu beschreiben. Diese Entstehungsgeschichte des Begriffs Burnout ist entscheidend, und einiges über den Erfinder ist zur Erfindung des Wortes in Beziehung zu setzen: Herbert J. Freudenberger wurde 1926 in Frankfurt am Main geboren, wuchs in geordneten Verhältnissen in einer deutsch-jüdischen Familie – sein Vater war Viehhändler – auf und war bei der Machtergreifung der Nazis sieben Jahre alt. 1938 flüchtete der 12-Jährige ohne seine Familie über mehrere Etappen nach Amerika. Anfangs lebte er auf der Straße. Dennoch besuchte er eine Schule und war ein hervorragender Schüler. Er begann eine Arbeit als Werkzeugmacherlehrling und gleichzeitig ein Abendstudium am College, wurde wenige Jahre später klinischer Psychologe und arbeitete gleichzeitig in seinem Beruf als Werkzeugmacher, um die mittlerweile nachgekommenen Eltern finanziell zu unterstützen.

In den späten 1950er-Jahren machte Freudenberger eine Ausbildung zum Psychoanalytiker und arbeitete gleichzeitig nachts in einer Fabrik. Wenige Jahre später beendete er seine Lehranalyse und war ab 1970 als Psychoanalytiker tätig. Er lehrte an renommierten Universitäten, hatte einige Patienten in privater Analyse und engagierte sich zusätzlich noch beim Aufbau kostenloser Behandlungsprogramme für Drogenabhängige, die auf Freiwilligenarbeit basierten. Ab seinem 68. Lebensjahr laborierte er an einem Nierenleiden, was ihn jedoch, trotz deutlich geschwächter körperlicher Gesundheit, bis zu seinem Tod im Alter von 73 Jahren nicht daran hinderte, unermüdlich weiterzuarbeiten. Freudenberger war ein Workaholic: Mit »Burnout« beschrieb er – als Thema seines Lebens – ein psychisches Zustandsbild, das ihn selbst betraf.

Die Reaktion auf Freudenbergers Publikation im Jahr 1974 war gewaltig, zuerst und vor allem in den USA. Und hier besonders in den Kreisen derer, die selbst in psychosozialen Bereichen tätig waren. Mit einer Verzögerung von etwa 15 Jahren begann auch in Europa eine Dynamik, die letztlich dazu führte, dass sich der Begriff Burnout hier ebenfalls durchsetzte. Und das trotz einer nach medizinischen Kriterien miserablen Messbarkeit. Mehr als das: trotz einer im Grunde völlig offengelassenen allgemeingültigen *krankheitsbezogenen* Ursache beziehungsweise Entstehungserklärung. Für viele Erkrankungsbilder liegen solche meist bewiesenen Erklärungsmodelle – die Medizin nennt das Ätiopathogenese – vor, nicht nur im somatischen, auch im psychiatrischen Bereich: Ein Mensch erleidet einen Infekt, das heißt, er kommt mit einer übergroßen Menge an Bakterien und/oder Viren in Kontakt, kann diese je nach Schwere des Infekts und der Kraft seines Immunsystems nicht abwehren, und die Viren und Bakterien verrichten im jeweiligen Organ – und gleichzeitig im ganzen Menschen – ihr entzündliches Werk. Ein anderer Mensch hat eine genetische Konstellation mit reduziertem Serotoninstoffwechsel; seine psychische Immunabwehr unter diesen genetisch bedingten ungünstigeren Bedingungen reicht – mangels nicht erlernter Kompensationsmöglichkeiten – nicht aus, um diesen psychischen Infekt abzuwehren. Es folgt die Entwicklung einer klinischen Depression.

Im Freudenberg'schen Konzept hat diese Entwicklung mit dem Betroffenen und seiner Helfersyndrom-Bereitschaft nichts zu tun. Es ist einfach eine zu schwierige und zu umfangreiche Arbeit, der er sich stellt. Ein derartiges Syndrom ist eher Ausdruck einer wenig reflektierten arbeitspsychologischen Beschreibung als eine Krankheit. Ausgeklammert wird der individuelle psychische Anteil derjenigen, die es erleiden, zulassen und gleichzeitig auch gestalten. Es ist die Beschreibung eines psychischen Prozesses als Reaktionsbildung. Und zur Reaktion gehören immer zwei: zum einen das Problem X und zum anderen der reagierende Mensch Y. Dementsprechend ist der Begriff Burnout bis heute weiterhin nicht unter den krankheitsbezogenen Diagnosebegriffen der WHO angeführt, sondern in einem Zusatzkapitel vermerkt – unter den Faktoren, die den Gesundheitszustand beeinflussen. Konkret unter Z73.0 *Erschöpfungssyndrom*. Und im Kapitel Z73.2 wird *Mangel an Entspannung oder Freizeit* erwähnt. Ganz eindeutig formuliert: Es liegt keine Diagnose vor.

MODEDIAGNOSE UND MEDIALE FLUT

Doch der Hype war da – und zwar heftig. Ab den 1980er-Jahren fand eine deutliche Akzentuierung des Begriffs durch die Psychologin Christina Maslach von der University of California in Berkeley statt, die auch spezielle Instrumente zur Messung von Burnout-Symptomen erfand. In den deutschsprachigen Ländern war es etwas später vor allem der Psychologe Matthias Burisch, der mit einem eigenen »Hamburger Burnout-Inventar« und Burnout-Fragebögen sowie -Tests für Furore sorgte. Beide kommen aus der Arbeitspsychologie, und primär und prinzipiell ist der Begriff Burnout sehr stark mit dem Thema Stress am Arbeitsplatz verbunden. Medizinisch gültige Schlussfolgerungen können daraus nicht abgeleitet werden und wurden etwa von Maslach auch gar nicht angestrebt. Ihre Empfehlungen zur Vorbeugung oder zum Umgang mit Burnout sind nicht personenbezogen, sondern für Interventionen in Firmen vorgesehen.

Zwischen 1990 und 2010 gab es eine wahre mediale Flut zum Thema Burnout. Davon zeugen auch mehr als 50 Millionen Google-Treffer. Zeitgleich kam es im Journalismus zu einer beinahe kopernikanischen Wende, denn die allgemeine Beschleunigung durch die neuen Kommunikationsformen war vor allem für diese Berufsgruppe enorm. »Überall«, »jederzeit« und vor allem »sofort« gab es davor nicht annähernd in vergleichbarem Ausmaß. Verständlicherweise waren daher Journalistinnen und Journalisten in ihrer massiv veränderten Arbeitssituation für den Burnout-Begriff sehr empfänglich. Und oft war wenig Zeit für seriöse Recherchen. Man sprach und schrieb schnell von »Burnout-Fällen in jeder zweiten Firma«, die »Burnout-Gesellschaft« wurde genau beschrieben, die Symptome der totalen Erschöpfung wurden zum »Volksleiden Nr. 1« hochstilisiert. Die Vokabel Burnout und der inflationäre Gebrauch des schwammigen Begriffs stand fast für alle Arten psychischer Beschwerden, die in Verbindung mit hoher Arbeitsbelastung auftreten. Bald titelte das *Deutsche Ärzteblatt* »Modediagnose Burnout« …

Die Psychiatrie hat sich anfangs mit dem Begriff Burnout sehr schwergetan, denn für Insider gab es die *Erschöpfungsdepression* längst. Mittlerweile wird das anders gesehen. Wesentlich für diese Veränderung war der renommierte Klinikvorstand der Psychiatrie in Zürich Wulf Rössler. Er war jener, der Psychiatern zu Recht beibrachte, dass das Konzept Burnout auch eine Chance darstellt, sodass Menschen, die an Depression und anderen psychischen Krankheiten leiden, leichter eine geeignete Therapie beziehungsweise Behandlung zulassen. Denn der Begriff Burnout ist nicht so stigmatisiert wie psychiatrische Diagnosen.

EXTREMES ENGAGEMENT UND INNERE LEERE

Hinter dem Begriff Burnout verbergen sich zwar oft andere Krankheitsbilder, aber dennoch muss man aus heutiger psychiatrischer Sicht sagen, dass es Burnout gibt. Die beste Beschreibung dazu gibt das Standardwerk »Glut und Asche – Burnout«, herausgegeben von Michael Musalek und Martin Poltrum: »Am Beginn stehen häufig idealistisches Überengagement und besonderer Leistungswille, zu denen sich allmählich eine subtile Vernachlässigung der eigenen Bedürfnisse gesellt. Dann beginnen jedoch Ermüdung und Frustration stärker zu werden, die Bereitschaft, anderen zu helfen, sinkt. Erste körperliche Symptome sowie Schlaf- oder Konzentrationsstörungen können auftreten. Gleichzeitig mit nachlassendem Engagement tritt eine depressive Grundstimmung immer mehr in den Vordergrund, oft gepaart mit Unruhe und Rastlosigkeit. Die Betroffenen werden ihrer Umwelt gegenüber zunehmend gleichgültig, selbst enge Freundschaften und die Familie werden vernachlässigt, das Leben verflacht zusehends. Spätestens zu diesem Zeitpunkt ist professionelle Hilfe dringend erforderlich. Auch das Gefühl, gar nicht mehr man selbst zu sein, gewissermaßen neben sich zu stehen, und der Eindruck einer inneren Leere machen sich breit. In den späteren Stadien besteht eine schwere Depression bis hin zur Selbstmordgefährdung ...«

Burnout bedeutet also nicht »ausgebrannt sein«, sondern »ausbrennen«, gleichsam der Weg von der Glut zur Asche. Auf diesem Weg kommt es dann auch zu »Löschversuchen« und »Wiederanfeuerungsversuchen« mithilfe von Alkohol und anderen Suchtmitteln, und zwar sowohl dämpfenden wie aufputschenden.

WAS IST BURNOUT NICHT?

Es ist nicht das Syndrom von Menschen, die leicht und schnell überfordert sind; die revoltieren, bevor sie restlos fertig sind. Es ist nicht das Syndrom von faulen Menschen – ohne Glut keine Asche. Es ist nicht die gute Ausrede und Pseudo-Diagnose, um rascher und vorzeitig in Pension gehen zu können. All das stellt einen Missbrauch des Begriffs Burnout dar. Hingegen ist es ein Syndrom sehr motivierter Menschen, speziell jener, die nicht Nein sagen können.

HABE ICH BURNOUT?

Auf Organisationsebene gibt es dazu ganz klare »Tools« im Bereich Mitarbeiterführung und Arbeitsorganisation. Dazu gehört auf individueller Ebene der Betroffenen: Stressmanagement-Programme, Achtsamkeitstrainings, Gruppentherapiemodelle, Supervision und Coaching als vorbeugende Strategien. Je nach Situation und Ausgangslage ist bei massiver Erschöpfung keinesfalls sowohl auf die körperliche als auch die psychiatrische Durchuntersuchung zu verzichten, und daraufhin ist das zu behandeln, was das unmittelbare Gesundheitsproblem ist. Ein Beispiel dazu: Bei einer Patientin, die wegen einer unerklärbaren Erschöpfung mit der Frage »Habe ich Burnout?« in die Klinik kam, stellte sich nach der Überprüfung ihrer Blutwerte heraus, dass sie Leukämie hatte ...

KAPITEL 4: DEPRESSION
EIN GRAUER SCHLEIER ÜBER DER SEELE

Die Angst vor dem nächsten Tag. Vor Verzweiflung und Hoffnungslosigkeit. Ein grauer Schleier hat sich über die Seele gelegt. Die Wirklichkeit erscheint pessimistisch verzerrt. Das Leben mündet in einer Sackgasse. Man ist müde vom Leben. Eine Depression macht sich breit.

Frau F. ist 47 Jahre alt, klug, gebildet, Akademikerin. Die Diagnose des zuweisenden Internisten: Burnout. Die einst aktive und engagierte Frau, seit 21 Jahren bei derselben Firma im mittleren Management tätig, ist antriebslos und ausgelaugt, kann nicht die geringste Freude empfinden und wird von der Angst beherrscht, ihren Job zu verlieren. Die körperliche Anamnese: Blutbild unauffällig, einige Allergien, somatisch keine nennenswerte Erkrankung. Die Frau hat während der letzten sechs Wochen massiv abgenommen, die Nächte sind eine Qual: Sie wacht alle zwei Stunden verschwitzt auf, und ab vier Uhr früh beherrschen die Schlaflose unangenehme Gedanken. Auf die Frage, ob sie in letzter Zeit daran gedacht habe, sich umzubringen, antwortet sie kurz und leise mit »Ja«.

Zeitsprung: Sechs Monate später arbeitet Frau F. wieder. An einem vergleichbaren Arbeitsplatz, in gleicher Position. Dazwischen liegen sechs Monate medikamentöser Therapie, seit zwei Monaten einmal pro Woche Psychotherapie und ein fünfwöchiger Aufenthalt in einem spezialisierten Rehabilitationszentrum. Davor zwei- bis dreimal pro Woche der Besuch einer ambulanten Tagesklinik. An Selbsttötung denkt sie nicht mehr, sie fühlt sich derzeit besser als seit Jahren.

Frau F. hatte kein Burnout, sondern eine schwere Depression. Kein Mensch bringt sich wegen banalem beruflichen Ärger um – oder hat ernsthaft vor, es zu tun. Außer es liegt eine veritable, zumeist schwere Depression vor, die nicht behandelt wird. Burnout ist ein Prozess, eine Entwicklung, aber keine Diagnose. So wie trübes Wetter mit viel Gegenwind. Eine Depression ist wie ein Himmel voller sehr dunkler Wolken. Im Extremfall ein schwarzer Himmel, ohne subjektive Hoffnung auf Sonnenschein. Es geht darum, diese Zeit hinter sich zu bringen, zu überleben. Denn eines ist gewiss: Kein düsteres Wolkenwetter bleibt ewig. Die Depression auch nicht.

DER SCHWARZE HUND

Der britische Premier Winston Churchill gebrauchte für seine depressiven Episoden das Bild vom »schwarzen Hund«. Der Dichter und Gelehrte Samuel Johnson hatte diesen Begriff fast 200 Jahre davor bereits in gleicher Weise verwendet. Beiden war neben ihrer Liebe zur englischen Sprache noch etwas Weiteres gemeinsam: Sie litten an wiederkehrenden depressiven Phasen. Wobei diese bei Johnson lange anhielten, beinahe chronisch waren, bei Churchill hingegen nur Wochen bis maximal einige Monate dauerten. Darüber hinaus war der charismatische Politiker auch längere Zeiträume hindurch ausgeprägt dynamisch, mit sehr geringem Schlafbedürfnis, ruhe- und rastlos, voller Ideen, energisch – und ziemlich anstrengend für seine Umgebung. Mit anderen Worten: Winston Churchill war zeitweilig manisch, zumindest ein wenig. Und »ein wenig manisch« nennt man in der Medizin *hypomanisch*.

Heute bezeichnet man dieses Krankheitsbild, das neben ausgewogenen Lebensphasen sowohl von intensiven bis sehr intensiven Höhenflügen als auch von intensiven Abstürzen geprägt ist, als *bipolar*. Wie dieser Begriff ausdrückt, geht es um eine Polarität: Die eine Seite ist der depressive Pol, die andere der manische. Zweifelsohne haben alle Menschen im Laufe ihres Lebens – innerhalb von Jahren, Monaten, Wochen und auch sogar im Tagesverlauf – Stimmungsschwankungen. Aber nicht nur die Stimmung, auch andere von der Psyche gesteuerte Faktoren wie Antrieb, Energie, Interesse und Konzentration haben ein gewisses Ausmaß an Rhythmik, an unterschiedlicher Intensität und Qualität zu unterschiedlichen Zeiten. Diese Schwankungen sind außerdem von äußeren Umständen – zum Beispiel einem stimmungsvollen Sonnenaufgang und einem Tag voller Sonnenlicht im Gegensatz zu einer tristen, verregneten Morgenstimmung – abhängig. Schlechte Nachrichten, Enttäuschungen, Kränkungen versus erfreuliche Neuigkeiten, Lob und Zuspruch haben selbstverständlich auch Auswirkungen auf den Menschen.

Es gibt aber auch eine innere Steuerung, eine innere Dynamik unseres menschlichen Seelenorgans. Dies entspricht in verschiedenster Weise dem *Phänotypus* eines Menschen, der dem *Genotypus* zumindest nahe ist. Konkret bedeutet das: Gene bilden die Grundlage, also den Genotypus. Lebensereignisse und Lebensumstände bilden epigenetisch entlang dieser genetischen Basis den Phänotypus aus. Wir wissen aus aktuellen Forschungsergebnissen, dass die genetische Konstellation einen massiven Einfluss auf die Reaktion bei belastenden Ereignissen hat. Der Umstand, ob jemand frühe Gewalt- oder Missbrauchserlebnisse erleiden muss oder hingegen geliebt und gefördert aufwächst, hat ebenfalls starken Einfluss auf das restliche Leben. Er ist genauso einflussreich wie die schicksalhaft ererbten Gene. Auch dies ist wissenschaftlich belegt. Am besten sind die genetische Konstitution einer *resilienzfördernden* Widerstandskraft – die Fähigkeit, schwierige Lebenssituationen ohne anhaltende Beeinträchtigungen zu überstehen – sowie günstige Bedingungen während der Zeit des Aufwachsens. Eine ungünstige genetische Konstitution und miserable Bedingungen als Kind sind das andere Ende der Möglichkeiten zur phänotypischen Entwicklung.

Viele Menschen reagieren beim Erhalt schlechter Nachrichten zuerst – zumindest kurzfristig – mit Energieverringerung, Antriebseinbußen, Interessenverlust und reduzierter, gleichsam niedergeschlagener Stimmung. Dieser Umstand stellt allerdings noch keine Krankheit dar. Erst wenn schlechte Nachrichten Krisen der Verzweiflung, des Energieverlustes und der Niedergeschlagenheit auslösen, die sowohl in Stärke als auch Dauer mit dem äußeren Ereignis nicht mehr korrelieren, oder wenn dergleichen ohne äußeren Anlass auftritt, bedeutet dies die Bewegung in eine depressive Richtung.

DIE KLEINE MANIE

Diese Veränderung ist auch in die umgekehrte Richtung möglich – in allen Stimmungslagen, der Energie, dem Interesse, dem Antrieb und dem zumindest subjektiven Gefühl der Konzentration. Das ist der andere Pol, das Manische: Man ist gut gelaunt bis euphorisch, dann auch kämpferisch, reizbar gestimmt, energiegeladen, mit wenig Bedarf an Ruhe und Schlaf. Und äußerst interessiert an allem und jedem, voller Selbstbewusstsein und Auftrittsstärke. Bereits im Stadium der kleinen Manie, der *Hypomanie*, können Menschen mühelos bis zu 14 Stunden nonstop durcharbeiten; sie haben eine Fülle kreativer Ideen und fühlen sich dabei wohl. Solange sie nicht von äußeren Regeln oder Einschränkungen belästigt werden. Diese Menschen haben ausgezeichneten Appetit, sind beim Essen auch nicht zurückhaltend und – solange die Hypomanie nur leicht ausgeprägt ist – meist witzig und unterhaltsam. Während dieser hypomanen Zustandsbilder wird oft viel Alkohol konsumiert. Und auch vertragen. Dazu kommen sehr aktive sexuelle Phasen. Auch neuen Liebesabenteuern ist man nicht abgeneigt. Alles, was sonst schwierig erscheint, gelingt in diesem Zustand leicht, fast spielerisch. Und macht auch Spaß.

Die kleine Manie ist also nicht unangenehm, der Betroffene möchte den Zustand der Hypomanie zumeist auch nicht beenden. Erst bei Zunahme des manischen Pols wird aus der Hypomanie die volle Manie: Hier wird die Getriebenheit oft schon unangenehm, auch für den Betroffenen – für die Umgebung sowieso. Auch die Schlaf- und Ruhelosigkeit ist für den manisch Getriebenen belastend. Vor allem, wenn es zu Konflikten mit der sozialen Umgebung kommt. Dieses Zustandsbild kann zu einer Schlaflosigkeit über eine ganze Woche führen. Irgendwann tauchen auch seltsame Ideen auf, die mehr oder weniger eindeutig den Verlust des Bezugs zur Realität zeigen und von der sozialen Umgebung als absurd erkannt werden.

Besonders schwierig für die Betroffenen und ihre soziale Umgebung sind schnelle Schwankungen zwischen diesen beiden Polen, die in der Medizin *rapid cycling* (»schnelles Wechseln«) genannt werden. Zudem kann es beim Wechsel von einem Pol in den anderen zu Überlappungen kommen, zum Beispiel zu einer euphorischen Stimmungslage ohne großartigen Antrieb oder – was durchaus gefährlich sein kann – einer depressiven Stimmungslage mit gleichzeitig erhöhtem Energielevel und Antrieb der Manie. Das ist eine Situation, die sich nicht nur für den Betroffenen, sondern auch für die Umgebung gefährlich entwickeln kann.

Generell ist das Ausmaß an gezeigter Emotion, Nähe und Distanz zu anderen Menschen in hohem Ausmaß von der jeweiligen Kultur geprägt. Das Verhalten steht in Verbindung mit dem sozialen Umfeld. Auch die Beurteilung durch andere Menschen. Dieser Umstand hat auch einen starken soziokulturellen Aspekt. Es gibt ungeschriebene Verhaltensnormen: So kann man davon ausgehen, dass ein neapolitanischer Pizzaverkäufer seine Ware emotioneller anbietet als ein norwegischer Fischverkäufer. Kühle und Distanziertheit des Süditalieners würde von seiner sozialen Umgebung als depressiv verändert wahrgenommen werden. Ebenso wäre ein lauter, witziger, seine Heringe und Makrelen offensiv anbietender Fischverkäufer im hohen Norden vermutlich sehr auffällig und würde für Aufsehen sorgen.

DAS LEBEN MÜNDET IN EINER SACKGASSE

Die häufigste Erkrankung des gesamten manisch-depressiven Spektrums ist die depressive Episode. Die korrekte medizinische Bezeichnung für jene Verlaufsformen der »Stimmungserkrankungen«, die episodenhaft und ausschließlich im depressiven Bereich stattfinden, ist die *unipolare Depression*. Das bedeutet, einmal im Leben über zumindest mehrere Wochen Tag und Nacht eine Kombination aus »Losigkeiten« zu haben – also Stimmungslosigkeit, Energielosigkeit, Antriebslosigkeit kombiniert mit Schlaflosigkeit. Diese Schlaflosigkeit tritt meistens in Form von beträchtlichen Durchschlafstörungen oder verfrühtem Aufwachen mit dem Problem, nicht mehr einschlafen zu können, auf. Manchmal auch beides zusammen: Man geht um 22.30 Uhr zu Bett, schläft um 22.50 Uhr ein, wacht um 1.15 Uhr, oft verschwitzt und ängstlich, aus schlechten Träumen auf und schläft mühsam erst um 2.10 Uhr wieder ein. Die nächste Schlafetappe dauert allerdings nur bis 3.05 Uhr, danach wacht man neuerlich durchgeschwitzt auf, ohne sich an irgendwelche Träume erinnern zu können. Jetzt dauert es bis 4 Uhr, ehe man wieder ein wenig Schlaf findet – der dann allerdings um 4.40 Uhr endgültig vorbei ist. Eine elende Nacht. Anstelle von rund sieben bis acht Stunden Schlaf sind es nur viereinhalb Stunden geworden. Und das jede Nacht, wochenlang. Dies ist der triste Schlafrhythmus während einer mittelschweren Depression.

Erfreulicherweise geht eine meist etwas leichtere erste Phase häufig spontan wieder vorbei, genau so spontan wie sie manchmal im Zusammenhang mit äußeren Belastungen – aber oft auch ohne diese – ohne jeden Anlass gekommen ist. Die Diagnose *depressive Episode* sollte ab zwei Wochen eines solchen Zustandsbildes gestellt werden, wenn ganz bestimmte Kriterien erfüllt sind. Menschen, die eine solche depressive Episode über etwa 15 bis 20 Tage haben – danach ist das Leben wieder unbelastet wie zuvor –, gehen wegen dieser Beschwerden nicht immer gleich zum Arzt. Zum Psychiater schon gar nicht. Häufig erhalten sie von irgendjemandem alternative Wundermittel. Faktum ist, dass eine große Anzahl dieser depressiven Episoden von selbst aufhört. Vermutlich ist dies die häufigste Form depressiver Erkrankungen. Allerdings ist mit der ersten depressiven Episode die Gefahr einer zweiten erhöht. Grundsätzlich steigt mit jeder neuerlichen depressiven Episode das Risiko für die nächste deutlich an.

Ab der zweiten depressiven Episode – vor allem wenn diese wenige Monate auf die erste folgt, länger als diese dauert und gravierender ist – befindet man sich möglicherweise auf dem Weg wiederholter Krankheitsepisoden. In der Psychiatrie spricht man dann von *rezidivierenden*, also wiederkehrenden depressiven Episoden. Dies ist die zweithäufigste Form des Auftretens aus dem manisch-depressiven Spektrum.

Genauso wie es ausschließlich depressive Episoden im Lebensverlauf eines von diesem Spektrum betroffenen Menschen geben kann, existiert auch die Variante ausschließlich manischer Phasen. Allerdings ist dies überaus selten und verläuft sehr oft mit beträchtlichem Realitätsverlust. Man spricht dann von *Psychose-Wertigkeit*. Das Phänomen wiederkehrender oder gar chronischer kleiner Manien (Hypomanien) gibt es allerdings nicht. Jene Menschen, die so auf ihre Umgebung wirken, verstehen es meist, ihre depressiven Phasen gut zu verbergen. Dies ist oft bei Personen, die in der Öffentlichkeit stehen, zum Beispiel bei Künstlern, der Fall. Diese Fähigkeit des Verbergens erzeugt enormen seelischen Druck.

Neben diesen beiden Polen, also der ausschließlich episodenhaft manischen oder episodenhaft depressiven Entgleisung, unterscheidet die heutige psychiatrische Lehre mehrere Varianten des Wechsels von depressiven und manischen Zustandsbildern. Diese im eigentlichen Sinn bipolaren Erkrankungen lassen sich in drei Teile strukturieren: erstens die sogenannte *Zyklothymia*, bei der diese Schwankungen zwar häufig, aber nicht sehr stark ausgeprägt sind, und zweitens die psychiatrisch weit bedeutendere Erkrankungsform mit Hypomanien und wiederkehrenden, oft sogar schweren depressiven Episoden, die man heute als *Bipolar-II*-Störung bezeichnet. Die dritte Variante, *Bipolar-I*, mit noch heftigeren Belastungen für die Patienten und deren Angehörige, ist sowohl von schweren Manien als auch schweren Depressionen gekennzeichnet.

Das ausschließliche Auftreten von depressiven Episoden ist etwa drei- bis viermal so häufig wie die verschiedenen Varianten mit beiden Polen, also die bipolaren Erkrankungen. Laut dem Berliner Robert Koch-Institut leiden mehr als zehn Prozent der Deutschen innerhalb eines Jahres an den verschiedenen Formen dieses Spektrums mit einem oder mit beiden Polen. Dieser Umstand ist besorgniserregend, wenn man bedenkt, dass im darauffolgenden Jahr nicht unbedingt dieselben zehn Prozent der Menschen betroffen sind, sondern ein Teil davon wieder andere sind. In Österreich dürfte es ähnlich sein, obwohl es hier bislang keine umfassende Untersuchung über die Häufigkeiten psychischer Erkrankungen gibt.

BIPOLAR UND BEGABT

Gerade die bipolaren Erkrankungen sind ein interessantes Beispiel dafür, dass Menschen mit definitiven psychischen Erkrankungen eine große Bereicherung für die Gesellschaft sein können. Viele besonders kreative Persönlichkeiten – häufig Künstler, Entdecker und Wissenschaftler, aber auch Politiker – leiden daran. Auch hier sind die Betroffenen mit der Bipolar-II-Variante zahlreicher als jene mit ausgeprägten Manien und Depressionen, also Bipolar-I. Viele dieser Menschen ahnen, dass ihre enorme Energie und ihr Ideenreichtum – gefolgt von Schüben des Zusammenbruchs, des Rückzugs, der kreativen Hemmung – über das übliche Ausmaß hinausgehen. Manche sind sich ihrer Erkrankung durchaus bewusst und begeben sich in Therapie. Doch die wenigsten bekennen sich öffentlich dazu, wobei sich dies in den letzten Jahren geändert hat. Leider sind psychische Erkrankungen in unserer Gesellschaft aber auch heute noch ein Tabuthema.

Umso wichtiger sind Outings von Hollywood-Diven wie Halle Berry, Gwyneth Paltrow oder Catherine Zeta-Jones. Auch Mel Gibson, Robin Williams und das Popidol Robbie Williams haben sich längst öffentlich dazu bekannt, unter Depressionen zu leiden – eine große Anti-Stigma-Chance: Psychische Erkrankungen werden so entmystifiziert und sozial akzeptierter. Eine Entwicklung, die Hoffnung macht, die anderen Betroffenen helfen kann. »Es gibt Berge und Täler«, meinte auch Comedy-Star Jim Carrey, »damit muss man leben.« Verständlicherweise ist ein Politiker-Outing schwieriger, obwohl diese Menschen mit einer bipolaren Erkrankung (fast immer Typ Bipolar-II) oft besondere Leistungen erbringen. Künstler beziehen eher öffentlich Stellung. So wie auch Gordon Matthew Sumner, als Sting zur Musiklegende geworden, der sowohl in seinem Lied »Lithium Sunset« Stellung nahm, als auch in Interviews bekannte, manisch-depressiv zu sein.

Auch viele Maler, wie Edvard Munch und Vincent van Gogh, waren sich ihrer Erkrankung bewusst und in psychiatrischer Behandlung. »Der Schrei«, das Hauptwerk des norwegischen Künstlers Munch, während dreier Jahrzehnte und in verschiedensten Variationen gemalt, erzählte von den dunklen Seiten seines Lebens: abendliche Melancholie, panische Angst und tiefste Verzweiflung. Vincent van Gogh berichtete in seinen Tagebüchern über seine zerrissene Persönlichkeit, seine Depressionen und sein Irresein: »Ich bin selbst erstaunt, … dass mir derartig wirre und grässliche religiöse Vorstellungen kommen.« Im Mai und Juni des Jahres 1889 – kurz vor seinem Aufenthalt in der Psychiatrie, wohin ihn sein Vater schon früher hatte bringen wollen – hatte er eine erstaunlich große Anzahl an Meisterwerken geschaffen, darunter die extrem farbige »Sternennacht«. Man könnte dieses Gemälde mit seinen entgegengesetzten Farben, Kontrasten und Symbolen als Chiffre für eine bipolare Störung sehen. Auch in einem Gedicht van Goghs im »Antwerpener Skizzenbuch« drückten sich extreme innere Gefühlsschwankungen aus: »Mein Herz ist wie das Meer / Hat Sturm und Ebb und Fluth …« Auch sein Künstlerkollege Paul Gauguin, mit dem van Gogh für kurze Zeit zusammenlebte, neigte zu depressiven Schüben. Im Verlauf eines heftigen Streits der beiden Maler verstümmelte Vincent van Gogh sein rechtes Ohr.

Auch bei vielen Komponisten ist das Leben von bipolaren Erkrankungen geprägt. Wie bei Robert Schumann: Während er in Zeiten der Hypomanie eine große Anzahl von Werken schuf, war er in Phasen der Depression nicht einmal in der Lage, sich selbst zu versorgen, geschweige denn zu komponieren. Unter den Schriftstellern gibt es ebenso viele prominente Beispiele. Wie Ernest Hemingway: In jungen Jahren weit mehr im hypomanen Bereich, mit höchstens kurzen depressiven Phasen, drehte sich dieser Verlauf in der Folge seines Lebens völlig um und mündete in mehreren sehr langen depressiven Episoden. Hemingway war wiederholt in psychiatrischer Behandlung und starb 61-jährig. Er erschoss sich am 2. Juli 1961 in seinem Haus in Ketchum, Idaho, mit einer doppelläufigen Flinte. Ein Mann voller Widersprüche: Ein Nicht-Held, der sich nach Heldentum sehnte. Ein scheuer, schüchterner Mann und unglaublicher Angeber. Ein Sentimentaler, dem die Tränen locker saßen, und ein Tyrann, der seinen Zorn wie eine Keule benutzte. Ein warmherziger, großzügiger Freund und ein unbarmherziger, hochfahrender Feind. Ein typisches Erscheinungsbild bipolarer Erkrankungen.

SILBERSTREIF AM HORIZONT

Internationale Studien weisen nach, dass bei 30 bis 50 Prozent aller kreativen Menschen bipolare Erkrankungen in verschiedenen Schweregraden auftreten. Im Durchschnitt der Bevölkerung hingegen leiden im Lebensverlauf weniger als fünf Prozent daran. Viele dieser Studien kommen aus dem englisch-amerikanischen Raum, auch die angelsächsische Literaturwissenschaft hat damit weitgehend keine Berührungsängste. Man geht einfach wesentlich offener und unverkrampfter mit bipolaren Erkrankungen um. Und behandelt sie als das, was sie sind: zeitweilige Störungen des Gemüts. Ein Beispiel dafür ist der amerikanische Film *Silver Linings* (»Silberstreif am Horizont«) mit zwei psychisch Kranken als Protagonisten. Bradley Cooper ist der Darsteller des bipolar erkrankten Pat und Jennifer Lawrence die depressive, eigenartige Tiffany. Für diese Rolle erhielt sie 2013 einen Oscar, Bradley Cooper war als bester Hauptdarsteller nominiert. Ein durchaus sympathischer Psychiater kommt in diesem Hollywoodfilm auch vor. Das ist im amerikanischen Kino gar nicht selten. In europäischen Filmen hingegen werden Psychiater selten sympathisch dargestellt. Im österreichischen Kino schon gar nicht.

Ebenso in Europa kaum denkbar, jedoch im angloamerikanischen Raum fast selbstverständlich ist ein öffentliches Psychogramm von verstorbenen Politikerlegenden. Theodore »Teddy« Roosevelt wird zugeschrieben, dass er an »milden Tagen nur hypoman« war, sonst meist noch dynamischer, aber zwischendurch auch beträchtlich depressiv. Und trotzdem ging er als einer der großen Präsidenten in die Geschichte der Vereinten Staaten ein. Roosevelt war vermutlich bipolar im Sinne von Bipolar-II, aber er war keineswegs *ver-rückt*. Ver-rückt – aber nicht krank – zu sein, ist auch heute oft Ausdruck außergewöhnlicher »Normalität«.

Wie bereits erwähnt, hatte auch der Schulversager und Sturkopf, begnadete Redner und Schreiber Winston Churchill im Laufe seines Lebens etliche Phasen von einerseits Hypomanie und andererseits depressiver Verstimmung – bis hin zu schweren Depressionen. In diesen Zeiten fühlte er sich von seinem »schwarzen

Hund« bedrängt. Nachdem er gehört hatte, dass die Frau eines Freundes durch einen deutschen Arzt Hilfe gegen ihre Depression erhalten hatte, schrieb er 1910: »Ich glaube, dieser Mann könnte für mich nützlich sein – wenn mein schwarzer Hund zurückkehrt. Es ist so eine Erleichterung. Alle Farben sind in das Bild zurückgekommen.« Wenn Englands Premier nicht unter schweren depressiven Phasen litt und das Bett kaum verlassen konnte, war er energiegeladen. Er ging kaum vor zwei, drei Uhr früh schlafen, blieb hochaktiv und diktierte – druckreif – 43 Bücher. In jener Zeit, in welcher der »schwarze Hund« den Literaturnobelpreis-Träger bedrohte, zog er sich völlig zurück. Meist für einige Wochen, manchmal für Monate. In der damaligen Zeit war eine spezifische Therapie weder psychotherapeutisch noch medikamentös möglich. Als Winston Churchill – auf Wunsch aller englischen Parteien – am 10. Mai 1940 zum Premierminister bestellt wurde, schien die Situation im Krieg gegen Nazi-Deutschland aussichtslos. Möglicherweise war es den hypomanischen Phasen, dem »Über-Mut« des militärischen Genies und unerbittlichen Gegners Hitlers zu verdanken, dass die Invasion Großbritanniens durch Nazi-Deutschland verhindert werden konnte.

Ähnliche Krankheitsverläufe sind bei vielen Patienten erkennbar. In der Kindheit besonders sensibel, erlebt man die Schule oft als Albtraum: »Wie hasste ich diese Schule«, erinnerte sich Winston Churchill an sein erstes Internat, »in der ich ein Leben voller Ängste verbrachte.« Detailliert berichtete er später von »furchtbaren Schlägen mit der Birkenrute, von Prügeln, bis das helle Blut herunterlief«. Später, in der Adoleszenz und im jungen Erwachsenenalter, war er draufgängerisch und auch rücksichtslos, immer wieder zu ungewöhnlichen Wendungen und öffentlichen Konflikten bereit. So wechselte Churchill als Ultrakonservativer zum sozialen Flügel der Liberalen, um dann wieder zu den Konservativen zurückzukehren. Immer wieder folgte auf Phasen hoher Kreativität der totale soziale Rückzug. Mit zeitweilig überbordendem Lebensstil, geprägt von extremer Nikotinsucht, reichlich Alkohol und häufigen finanziellen Krisen. In späteren Jahren wurden die depressiven Phasen länger und oft ausgeprägter, begleitet von depressiv-wahnhaften Symptomen.

Ein ähnliches Krankheitsbild erkennt man bei Kurt Cobain, der mit seiner Grunge-Band Nirvana Musikgeschichte schrieb. Die letzten Jahre vor seinem Suizid waren von schwerer Heroinsucht gezeichnet. Sowohl um Cobains Leben als auch seinen Tod ranken sich Legenden, Mythen und Mysterien. Seine Cousine, Bev Cobain, Krankenschwester und in der psychischen Gesundheitsversorgung tätig, meinte über den hochbegabten Musiker: »Kurt wurde in jungen Jahren als von der ADS *(Aufmerksamkeitsdefizitstörung)* betroffen diagnostiziert, später dann als bipolar. Er hatte vor allem rezidivierende klinische Depressionen, allerdings mit Stimmungswechseln, von Euphorie und hoher Energie bis zu Tobsuchtsanfällen, Zerstreutheit und Selbstüberschätzung.«

Die depressiven Phasen überwogen bei Cobain. Auch wenn damit die Diagnose einer *manischen Depression* im Rahmen einer Bipolar-II-Erkrankung keineswegs gesichert ist, scheint sie aus psychiatrischer Sicht dennoch plausibel. Man erkennt das Bild eines schwermütigen Kindes oder Jugendlichen aus schwierigem sozialem Umfeld: Kurt ist musisch begabt, mit beträchtlichen Aufmerksamkeitsdefiziten; Jahre später, als junger Erwachsener, treten ausgeprägte Depressionen mit starken und kurzen *maniformen* Einschüben auf. Dieses Bild ist fast prototypisch. Vermutlich nicht zufällig schrieb Kurt Cobain – ähnlich wie Sting – das Lied »Lithium«. Medikamente auf Lithiumbasis sind seit Jahrzehnten der »Goldstandard« bei bipolarer Erkrankung mit intensiven Phasen und Suizidrisiko. Vielleicht beschäftigte sich der Rockstar schon sehr früh mit seiner Bipolarität. Es sieht allerdings nicht danach aus, dass Kurt Cobain jemals therapiert wurde. Leider. Vielleicht wäre er sonst noch am Leben …

DIABETIKER BRAUCHEN AUCH INSULIN

»Es passt nicht in mein Weltbild, wie sehr mir dieses Antidepressivum hilft, aber ich möchte es weiterhin nehmen und hoffe, dass ich noch heute zu Ihnen kommen kann!« Das sind die Worte von Frau K., einer Patientin mit unipolarer Depression, als sie mich an einem Freitag spätabends anruft. Kurz danach ist sie bei mir und erzählt, dass sie bereits am vierten Tag der Einnahme des Antidepressivums eine leichte Verbesserung spürte und daher beschlossen habe, ab dem fünften Tag anstatt der für zehn Tage empfohlenen halben Tablette eine ganze einzunehmen. Seitdem gehe es ihr gut, die 14-Stück-Packung sei allerdings aufgebraucht und sie habe ab morgen keine Tabletten mehr, brauche aber dringend welche …

Dazu muss gesagt werden: Hierbei handelt es sich nicht um Sucht – Antidepressiva machen nicht süchtig, weder in zwei Wochen noch in zwei Jahren –, sondern es geht darum, dass sich Frau K. erstmals seit über einem Jahr wieder wohlfühlt. Endlich wieder Freude am Leben und keine Angst vor der Realität haben.

Einen Monat zuvor hatte mich ihr Hausarzt kontaktiert. Er wusste nicht mehr weiter. Seit drei Jahren behandle er die Frau wegen zahlreicher körperlicher Beschwerden – von Kopfschmerzen über Rückenprobleme bis zu wirklich häufigen Infekten. Die familiäre Situation sei schwierig und Frau K. häufig weinerlich und nie gut gelaunt. Eine entsprechende Medikation habe sie bis jetzt abgelehnt. Frau K. ist Anfang 40, litt in jungen Jahren an Mager-, später an Brechsucht. Nikotin, Alkohol oder Drogen waren nie ein Thema, Beziehungsprobleme hingegen immer. Unzufriedenheit mit sich und der Welt war ein konstanter Begleiter ihres Lebens. Die körperlichen Symptome schienen inklusive heftiger Verspannungen sowie gedrückter Stimmung und Energiemangel, Schlafstörungen, eines negativen Selbstbildnisses und Schuldgefühlen chronisch zu sein. Die kluge, gebildete, alleinerziehende Journalistin sah sich in ihrem Job gefährdet und berichtete, dass die letzten drei Monate die schlimmsten der letzten Jahre gewesen seien. Diverse Blutuntersuchungen hatten keinerlei Ursache für ihr Zustandsbild ergeben, auch der Hormonstatus war in Ordnung.

Beim Symptomkatalog zum Thema *depressive Episode* erfüllte Frau K. neun von zehn Kriterien, wobei ab Stufe sechs von einer Depression auszugehen ist. Nun hatte das Beschwerdebild einen Namen. Doch sie weigerte sich, eine Psychotherapie zu beanspruchen. Das hatte sie bereits neun Jahre ihres Lebens hindurch getan, um ihren familiären sexuellen Missbrauch in jungen Jahren aufzuarbeiten. Auch Entspannungsübungen und Ähnliches habe sie mehr als satt. Und: Ein antidepressives Medikament einzunehmen anstatt Bachblüten und Homöopathie – was ihr allerdings auch nicht helfe –, komme für sie bei dieser »fiesen, internationalen, aktiennotierten Pharmaindustrie« schon gar nicht infrage. Außerdem vertrage sie Medikamente an sich nicht. Am Ende unseres Gesprächs gab ich ihr trotzdem die 14-Stück-Packung eines gut verträglichen Antidepressivums mit. Sie war kaum bereit, die Packung anzunehmen; ich bin überzeugt, ein Rezept wäre im nächsten Papierkorb gelandet.

Beim Folgetermin zwei Wochen später lachten wir beide über unser erstes Gespräch, und zwei Monate danach ging es ihr immer noch gut. Zwei Jahre später war sie weiterhin sehr zufrieden. Sie brauchte mich nicht mehr. Sechs Jahre später begegnete ich ihr zufällig während einer Vernissage; sie war in guter Verfassung, stellte mich ihrem Sohn und ihrem Partner als ihren Psychiater »von damals« vor und sagte ganz beiläufig: »Ich habe vor einiger Zeit das Medikament auf die Hälfte reduziert und dann abgesetzt, jetzt nehme ich seit drei Monaten wieder eine ganze Tablette, das tut mir einfach besser.« Und dass es ein Produkt der Pharmaindustrie ist, sei ihr inzwischen wirklich egal. Ich hingegen bin froh, dass etwas zur Verfügung steht, um Menschen mit einer chronischen Verstimmung und zusätzlichen Depressionen zu helfen. Diabetiker brauchen schließlich auch Insulin. Und Menschen mit Herzrhythmusstörungen einen Schrittmacher.

Jene Einteilung der depressiven Erkrankungsformen, die mir noch gelehrt wurde, war, dass man zwischen endogenen und exogenen Depressionen unterscheide. Darüber hinaus sprach man von »neurotischer« Depression und »manisch-depressivem« Kranksein. Diese Einteilungsform ist nicht mehr aktuell. Inzwischen spricht man von *unipolaren*, also nur depressiven, oder *bipolaren* Störungen, wobei man *Bipolar-I* und *Bipolar-II* unterscheidet. Darüber hinaus können Depressionen episodenhaft, wiederkehrend oder chronisch sein. Und außerdem: leicht, mittel oder schwer.

Bereits Kinder und jedenfalls Jugendliche können ausgeprägt depressiv sein, und auch im Alter ist die Depressionsrate unterschätzt: Nach verschiedenen Wiener Untersuchungen liegt die

Rate zumindest bei den 75-plus-Jährigen um die 20 Prozent. Gerade bei älteren Menschen, aber durchaus auch in jungen Jahren ist die Depression eine traurige Begleiterscheinung bei körperlichen Krankheiten verschiedenster Art. Fest steht: Die Depression ist eine Volkskrankheit. Bei den unipolaren Formen sind etwa doppelt so viele Frauen wie Männer betroffen. Bei den bipolaren Formen herrscht eher Ausgeglichenheit zwischen den Geschlechtern, und das Erkrankungsalter bei Ersterkrankung liegt im Durchschnitt zwischen 18 und 23 Jahren.

PSYCHE UND GENE

Viele an schweren Depressionen erkrankte Menschen, die auch schon an heftigen körperlichen Erkrankungen litten, finden die Depression unerträglicher als alles, was sie an somatischem Leid erfahren haben. Auf einer *stofflichen* Ebene geht es um eine gravierende *Imbalance* der Neurotransmitter – also des Gehirnstoffwechsels. Serotonin ist in diesem Zusammenhang sehr bekannt, Noradrenalin und Dopamin weniger, obwohl diese ebenfalls großen Einfluss haben. In komplexem Zusammenwirken regulieren diese Transmitter, gleichsam »Hormone des Gehirns«, wie weit Nervenzellverbände aktiv wirksam sind. Von einer Gehirnzelle zur nächsten. Über Millionen von Schaltstellen, die Synapsen. Auch hier gilt, dass der Mensch ein bio-psycho-soziales Wesen ist und das Risiko für depressive Erkrankungen durch genetische Faktoren bei unipolaren Formen etwa fünffach, für bipolare Erkrankungen sogar fast zehnfach erhöht ist. Das bedeutet nicht, dass jemand, der einen unipolar oder bipolar erkrankten Elternteil hat, eine Depression oder eine bipolare Erkrankung erleiden *muss*. Aber es bedeutet eine erhöhte Neigung – und ein höheres Risiko.

Andererseits gibt es eine Vielzahl von belastenden Lebensereignissen, die Wegbereiter bis Auslöser einer Depression sein können. Man muss gar nicht an katastrophale Traumatisierungen wie Krieg, Verfolgung oder Missbrauch denken. Auch sadistische Scheidungs-»Rosenkriege« führen oft zu Existenzvernichtungen und Depressionen. Aber da wir beispielsweise wissen, dass traumatisierte Menschen weit eher an einer Depression erkranken, wenn sie eine bestimmte Konstellation der Serotoninrezeptoren ererbt haben, ist klar, dass die Genetik eine Rolle spielt. Gleiches gilt auch bei bestimmten Formen des Brustkrebses.

THERAPIE

Im Zentrum der therapeutischen Maßnahmen stehen auch bei den verschiedensten Depressionsformen – seien sie uni- oder bipolar – hilfreiche bis heilende Psychotherapien und Psychopharmaka zur Verfügung. Zudem geht es auch um den Wegfall von schädigenden Substanzen wie Alkohol oder anderen Suchtmitteln, aber auch von Medikamenten, etwa einzelnen Arzneien gegen hohen Blutdruck, die bei manchen Menschen als unerwünschte Nebenwirkung *depressivogen*, also depressiv machend, wirken.

Unter den psychotherapeutischen Methoden, die sich die Mühe eines Wirksamkeitsnachweises durch entsprechende Studien gemacht haben, gibt es eine Reihe von wirksamen Möglichkeiten. Vor allem die *Interpersonelle Therapie (IPT)* und verschiedene Formen der *Verhaltenstherapie* brachten hier gute Ergebnisse. Selbstverständlich gibt es bei verschiedenen Menschen verschiedene Präferenzen für die eine oder andere Therapieform. Manchmal habe ich in der Wahrnehmung der individuellen Wirksamkeit allerdings eher den Eindruck, dass der Therapeut – und nicht die Therapieform – entscheidend ist. Bei leichten bis mittelgradigen Depressionen haben verschiedene Psychotherapien eine Wirksamkeit, die mit der von Psychopharmaka durchaus vergleichbar ist. Allerdings benötigen sie länger, um eine gute Wirksamkeit zu entfalten. Bei Medikamenten liegt diese Zeitstrecke bei etwa vier Wochen, oft auch weniger, und bei den Psychotherapien bei rund zwölf Wochen. Für manche – nicht für alle – Depressionsformen ist die Kombination aus Psycho- und Pharmakotherapie am wirksamsten.

Bei bipolaren Erkrankungen ist hingegen die Pharmakotherapie eindeutig wirksamer als klassische Psychotherapien, und der psychotherapeutische Behandlungsanteil entspricht hier eher einer fundierten Beratung, wie der betroffene Mensch mit seiner Erkrankung am besten umgeht. Dies setzt allerdings voraus, dass der Berater im Wissen über die Erkrankung und ebenso über Prinzipien erfolgreicher Behandlung entsprechend kompetent ist.

Die entscheidenden Medikamente bei unipolar depressiven Erkrankungen sind die *Antidepressiva*, allesamt Medikamente, die auf den Neurotransmitter-Stoffwechsel wirken und in Studien bewiesene Verbesserungen bei Depressionen bringen. Im Bereich bipolarer Erkrankungen ist es die Gruppe der *phasenprophylaktischen* Substanzen, also der Medikamente, die den Ausbruch einer neuerlichen depressiven oder manischen Phase vermeiden oder den Verlauf einer solchen Phase lindern.

Man kann die heutigen medikamentösen Möglichkeiten mit jenen zur Zeit Vincent van Goghs oder auch Winston Churchills nicht vergleichen. Wie auch in anderen Bereichen der Medizin gab es hier während der letzten 50 Jahre enorme Fortschritte bei Wirksamkeit und Verträglichkeit. Mehr darüber, auch über andere biologische Behandlungsformen, wie die Stimulation mit Magnetfeldern sowie die Elektrokrampftherapie, ist in Kapitel 14: »Therapien« nachzulesen.

Unterstützend im Bereich antidepressiver Wirkung sind auch Sport und Hobbys, Achtsamkeitstraining, vernünftige Ernährung, ausreichend Schlaf und – ganz besonders – Musik. Sozialer Kontakt, vor allem persönlicher – also nicht über soziale Netzwerke wie Facebook und Twitter –, ist eminent wichtig, ebenso eine sinnvolle Tagesstruktur. All das ist vor allem unterstützend dabei, nicht depressiv zu werden. Wenn die Depression bereits breit in die Seelentür eingetreten ist, dann ist den Betroffenen vieles nicht mehr möglich. In einem umfassenden Genesungsprogramm können diese angeführten Dinge aber helfen.

Eine mittelschwere oder gar schwere Depression ist für die Betroffenen und die ihnen nahestehenden Menschen ein elementarer Lebenseinschnitt. Viele geraten in der Folge auch in finanzielle und existenzielle Schwierigkeiten – hier ist kom-

petente Sozialarbeit genauso wichtig wie alle anderen wirksamen Therapien. Wenn man arbeitslos ist, vielleicht sogar auf der
Straße leben muss, hilft auch die beste Psycho- oder Pharmakotherapie nur sehr begrenzt.

Letztlich geht es bei jeder Therapie und Behandlung von depressiven Menschen um eine neue Perspektive. Die Chance auf
Genesung, auf Heilung ist bei entsprechender und möglichst
rechtzeitiger Therapie und unter Berücksichtigung der Tatsache, dass dieses Genesen und Gesunden Zeit braucht – zumeist
Monate, manchmal Jahre –, sehr gut.

KAPITEL 5: SUCHT
VER-RÜCKTE WELT DER DROGEN

»Die Abhängigkeit – die Sucht – ist erreicht, wenn nicht mehr wedelt Hund mit Schwanz, sondern wedelt Schwanz mit Hund.« Im Rahmen eines Vortrages zum Thema »Suchtfaktor Internet« brachte Dr. Stephan Rudas in einer Eloquenz, die nur wenigen Psychiatern gegeben ist, das Thema Sucht auf den Punkt. Bei allem Respekt vor Betroffenen und bei aller Ernsthaftigkeit ging er sehr humorvoll mit dieser Thematik um. Fest steht: Süchtige verlieren die Hoheit über die eigenen Handlungen.

Sucht ist eine Variante des Verhaltens. Es kommt nicht so sehr auf das Suchtmittel an, sondern auf süchtiges Verhalten. Es bedarf also nicht unbedingt eines stofflichen Suchtmittels – obwohl dies sehr häufig der Fall ist –, sondern man kann ebenso oder ersatzweise von Handlungsformen abhängig, danach süchtig sein. Dies wird im Englischen sehr klar ausgedrückt: Der alkoholkranke Mensch ist ein *alcoholic*, der Arbeitssüchtige ein *workaholic*. Doch bevor die *Arbeitssucht* betrachtet wird – ein Verhalten, bei dem der Betroffene nicht anders kann, als sich immer mehr Arbeit aufzubürden, und es keine wirklichen Notwendigkeiten wie einen existenziellen Bedarf dafür gibt – und bevor Zusammenhänge zwischen Verhaltenssüchten und stofflichen Suchtmitteln wie die Wechselwirkung von Gewinnsucht und Kokain betrachtet werden, geht es um Grundsätzliches.

Jedes süchtige Verhalten – mit und ohne Suchtmittel – ist von einigen wesentlichen Aspekten gekennzeichnet: einem starken Wunsch oder einer Art Zwang, sich so zu verhalten; einer verminderten Kontrolle über den Beginn, die Beendigung und die Dosis dieses Tuns; psychische und/oder Entzugssymptome bei Reduktion oder Beendigung. Es wird immer mehr von dem Suchtmittel vertragen und andere Interessen treten immer stärker in den Hintergrund. Außerdem wird das Verhalten fortgesetzt, obwohl schädliche Folgen eindeutig sind, was dem suchtkranken Menschen häufig auch bewusst ist. Der Hund sieht zu, wie ihn der Schwanz durch die Gegend wirbelt, er ist aber nicht in der Lage, den Schwanz zu stoppen. Auch wenn er bereits vollkommen durchgeschüttelt ist, hält er das für einen normalen Zustand. Das ist es aber nicht, denn wir wissen, dass eigentlich der Hund mit dem Schwanz wedelt und nicht umgekehrt ...

WER HAT DIE NASE VORN?

Alkohol, illegale Suchtmittel oder die Verhaltenssüchte – welche Süchte sind am häufigsten? Das kommt auf den Standpunkt des Betrachters an. Doch es wäre wichtig, sich einmal vom Standort der Beobachtung – links/rechts/vorne/hinten – zu lösen und diesen nach oben zu verlagern. Denn Strukturen kann man von oben, aus der Distanz, einer anderen Perspektive, viel besser differenzieren.

Die größte gesundheitspolitische Bedeutung hat in Mitteleuropa zweifellos die Droge Alkohol. Bei Männern liegt Alkohol derzeit laut WHO als Krankheitslast-Verursacher sogar nach den Herz-Kreislauf-Erkrankungen an zweiter Stelle.

Illegale Substanzen haben auch große politische – bei einer gleichzeitig in Relation zum Alkoholkonsum geringeren gesundheitspolitischen – Bedeutung. Und durch ihre Illegalität sind sie eine sprudelnde Erwerbsquelle für kriminelle Gruppierungen.

Verhaltenssüchte wie Kaufsucht, Gewinnsucht, Internet- und Handysucht, legale und illegale Wetten sowie die Online-Spielsucht haben wahrscheinlich sozial- und finanzpolitisch die größte Bedeutung.

Die Kombination von zwei oder drei dieser Suchtformen ist häufig. Man findet heute kaum mehr einen Konsumenten illegaler Drogen, der nicht auch von einem relevanten Alkoholproblem betroffen ist. Spielsüchtige, die zusätzlich alkohol- und/oder amphetamin- oder kokainsüchtig sind, haben besonders schlechte Karten. Und man darf nicht vergessen: Suchtkranke werden als Kunden von legalen und illegalen Lobbys dringend gebraucht. Vor allem im illegalen Bereich sind Kombinationsangebote aus allen drei Geschäftsbereichen daher sehr beliebt.

SUCHTVERHALTEN ALS LEBENSZWECK

Internetsucht war vor 50 Jahren verständlicherweise nicht möglich. Doch Spiel- und Wettsucht gab es sogar schon vor der Antike, vor allem im asiatischen Raum, in dem pathologisches Glücksspiel und Wetten immer sehr verbreitet war. Aber es gab und gibt auch in Österreich ähnliche impulshafte Suchtgeschehnisse – wenn zum Beispiel beim »Watten«, einem Kartenspiel, das zur Zeit der Napoleonischen Kriege in Bayern entstand, in Hinterzimmern Haus und Hof verspielt wurde. Sogar Suizide sind darauf zurückzuführen.

Die Gewinnsucht im großen Stil ist eine besondere Verhaltensvariante. Sie hat die Welt in Zyklen immer wieder im Griff und ist mit der Wett- und Spielsucht verwandt. Hemmungslose Gier wird zum Motor des Lebens. Einblicke in Bezug auf das Tier, den Wolf in uns, gibt etwa der Film *The Wolf of Wall Street* von Martin Scorsese – ein Blick in die ver-rückte Welt des absolut enthemmten Börsenlebens. Ein Film als einziger Exzess, mit Eindrücken vom Raubtier-Kapitalismus der späten 1980er-Jahre. Das Drehbuch beruht auf einer realen Geschichte, einem Unternehmen mit mehr als 1000 Finanzjongleuren, die davon zeugt, dass eine Sucht selten alleine kommt: Hier geht es etwa um Gewinn-, Geltungs- und Sexsucht. Die überwiegend jungen Broker schnupfen Koks, das auf Brüsten oder Hintern thront, saufen bis an den Rand der Bewusstlosigkeit, werfen sich permanent Pillen ein und geben sich im Büro wilden Sexspielen mit Prostituierten hin. Süchtiges Verhalten als Lebenszweck. Der von Leonardo DiCaprio verkörperte Protagonist nennt seine Mitarbeiter gerne »meine Krieger« oder »Telefonterroristen« und »fickt seine Kunden«, indem er ihnen wertlose Papiere mit fiktiven Gewinnprognosen unterjubelt. Der Film gleicht einem dreistündigen Dauerrausch, der schon den Kater in sich trägt.

Das Phänomen des völligen Kontrollverlustes über die Drogendosis wird im Englischen *to binge* genannt und lässt sich als »attackenartiges Vollstopfen« übersetzen. *Bingen* lässt sich alles: Essen, Trinken und auch Lotterielose, wenn man beispielsweise nicht eines oder zwei, sondern 100 Stück kauft. Völliger Verlust der Kontrolle über das Verhalten und die Dosis – in Zeiten des Überflusses an Angebot und des gleichzeitigen Mangels an Werten und an Sinn …

ALKOHOL – DIE MÄCHTIGSTE DROGE DER WELT

Der Autor und Winzer Wolfgang P. Schwelle hat ein Standardwerk mit dem Titel »Alkohol« verfasst, dessen Untertitel lautet: »Die mächtigste Droge der Welt«. Vor allem in den Industrieländern liegt Alkohol nach aktuellen WHO-Studien beim Thema Krankheitslasten unter den Top fünf – zwar deutlich hinter der Depression, aber fast gleichauf mit Diabetes. Mit mehr als zwölf Liter reinem Alkohol pro Kopf und Jahr liegt Österreich laut aktueller OECD-Statistik nach Litauen an der ernüchternden zweiten Stelle unter 37 Industrienationen. Einschränkend muss man erwähnen, dass nicht alle Zahlenangaben der Staaten direkt vergleichbar sind. Wenn beispielsweise in Russland reichlich schwarzgebrannter Billigwodka im Umlauf ist, dann scheint dieser in keiner Statistik auf. Traurige Gewissheit ist jedoch, dass Österreich einen um zumindest zehn Prozent höheren Alkoholbedarf hat als jedes seiner Nachbarländer – in Italien ist der Pro-Kopf-Verbrauch sogar um 50 Prozent geringer. Zwar gibt es auch bei uns seit Jahren einen kontinuierlichen Rückgang, doch nicht so stark wie in anderen europäischen Ländern.

Das heißt freilich nicht, dass jeder Mensch, der Alkohol trinkt, suchtkrank wäre. Aber zirka fünf Prozent der Erwachsenen in Österreich sind definitiv alkoholsüchtig, und zirka zehn Prozent konsumieren Alkohol in einem gesundheitsgefährdenden Ausmaß. Da rund 40 Prozent der Bevölkerung überhaupt keinen oder extrem wenig Alkohol konsumieren, bedeutet dies, dass 70 Prozent des Alkohols von 17 Prozent der Bevölkerung konsumiert werden und dass ein Drittel der Gesamtmenge von Alkoholkranken getrunken wird, ein Drittel von Menschen mit problematischem Konsum – und nur ein Drittel von solchen mit unbedenklichem Trinkverhalten.

Außerdem sind viele Alkoholsucht-Kranke und auch -Gefährdete gleichzeitig von anderen Süchten betroffen. Durch den akzentuierten Gebrauch von Alkohol wird auch süchtiges Verhalten wie Spiel- und Internet-, aber auch Tabletten- und Nikotinsucht gefördert. Alkohol ist daher der Türöffner für andere Suchtmittel, auch für harte Drogen.

WODKA, BIERSCHAUM UND EIMERSAUFEN

Wer bei einem Weinfest am Gardasee betrunkene, torkelnde Menschen beobachtet, kann mit großer Wahrscheinlichkeit davon ausgehen, dass es sich dabei um Touristen handelt. Nicht, weil keine Einheimischen da wären – im Gegenteil, Italiener lieben ihre beschwingten Sommerfeste. Aber in Italien ist es sozial nicht erwünscht, »rauschig« zu sein. Wein zum Essen und vielleicht ein Grappa danach ja, aber keine Dosis, die berauscht. Alkoholbedingte Redseligkeit bis hin zum Lallen merkt man daher bei Italienern selten.

Das ist beim Oktoberfest in München oder auf der »Ballermann-Meile« von Mallorca ganz anders. Hier wird rasch klar, welche Auswirkungen unterschiedliche soziale Traditionen auf das Konsumverhalten – auch in Bezug auf Rauschmittel – haben und wie das die Umgangsformen prägt. Diese sind nichts anderes als Verhaltensweisen. Die mallorquinische Regierung hat vor einigen Jahren den Verkauf von Sangria in Fünf-Liter-Eimern – das sogenannte »Eimersaufen« – verboten. Doch mit Alkoholsucht im engeren Sinn müssen diese Ereignisse nichts zu tun haben, hier spricht man von einem *schädlichen Gebrauch*.

Bier wird in vielen osteuropäischen Staaten gar nicht als alkoholisches Getränk betrachtet, und Generationen von Russen haben sich mit Wodka ruiniert. Und tun es immer noch. Die mittlere Lebenserwartung russischer Männer liegt bei nur 64 Jahren – sowohl die Alkohol- als auch die Nikotinsucht sind die wesentlichsten Ursachen dafür. Aber auch in den alpin-ländlichen Regionen Österreichs gibt es die Unsitte, Kinder bereits im Vorschulalter am Bierschaum nippen zu lassen, nach dem Motto: So ein kleines Schluckerl kann ja nicht schaden …

Oft antworten Patienten auf die Frage »Trinken Sie Alkohol?« gelassen mit »Nein«. »Und wie viele Bier pro Tag?« – »Drei bis vier.« Vier große Bier pro Tag bedeuten 80 Gramm reinen Alkohols. Mehr als 60 Gramm täglich ist auch bei Männern ein sogenannter *Heavy Drinking Day (HDD)* und eindeutig gesundheitsschädigend. Sogar wenn das »nur« dreimal pro Woche zutrifft und sonst kein oder weniger Alkohol getrunken wird. Bei Frauen beginnt der HDD bei 40 Gramm reinen Alkohols. Das entspricht etwa einer halben Flasche Prosecco.

Beim *Fetalen Alkoholsyndrom (FAS)* geht es um das Spektrum an alkoholbedingten Schäden des ungeborenen Kindes infolge Alkoholisierung der schwangeren Mutter. Dieses Spektrum und seine Folgen gehören mit zehn auf tausend Neugeborene zu den häufigsten angeborenen Erkrankungen überhaupt und werden derzeit als relevanter Faktor für eine ganze Reihe von Entwicklungsstörungen bis hin zu ADHS diskutiert und erforscht. In schweren Ausprägungen geht es um Fehlbildungen wie verminderte Körpergröße, Untergewicht, zu geringen Kopfumfang, veränderten Gesichts- und Körperbau sowie schwere Beeinträchtigungen der geistigen Entwicklung und der Motorik bis zu diversen Problemen im Sozialverhalten.

»Der Krampus zielt auf uns und sogar der Nikolo …«, waren die panischen Worte eines 50-jährigen Mannes während seines Alkoholentzug-Deliriums. Seine Hände zitterten, er schwitzte, war hochrot im Gesicht. Er war in einer seelischen Verfassung, die Psychiater mit »angespannt« beschreiben. Er trank seit seinem Grundwehrdienst im Alter von 18 Jahren; seine tägliche Alkoholdosis war inzwischen auf mindestens eine halbe Flasche Cognac, mehrere Flaschen Bier und drei, vier Viertel Wein pro Tag angestiegen. Nun lag er seit einer Woche wegen einer Lungenentzündung im Bett und musste aufgrund des anfänglichen

Fiebers Antibiotika nehmen. Daher beschloss er, ausnahmsweise einige Tage lang nur Tee ohne Cognac zu trinken. Das Fieber war abgeklungen, aber er war zunehmend merkwürdig geworden, wusste nicht, wo er war und sah unter anderem Krampus und Nikolo – die beide auf ihn schossen. Panische Ängste befielen ihn, und nachdem ich gemeinsam mit ihm vor den Gewehrsalven in Deckung gehen musste, gelang es mir, ihm starke Beruhigungsmittel zu verabreichen. Der Patient durchlebte ein schweres Delirium bei Alkoholentzug. Mit Zittern, Schwitzen, hohem Blutdruck, rasender Herzfrequenz und heftigen Halluzinationen. Vier Wochen später war er wieder zu Hause, fit und – zumindest damals – abstinent. 60 Jahre früher wäre der Mann vermutlich gestorben, denn ein schweres Alkoholdelirium war oft eine tödliche Erkrankung.

In Europa wird seit Jahrtausenden Alkohol erzeugt und konsumiert. Zum Teil auch, da im schon vor Jahrhunderten relativ dicht besiedelten Europa Wasser für die meisten Menschen bakteriell verschmutzt und gefährlich war, der nach dem Reinheitsgebot vergorene Gerstensaft, der vergorene Obst- und Weintraubensaft hingegen nicht. All das hat zu einer Adaptierung unserer Enzymausstattung in den Verdauungsorganen geführt, seien es die *Lebertransaminasen* – viele Alkoholkranke schauen auf ihre *transaminasen Werte*, die GGT-Werte, wie Diabetiker auf ihren Zuckerwert – oder die Alkohol abbauenden *Alkoholdehydrogenasen* in der Leber und im Magen.

DAS SCHNELLE KLEINE GLÜCK

Die Tabaksucht ist ein ganz besonderes Beispiel für den Unterschied zwischen dem Gebrauch einer Substanz und der Entwicklung von süchtigem Umgang damit. Nikotin ist ein sogenanntes *Alkaloid* – außer Alkohol sind praktisch alle Suchtsubstanzen Alkaloide, die bei verschiedenen Arten der Nachtschattengewächse vorkommen. Die Tabakpflanze hat den höchsten Nikotinanteil. Bei Tabakkonsum in Form von Rauchen gelangt dieses 10 bis 20 Sekunden nach dem Inhalieren ins Gehirn und stimuliert dort eine Reihe von Rezeptoren. Die Wirkung ist stark dosisabhängig: in geringen Dosen stimulierend, in mittlerer Dosierung entspannend und in hoher bis sehr hoher Dosierung toxisch – also mit Vergiftungssymptomen. In wissenschaftlichen Untersuchungen wurde entdeckt, dass pures Nikotin überraschenderweise ein deutlich geringeres Suchtpotenzial hat als Zigarettenrauch. Wahrscheinlich hat das sowohl mit einer im Tabakrauch enthaltenen zusätzlichen Substanz zu tun, die biologisch einen »Dopamin-Kick« im Gehirn verursacht, als auch mit der Konditionierung – als erlernter Reiz – des Rauchverhaltens. Jedenfalls ist das Abhängigkeitspotenzial von Tabakrauch sehr hoch, es liegt etwa zwischen dem von Alkohol und jenem von Kokain.

In den indigenen Kulturen Amerikas wurde Tabak schon lange verwendet – nicht als Genussmittel, sondern ausschließlich rituell. Mit der europäischen Entdeckung Amerikas kam die Tabakpflanze nach Europa, und Schritt für Schritt wandelte sich die Verwendung von Tabak zum Konsummittel. Ganz besonders »erfolgreich« wurde diese Entwicklung mit der Erfindung der Zigarette Mitte des 19. Jahrhunderts. Die Explosion der Umsätze gelang der Zigarettenindustrie im Zuge der beiden Weltkriege. Die Menge der weltweit gerauchten Zigaretten stieg auf das 50-Fache. So etwas gelingt nur mit einem leicht verfügbaren Suchtmittel, dessen Wirkstoff durch eine spezielle Verwendungsart – nämlich die Inhalation – rasch in das menschliche Gehirn und an die Neuronen des Belohnungssystems gelangen kann. Wie ein kleines Psychopharmakon.

Bei einer Sucht, die so gut funktioniert, ist dies mit der Dosissteigerung bis zur Sättigung – rasch abklingende Wirkung und ebenso rasches Wiederholen des Gebrauchs und entsprechende Verhaltensfixierung – verbunden. Die Tabaksucht ist auch in ihrer Entstehungsdynamik als Sucht davon abhängig, wie schnell wirksame Mengen von Nikotin und Zusatzstoffen am Gehirn *anfluten* und dort ihre Wirkung entfalten können. Ein schnelles kleines Glück … Es ist kein Wunder, dass der Triumphzug der Zigarette gerade in Kriegszeiten begann – zügig ein »Zigaretterl« tief inhalieren, und auf in den nächsten Kampf …

Die Inhalation von Tabakrauch in die Lunge spielt bei der Suchtentwicklung eine große Rolle. Das Lungenkarzinom ist bei Weitem nicht die einzige mögliche Krebs-Folgeerkrankung. Auch das Risiko für Blasenkrebs und andere bösartige Tumore ist durch das Rauchen massiv erhöht. Asthmaartige Lungenerkrankungen und Schädigungen des Lungengerüsts sind sehr häufige Folgen. Das Herzinfarkt-Risiko sowie die negativen Folgen für die Herzkranzgefäße und die Blutgefäße sind bekannt – und ebenfalls nicht unerwähnt darf man lassen, dass Rauchen während der Schwangerschaft dramatische negative Auswirkungen auf die Ungeborenen hat. Psychisch stellen sich bei mäßigen Rauchern keine unmittelbar ungünstigen Wirkungen ein, im Gegenteil sogar günstige – das bestärkt die Suchtentwicklung erst recht. Spätestens wenn mittelfristig Folgeerkrankungen eintreffen, kommt es aber auch zu entsprechenden Verschlechterungen des psychischen Zustandsbildes.

Grundsätzlich gilt für die Tabak-Abhängigkeit dasselbe wie für andere Süchte: ein enormer Drang, das Suchtmittel zu konsumieren – diese Gier wird bei allen Substanzsüchten *Craving* (»Verlangen«) genannt. Auch bei der Tabaksucht bedeutet dies Kontrollverlust über Konsumbedingungen und Entzugserscheinungen bei Reduktion oder Beendigung des Rauchverhaltens. Die überwiegende Mehrzahl aller Raucher ist süchtig, Gelegenheitsraucher sind selten. Und wer täglich raucht, ist längst kein Gelegenheitsraucher mehr. Da alle Süchte psychische Erkrankungen darstellen, handelt es sich auch bei der Tabaksucht um eine solche. Die Kombination mit anderen psychischen Erkrankungen ist bei Rauchern überdies höher als bei Menschen, die nicht rauchen – nicht als Folge des Rauchens, sondern als Folge der psychischen Spannungen.

Auch die Entzugserscheinungen sind ähnlich wie bei anderen Suchtsubstanzen, allerdings kaum von körperlichen Entzugssymptomen gekennzeichnet. Es dominieren Reizbarkeit, Unruhe, Konzentrationsschwäche, Appetitsteigerung, Schlafstörungen und das erwähnte *Craving*. Depressiv-missmutige und ängstliche Entzugssymptome sind häufig. All diese Beschwerden verführen bei einem extrem leicht verfügbaren Suchtmittel auch sehr schnell zum Rückfall.

»Wer Trinken, Rauchen und Sex aufgibt, lebt auch nicht länger. Es kommt ihm nur so vor«, meinte Sigmund Freud ironisch. Er rauchte oft mehr als 20 Zigarren pro Tag. Als Folge dessen erlitt er einen massiven Mundhöhlenkrebs, beschrieb aber immer wieder, dass er ohne zu rauchen kaum in der Lage sei, konzentriert an seinen Werken zu arbeiten. Und Mark Twain meinte: »Es ist ganz leicht, sich das Rauchen abzugewöhnen – ich habe es schon hundert Mal geschafft.« Was allerdings Menschen dazu bringt, dass dies auch tatsächlich gelingt, ist sehr individuell. Zu den psychotherapeutischen Methoden mit brauchbarer Wirksamkeit gehören Kurzinterventionen. Diese dauern fünf Minuten beim Hausarzt und funktionieren am besten ohne moralisch erhobenen Zeigefinger. Es gibt auch motivierende Gesprächsführungsprogramme, ebenso auf Verhaltenstherapie basierende Einzel- oder Gruppentherapiesitzungen – beides gleich wirksam. Sogar Angebote wie Telefonberatung können helfen. Auch selbst angewandte verhaltenstherapeutische Maßnahmen mit Selbstbelohnung für das Nicht-Rauchen sind manchmal erfolgreich. Medikamentös kann mit verschiedenen Formen von Nikotinpräparaten und auch einem bestimmten antidepressiven Mittel geholfen werden. Voraussetzung für die Beendigung dieser Sucht ist jedenfalls immer die Einsicht, süchtig zu sein, und der Entschluss, endlich ohne Zigaretten auszukommen.

Zwischen 20 und 30 Prozent unserer Gesamtbevölkerung sind Raucher, bei den 15- bis 19-Jährigen sogar 50 Prozent, und insgesamt sind es deutlich mehr Männer als Frauen. Österreich hält damit in Europa eine beschämende Spitzenposition. Und es bleibt weiterhin ein Rätsel, warum ein rigoroses Rauchverbot in der Gastronomie in Ländern wie Italien oder Spanien längst umgesetzt ist – in Österreich aber nicht. Wer hätte noch vor ein paar Jahren gedacht, dass irische Pubs absolut rauchfrei sein könnten? Sie sind es jedenfalls – und zwar schon seit 2004.

TÜCKISCHER MOHN, DER GOTT DER TRÄUME, UND DIE MAFIA

Seit rund drei Jahren »feiert« Heroin in den USA ein großes Comeback. In Europa wiederum ist es derzeit etwas weniger gefragt als früher. Die Neueinstellungen auf Substitution, also auf Heroinersatz, tendieren bei jungen Menschen in unseren Breiten derzeit gegen null. Wie fing alles an? Es begann mit einer der ältesten Kulturpflanzen Europas, *Papaver somniferum*, der nicht zufällig »Schlafmohn« heißt. Seine Verwendung ist in Südeuropa seit 6000 vor Christus nachgewiesen, und Opium-Mixturen lassen sich in Ägypten bis in das frühe zweite Jahrtausend vor Christus zurückverfolgen. Im antiken Griechenland war die Mohnkapsel das Symbol für Morpheus, den Gott des Traumes, für Nyx, die Göttin der Nacht, und für Thanatos, den Gott des Todes – eine passende Allegorie. Die Sumerer schätzten die Heilkräfte ebenso wie die Ägypter, und der Missbrauch zu Suchtzwecken war während der späten Epochen Roms in besseren Kreisen durchaus verbreitet. Ganz im Gegensatz zur griechischen Antike, in der die Verwendung ausschließlich medizinisch oder kultisch war.

Der Milchsaft des Schlafmohns, der mittels Anritzen aus unreifen Samenkapseln gewonnen wird, enthält eine ganze Reihe von sogenannten Alkaloiden. Der komplette Milchsaft in getrockneter Form wird Opium genannt, ein Teil davon sind Morphin (Morphium), Codein und viele andere Alkaloide. Rohopium enthält etwa zwischen 5 und 20 Prozent Morphium. Die ausgereiften Samen des Schlafmohns hingegen werden für Speisen benützt und haben einen vernachlässigbaren Morphingehalt, zumindest in Österreich, wo mittlerweile nur morphinarme Mohnsorten zum Anbau zugelassen sind. Zum Teil gibt es aber auch Backmohn aus Billiglohnländern, der teilweise hohe Opiatgehalte aufweist. Ärzte aus dem Orient entdeckten im achten Jahrhundert nach Christus die konzentrierte Wirkung des Opiumsaftes. Das frühe Christentum, das in Krankheiten grundsätzlich eine Strafe Gottes entdeckte, verbot die Anwendung von Opium als schmerzlinderndes Mittel.

Mohn wurde im bäuerlichen Bereich noch bis zur Mitte des vergangenen Jahrhunderts in Form des »Mohnzuzels« missbraucht, bei dem Kleinkinder mithilfe von Mohn, Honig und manchmal sogar zusätzlichem Schnaps ruhiggestellt wurden, damit die Eltern ungestört auf dem Feld arbeiten konnten. Eine extrem schädliche Prozedur mit Auswirkungen auf die

Gehirnentwicklung; die psychischen Folgen waren oft gravierend.

Es war ein deutscher Apotheker, der aus Opium erstmals Morphin isolierte. Friedrich Sertürner nannte den Stoff zunächst »Morphium« – nach Morpheus, dem griechischen Gott der Träume. Überwiegend wird Morphium heute fachsprachlich als *Morphin* bezeichnet. Heroin hingegen ist ein halbsynthetisches Produkt aus Morphium und wurde in Deutschland erstmals von einer Pharmafirma synthetisiert, unter dem Markennamen »Heroin« geschützt – und vertrieben. Das »Medikament« Heroin wurde damals unglaublich breit und unkritisch eingesetzt. Eine massive Werbekampagne der Firma Bayer pries Ende des 19. Jahrhunderts das Mittel als »nicht süchtigmachendes Medikament« gegen Husten, Kopfschmerzen und Bluthochdruck an. Als Nebenwirkungen wurden lediglich Verstopfung und leichte sexuelle Lustlosigkeit beschrieben. Binnen weniger Jahre wurde aber festgestellt, dass Heroin eine noch höhere Potenz für Gewöhnung, Abhängigkeit und Sucht aufweist als Morphium. Diese Erkenntnis war zwar nur einer Minderheit der Ärzte bekannt – vermutlich ist das einerseits auf die durch die orale Einnahme deutlich schwächere Wirkung als auch auf ein aggressives Marketing zurückzuführen. Dennoch blieben die Umsätze in Europa eher bescheiden. In den USA gab es jedoch weit mehr Opium- und Morphium-Abhängige, und viele davon wechselten auf Heroin, da dieses wesentlich wirksamer ist.

In der Zeit der Alkoholprohibition und auch schon davor gab es in Amerika je nach Bundesstaat bereits einige Opium-, Morphium- und Heroin-Verbotsgesetze. Trotz aller möglichen Verbote kam es insbesondere nach dem Zweiten Weltkrieg und auch nach dem Vietnamkrieg zu einem heftigen Anstieg des Heroinkonsums und der Zahl der Heroinsüchtigen. Grund dafür war einerseits, dass viele Soldaten in diesen beiden Kriegen mit Morphium oder mit Heroin in Kontakt kamen, andererseits, dass die italienische Mafia – inklusive ihrer Querverbindungen zur amerikanisch-italienischen Mafia – nach 1945 massiv in dieses hochprofitable Geschäft einstieg. Erst die Illegalität machte den internationalen Drogenschmuggel und -handel möglich – Prohibition und Kriminalität als trautes Paar.

Für Heroin braucht man zunächst Opium, um daraus Morphium und aus dem Morphium wiederum Heroin herstellen zu können. Die Orte der Produktion sind heute zum einen die drei benachbarten Staaten Afghanistan, Pakistan und Iran sowie zum anderen das sogenannte »Goldene Dreieck«, die Grenzregion zwischen Myanmar, Thailand und Laos. Zunehmend wird Schlafmohn für die Opiumherstellung auch in Mexiko und Kolumbien angebaut. Sowohl die Handelswege als auch die Preise variieren je nach aktueller Strategie der Drogenkartelle.

Grundsätzlich ist Heroin über den Mund einnehmbar, es kann als Tablette geschluckt oder gegessen werden; weitere Einnahmeformen sind das Schnupfen über die Nase, ganz ähnlich wie Kokain, sowie das Rauchen und das intravenöse Verabreichen. Die weitaus häufigste Einnahmeform in unseren Breiten ist die intravenöse Form, die eine ganze Flut von medizinischen Sekundärproblemen mit sich bringt (HIV, Hepatitis B und C, Spritzenabszesse, Blutvergiftungen), sofern das Injektionsbesteck mehrfach verwendet oder gar mit anderen geteilt wird. Die Mehrheit der Heroinabhängigen hat zudem eine Reihe anderer psychischer Störungen, vor allem Depressionen. Die Lebenserwartung von Heroinabhängigen, die meistens nicht ausschließlich Heroin als illegale Substanz konsumieren – zumeist zusätzlich Alkohol –, ist deutlich reduziert. Hauptgrund dafür sind eher Zweiterkrankungen durch die intravenöse Verwendung sowie eine völlige Verwahrlosung im Umgang mit der eigenen Gesundheit.

»Unter all den Mitteln, welche dem Allmächtigen beliebt hat, dem Menschen zur Linderung seiner Leiden zu geben, ist keines so umfassend anwendbar und so wirksam wie Opium«, schrieb der »englische Hippokrates« Thomas Sydenham, der anerkannteste Arzt im Großbritannien des 17. Jahrhunderts. Daran hat sich bis heute nichts geändert, wenn es darum geht, Krebskranken, die am Ende ihres Leidensweges angekommen sind, Erleichterung zu verschaffen. Dies gilt ebenso für andere Schwerstkranke, die unter extremen Schmerzen leiden. Morphine sind in der Medizin ein fixer Bestandteil von komplexer Schmerzbehandlung geworden. Zum Glück.

KOKAIN – FLUCH ODER SEGEN?

Auch Kokain ist nicht neu, die Ureinwohner in den hoch gelegenen Gegenden Perus, Boliviens und Kolumbiens kauen Koka-Blätter seit Jahrtausenden. Oder trinken Tee, der aus diesen gebraut wird, als Stärkungsmittel. Die Konquistadoren erließen 1560 ein Verbot des Kauens der Koka-Blätter, hoben es jedoch einige Jahre später wieder auf, da sie erkannten, dass die Verankerung in der Kultur der Indios zu stark und es schlichtweg unmöglich war, diesen Gebrauch zu unterbinden. Außerdem stellten sie rund 150 Jahre später begeistert fest: »Die Indios in den Minen können 36 Stunden unter Tag bleiben, ohne zu schlafen und zu essen.«

Um 1884 kam Kokain als lokales Anästhetikum in Deutschland in klinischen Gebrauch, ungefähr zur selben Zeit, als Sigmund Freud über dessen Wirkungen im Beitrag »Über Coca« schrieb: »In Dosen von 0,05 bis 0,10 Gramm besteht Aufheiterung und anhaltende Euphorie, die sich von der normalen Euphorie des gesunden Menschen in gar nichts unterscheidet. Es fehlt gänzlich das Alterationsgefühl, das die Aufheiterung durch Alkohol begleitet, es fehlt auch der für die Alkoholwirkung charakteristische Drang zur sofortigen Betätigung. Man fühlt eine Zunahme der Selbstbeherrschung, fühlt sich lebenskräftiger und arbeitsfähiger; aber wenn man arbeitet, vermisst man auch die durch Alkohol, Tee oder Kaffee hervorgerufene edle Excitation und Steigerung der geistigen Kräfte. Man ist eben einfach normal und hat bald Mühe, zu glauben, dass man unter irgendwelcher Einwirkung steht.«

Aber auch Freud konnte irren – und zwar entscheidend. Er war damals noch Assistenzarzt und hatte diese »Erkenntnisse« im Selbstversuch gewonnen und dann als allgemeingültig angenommen beziehungsweise auf alle Menschen projiziert. Sigmund Freud war 28 Jahre alt und von der Entwicklung der Psychoanalyse noch zehn Jahre entfernt. Das Wissen um die Folgen des Gebrauches von Kokain war damals noch extrem gering und die gesellschaftliche Haltung dazu eine völlig andere als heute. Wenige Jahre zuvor war der Erfinder eines kokainhaltigen Süßweines, der Chemiker Angelo Mariani, noch von

Papst Leo XIII. zum »Wohltäter der Menschheit« erklärt worden.

Die von Freud angegebenen Dosierungen von einem zwanzigstel bis zu einem zehntel Gramm bewegen sich weit unter den Dosierungen, die von Kokainabhängigen verwendet werden. Höchstens man wiederholt die Einnahme überaus häufig. So erging es Freuds Freund und Patienten Ernst Fleischl von Marxow, einem anerkannten Physiologen, der nach einer Leichengiftverletzung mit folgender Daumenamputation jahrelang an heftigen Schmerzen litt – und morphiumsüchtig geworden war. Ihm half Sigmund Freud mit Kokain statt Morphium ganz und gar nicht. Fleischl wurde zusätzlich kokainabhängig und starb 1891 in psychisch und körperlich elender Verfassung.

Von den katastrophalen Verwendungen bei Suchtkranken abgesehen, war Kokain jedoch das erste Lokalanästhesiemittel für Operationen am Auge. Bei dieser Art der Verwendung gibt es keinerlei Suchtproblem. Carl Koller, ein Augenarzt und wie Freud an der Wiener Universitätsklinik tätig, wurde durch den Rat Freuds zum Entdecker der Lokalanästhesie. Er wurde später mehrfach für den Nobelpreis vorgeschlagen, musste allerdings Wien und später Europa wegen antisemitischen Mobbings verlassen. In seinen späteren Schriften bezeichnete Sigmund Freud »Cocain« dann nach Alkohol und Heroin als die »dritte Geißel« der Menschheit – eine nach den heutigen Erfahrungen und Erkenntnissen durchaus zutreffende Beschreibung.

HAUSFRAUEN- UND PANZERSCHOKOLADE, TOUR DE FRANCE UND MARADONA

Die erste süchtig machende Substanz chemischer Entstehung war das Aufputschmittel *Methamphetamin*, heute auch »Meth« oder »Crystal Meth«, die kristalline Form dieser Substanz, genannt. Es hat keine halluzinogene Wirkung. Hunger und Durst werden reduziert, Puls und Atmung beschleunigt, Redebedürfnis und Bewegungsdrang sind gesteigert. Es besteht eine übermäßige Wachheit, stimmungsmäßig eine Euphorie mit massiver

Selbstüberschätzung bis zum Größenwahn. Die Substanz wurde erstmals um 1900 in Japan synthetisiert und 1921 von einem japanischen Pharmakonzern patentiert. Der Markenname war »Hiropon«, was übersetzt bedeutet: »Die Müdigkeit verschwindet schlagartig.«

In Deutschland wurde ab 1934 an einem weiteren Verfahren zur Herstellung von Amphetaminen geforscht. Das Produkt der Berliner Temmler-Werke, das im Oktober 1937 patentiert wurde, hieß »Pervitin«. Die Verwendung dieses Aufputschmittels war damals weitverbreitet: Es gab mit Pervitin versetzte Pralinen – sogenannte »Hausfrauen-« und »Panzer-Schokolade« –, »Flieger-Marzipan« und »Hermann-Göring-Pillen«. Allein 1940 bezog die deutsche Wehrmacht innerhalb von zehn Wochen 35 Millionen Tabletten Pervitin, erst ab 1942 wurde die Rezeptpflicht eingeführt. Davor galt das Motto: »Methamphetamin für alle. Es macht so stark und aggressiv.« Verschiedenen medizinhistorischen Forschungen nach ist anzunehmen, dass Adolf Hitler spätestens seit 1942 pervitinabhängig war.

Generell war ein großer Teil der Nazibonzen auf Drogen – von A wie Alkohol bis Z wie Zyankali. Auch Hermann Göring: In den letzten Wochen seines Lebens brachte er es täglich auf 20 bis 40 Tabletten Paracodin, ehe er sich 1946 mit Zyankali selbst tötete. Das »Dritte Reich« war eine Zeit des totalen Rausches. Ein einziger Hass-, Gewalt- und Aggressionsrausch auf Verhaltensebene, aber ebenso ein unfassbarer Substanzrausch. Auch das amerikanische Militär hat bei seinen Soldaten im Vietnamkrieg Methamphetamin eingesetzt. Heute ist Meth eine leicht herstellbare, billige Straßendroge. Man kann und muss davon ausgehen, dass es bei vielen Krieg führenden Truppen Verwendung findet – bei Kindersoldaten und Erwachsenen. Weltweit.

Auch im Sport haben Amphetamine bis in die 1970er-Jahre eine erhebliche Rolle gespielt. Bei der Tour de France quälte sich am 13. Juli 1967 der englische Radrennprofi Tom Simpson in der Glutofenhitze Südfrankreichs auf den Mont Ventoux und starb bei der letzten Steigung. Seine letzten Worte waren angeblich: »Put me back on my bike …« Bei der Untersuchung seines Leichnams fand man in seinem Blut Alkohol und große Mengen Amphetamin. Im italienischen Profifußball der 1960er-Jahre waren in der obersten Liga Amphetamine fast allgegenwärtig. Und es hält sich hartnäckig das Gerücht, dass die deutsche Fußballmannschaft 1954 auch durch Methamphetamin gestärkt das sogenannte »Wunder von Bern« schaffte und Weltmeister wurde.

Bei der Fußball-WM 1994 ist der 33-jährige Diego Maradona nicht mehr im besten Alter für einen Fußballprofi, aber extrem motiviert. Er schießt ein sehenswertes Tor zum 3:0 gegen Griechenland und stürmt danach mit einem Gesichtsausdruck zu den Kameras, der einer Diagnose gleicht. Jeder kompetente Psychiater erkannte das sofort. Beim Dopingtest danach wird *Ephedrin* in seiner Harnprobe gefunden. Das ist zwar nicht gleich Amphetamin, aber eine Grundsubstanz zur Herstellung davon und genauso und zu Recht im Sport – und nicht nur dort – verboten.

Methamphetamin, besser bekannt unter dem Begriff Crystal Meth, ist leicht herzustellen und extrem stark stimulierend. Nicht nur die TV-Serie *Breaking Bad* hat es weithin bekannt gemacht. Es wird geschluckt, geschnupft, gespritzt und auch geraucht. Beim Rauchen wirkt Crystal Meth am schnellsten und gleichzeitig am kürzesten. Daher wird rasch die nächste Dosis benötigt, da nach einer extremen Euphorisierung ein extremes Stimmungstief folgt. Die Folgen bei chronischer Verwendung sind fatal: Die Suchtkranken entwickeln in jedem Organsystem – von der Niere bis zum Herz, von der Leber bis zum Gehirn – schwerste Schäden. Man magert ab, die Gesichtshaut ist von massiven Entzündungen mit flächigen Pusteln überzogen, die Zähne verfärben sich und fallen aus. Die Betroffenen sehen entstellt, fast wie Zombies aus. Eine besonders grausame Form der Selbstzerstörung.

Neben dem Begriff »Speed« gibt es noch andere spezielle Szenenamen mit teils auch unterschiedlichen Methamphetamin-Verbindungen. Jene, die die Bluthirnschranke am schnellsten passieren, wirken am heftigsten. Das Suchtpotenzial ist als sehr hoch bis extrem hoch zu bezeichnen. Methamphetamine sind durch jeden chemischen Amateur herstellbar und zudem sehr billig. Man muss davon ausgehen, dass nur weniger als fünf Prozent des Angebotes abgefangen werden können.

GRÄSER ALS HEILMITTEL?

Cannabis besitzt eine jahrtausendealte Tradition als Nutz- und Heilpflanze und gehört zu den ältesten bekannten Rauschmitteln. Die Verbreitung ist heute beinahe weltweit. Bei Marihuana – umgangssprachlich »Gras« – handelt es sich überwiegend um getrocknete und zerkleinerte Pflanzenteile der weiblichen Cannabispflanze, deren Blüten und blütennahe Blätter. Haschisch hingegen besteht im Wesentlichen aus dem Harz der Blütenstände dieser weiblichen Cannabispflanze. Es ist dunkel, von fester, harziger bis bröckeliger Konsistenz und wird zu Platten oder Klumpen gepresst. Cannabis hat auch eine lange Geschichte als Heilmittel und wurde gegen Durchfall und Fieber sowie als Beruhigungs- und Betäubungsmittel bei verschiedenen schweren Erkrankungen eingesetzt. Allerdings trat mit der weiteren Verbreitung der Pflanze ihre Benützung als Rauschmittel immer mehr in den Vordergrund und durchzog den gesamten Orient – teilweise auch aufgrund des Alkoholverbots im Islam.

In Europa war Hanf lange Zeit eine wichtige Kulturpflanze zur Fasergewinnung, die Rauschwirkung bestimmter Sorten wurde hier erst im 19. Jahrhundert bekannt. Die Rauschdroge im Europa des 19. Jahrhunderts war zweifellos Absinth, aber es wurde auch Haschisch geraucht oder gegessen. Mit der Hippie-Bewegung kam es noch einmal zu einem bedeutenden Anstieg des Haschischkonsums. Nach Nikotin und Alkohol wurde Haschisch zum meistkonsumierten Suchtmittel. Der massive Gebrauch von Haschisch oder Marihuana mit mehreren Gramm pro Tag hat heute jedoch eine andere Bedeutung als in den 1960er- oder 1970er-Jahren. Wer damals – relativ schwaches – Marihuana rauchte, war eher auf der Suche nach dem sozialen Erlebnis, oft in der Gruppe. Heutige Marihuana- und Haschischkonsumenten flüchten oft auch ganz alleine in eine andere, ganz eigene Welt, die ohne soziale Kontakte auskommt und nur schwer zu ertragen ist.

Zu den positiven Wirkungen von Cannabis – auch in Form eines Medikaments, das die Substanz *Dronabinol* enthält – gehören gesteigertes Wohlbefinden, leichte Euphorie, Gefühle der Entspannung und gesteigerter Appetit. Dies sind auch jene

Wirkungen, die rechtfertigen, dieses Medikament in kleinen Dosierungen Schwerstkranken – häufig Krebsleidenden – nicht vorzuenthalten. Wenn sie es wünschen, dann ohne Wenn und Aber. Bei jemandem, der noch ein Jahr Lebenserwartung hat und unter heftigen Schmerzen leidet, ist eine mögliche Gewöhnung völlig irrelevant.

WENN ES IM GEHIRN KRACHT

»Crack« werden weißlich-gelbe bis rosafarbene Körner von zirka ein bis zwei Zentimeter Größe genannt, die aus mit Natron versetztem Kokain hergestellt werden. Diese Droge wird in eigenen kleinen Pfeifen geraucht und hat das höchste Suchtpotenzial überhaupt. Beim Rauchen krachen diese Körner unter der Hitze – daher der Name Crack.

Durch die schnelle Aufnahme der Substanz über die Lunge kommt es innerhalb von wenigen Sekunden zur Wirkung, im Wesentlichen durch eine plötzliche und heftige Dopamin-Ausschüttung im Gehirn. Dieser »Dopamin-Kick« führt unmittelbar zu heftiger Euphorisierung, allerdings hält diese kaum 15 Minuten an und der Absturz danach ist ähnlich massiv wie der Aufstieg der Stimmung. Die Folge: Die Gier, das Verlangen nach der nächsten Dosis ist enorm. Die Nebenwirkungen sind es auch und können vom Herz bis zur Lunge, von den Nieren bis zur Leber, den Blutgefäßen bis zur Haut alle Organsysteme betreffen. Jenes Organ, das am stärksten zu Schaden kommt, ist das Gehirn. Schlaganfälle, epileptische Krampfanfälle, Halluzinationen, Aggressivität, Angst, Verfolgungswahn, Panikattacken und schwere Depressionen sind die Folgen, ebenso Verwirrtheit und schwerer Gedächtnisverlust.

In einem Interview wird die britische Sängerin Amy Winehouse – damals Anfang 20, damals hat sie bereits Musikgeschichte geschrieben, damals sind Drogen und Alkohol längst ihre ständigen Begleiter – gefragt: »Was schadet dir?« Sie antwortet: »Alkohol macht nichts Nettes mit mir.« Nächste Frage: »Was ist deine Lieblingsdroge?« – »Liebe ist die Droge meiner

Wahl.« – »Was macht dich glücklich?« – »Ich fühle mich glücklich, wenn mein Partner glücklich ist.« Im Alter von 24 Jahren heiratet sie ihren Freund, der sie zuvor immer wieder verlassen hat. Amy möchte alles mit ihm teilen, er hat aber nur Drogen und Alkohol anzubieten. Sie torkelt, mit und ohne ihn, schwer alkoholisiert, vollgepumpt mit Drogen durchs Leben. In später veröffentlichten privaten Videos sieht man sie Crack rauchend, abgemagert, die Haare seltsam blond gefärbt und kaum mehr zu erkennen – einem Zombie ähnlich. Mehrmals verbringt die einzigartige Künstlerin kurze Zeit in einer Entzugsklinik.

Ihr Mann landet wegen einer schweren Schlägerei im Gefängnis, er fehlt ihr – sie trinkt noch mehr und konsumiert noch mehr Drogen. Auf Fotos erkennt man alle Anzeichen heftigsten Suchtmittelkonsums. Dennoch jagt Amy in dieser Zeit von einem Erfolg zum anderen. Niemand konnte Liebeskummer und Verzweiflung derartig in Melodien und Worten ausdrücken. Sie ist physisch und psychisch am Ende, auf weniger als 40 Kilogramm abgemagert, Alkohol und Drogen haben bereits ihre Sprache, ihre Bewegungen verändert. Sie hatte zwar bereits mit 15 die Stimme einer 50-jährigen Jazzsängerin – aber noch vor ihrem 20. Geburtstag war sie auch alkoholkrank. Eine zarte junge Frau, die acht bis zehn große Gläser Bier pro Tag hinunterschüttet, die Kette raucht und bald zu härteren Drogen übergeht, hat ohne ärztliche Hilfe keine guten Karten für ein längeres Leben. Noch dazu, wenn sie sehr jung in eine der härtesten Branchen der Gegenwart einsteigt.

Zehn Wochen vor ihrem 28. Geburtstag stirbt die fünffache Grammy-Gewinnerin. Mit 4,16 Promille Alkohol im Blut. Eine Menge, die sie ins Koma fallen ließ und ihr Atemsystem lähmte. Das Ende einer der begabtesten, schillerndsten Figuren der Musikgeschichte. Durch öffentliche Exzesse wurde die labile junge Frau, die ihre selbstzerstörerische Seite nie in den Griff bekam, zur tragischen Figur. Schutzlos – mangels einer stabilen Innenwelt. Und vor allem ohne medizinische Betreuung. Mit einer Tumorerkrankung oder einer Herzinsuffizienz hätte sie diese überlebensnotwendige Hilfe bekommen …

THERAPIE

Im Zusammenhang mit einer Alkoholkrankheit, aber auch bei anderen Suchtmittelerkrankungen gibt es völlig verschiedene Situationen zu bewältigen: Es ist ein großer Unterschied, ob es um schädlichen Gebrauch, um Sucht, einen akuten Entzug, eine Vergiftung oder Komplikationen wie ein Delirium geht. Während die Behandlung einer Vergiftung, eines Deliriums oder einer Alkoholparanoia einen medizinischen Vorgang darstellt, ist die Begleitung eines Menschen aus seiner Abhängigkeit heraus ein therapeutischer Akt. Es gibt einige Medikamente, die die Gier nach Alkohol reduzieren können, und auch Mittel, die die Euphorisierung unter beginnender Alkoholisierung minimieren.

Die *Adversivtherapie* mit einem Medikament, das ohne Alkohol wirkungslos ist, aber mit Alkohol zu Schwerstvergiftungen führt, sollte nur fachkundigen Psychiatern vorbehalten sein. Unter den Psychotherapie-Methoden, die gut belegte Wirkungen haben, sticht die Verhaltenstherapie heraus, sei es einzeln oder in der Gruppe. Manche Patienten profitieren aber auch sehr von tiefenpsychologischen Therapieformen. Auch die sogenannte *motivierende Gesprächsführung* kann wirksam sein. Darüber hinaus sind die »Anonymen Alkoholiker« mit ihrem »Zwölf-Schritte-Programm« weltweit seit rund 80 Jahren für Millionen Menschen eine große Stütze. Nicht vergessen werden darf, dass sowohl Alkoholkranke als auch alle anderen Suchtkranken häufig in enorme existenzielle Krisen geraten. Ohne Job, ohne Beziehung, ohne Wohnung sind klinische Sozialarbeit und Soziotherapie unumgänglich. Einer der ganz neuen Ansätze zur Stärkung der Ressourcen alkoholkranker Menschen ist das »Orpheus-Programm« nach Prof. Michael Musalek, das im Wiener Anton-Proksch-Institut entwickelt wurde und bereits seit einigen Jahren Anwendung findet. Es geht dabei darum, neue, schöne Möglichkeiten für das Leben zu entdecken und damit letztlich leichter Alkohol vermeiden zu können.

Nachdem die Abstinenzraten auf Ein- oder auch Mehr-Jahres-Sicht auch nach langen stationären Aufenthalten zwecks Entzugs insgesamt kaum über zehn Prozent liegen, die Rückfallraten hoch sind und der Kreislauf aus Versagen, Rückfall und Schuldgefühlen wenig Erfolg verspricht, hat sich während der letzten zehn Jahre der Begriff *Harm Reduction*, also Schadensbegrenzung, durchgesetzt – eine Abkehr vom absoluten Abstinenzgebot. Sehr unterschätzt werden oftmals die positiven Wirkungen sogenannter Kurzinterventionen, die im Rahmen der medizinischen Primärversorgung stattfinden. Letztlich zeigen alle genannten psychotherapeutischen Zugänge gute Ergebnisse, sie werden nur leider viel zu wenig angewandt.

Die psychotherapeutischen Möglichkeiten bei der Sucht nach illegalen Substanzen unterscheiden sich nicht grundsätzlich von jenen der Alkoholsucht. Allerdings erreicht bei der Opiatabhängigkeit, zumeist in Form von Heroin, auch über kürzere Zeiträume nur eine Minderheit der Patienten eine Abstinenz. Für die überwiegende Mehrheit ist daher die Substitutionsbehandlung zu empfehlen. Auch wenn es richtig ist, dass damit ein Suchtmittel durch ein anderes ersetzt wird, sind die gesundheitlichen und die psychosozialen Entwicklungen bei Substitution ungleich besser.

Die psychischen Begleiterkrankungen aller stofflich bedingten Suchterkrankungen erfordern eine hohe Kenntnis im Umgang mit Psychopharmaka, die bei einem Teil des Problems – beispielsweise Depression bei oder nach Alkoholismus – sehr hilfreich sein können. In der Behandlung von Alkoholkranken ist hier vieles bereits gut etabliert. Bei der Behandlung von Menschen, die an der Abhängigkeit von illegalen Substanzen leiden, bleibt noch viel zu tun.

Die Gefahren von Gesundheitsschäden durch Alkohol sind vielfältig. Das gilt auch für die illegalen Suchtmittel. Für die Kombination von Alkohol und illegalen Substanzen gilt es zur Potenz. Während die möglichen Schäden an der Leber weithin bekannt sind, auch jene am Herzen, am Verdauungssystem, an der Haut, an den Gefäßen und an den Bewegungsnerven, so ist das Wissen um die Hirnschädigungen weit weniger verbreitet. Etwa zehn Prozent aller Langzeit-Alkoholkranken sind nach 30 Jahren schwer dement. Bei den illegalen Substanzen »cracken« sich etliche buchstäblich das Hirn weg und sind im Alter von 40 Jahren völlig am Ende. Bei jungen Cannabis-Konsumenten mit hohem Verbrauch entwickeln viele eine chronische Verringerung ihrer Denkfähigkeit – sie sind zwar nicht körperlich süchtig, aber rauchen sich mit enormen Dosen ihr Gehirn funktionsunfähig. Zudem verändert sich ihre Persönlichkeit.

Es ist immer wieder erschreckend, zu erleben, wie wenige Menschen das Organ Gehirn kennen. Manche dieser Schäden stabilisieren sich weniger als eine Leberzirrhose unter Abstinenz. Aber vieles heilt aus, wenn der Abstand vom Suchtmittel gelingt.

DAS LEBEN – EIN SPIEL?

Der Mensch ist nicht nur ein Homo sapiens, sondern auch ein Homo ludens, ein spielender Mensch. Sehr vieles erlernen wir spielend – in Rollenspielen, Entdeckungsspielen, Sprachspielen, Zahlenspielen, Wissensspielen … Schon die Bedürfnisse von Kindern, die Welt spielend zu entdecken und die Eindrücke aus der Welt zu verarbeiten, sind Teil der Entwicklungsgeschichte der Menschheit. In der Entwicklungspsychologie gibt es dazu ein reichhaltiges Wissen, sei es für das einzelne Wesen Mensch als auch für die Gruppe. Generell kann man sagen, dass das soziale Wesen Mensch auf Spielen und gleichzeitig Lernen in der Gruppe ausgerichtet ist – ganz besonders während der Kindheit und Jugend.

Eigenartigerweise akzeptieren wir die Tipps von jedem noch so windig wirkenden Hundetrainer im Fernsehen; mit Schimpansen haben wir zwar selten zu tun, wir würden aber vermutlich den Rat eines Schimpansenverstehers ebenfalls anerkennen. Nur beim Menschen, glauben wir, sei alles anders. Es wäre ein interessantes (wenn auch ethisch abzulehnendes) Experiment, wenn wir Hunde allein vor den Fernseher setzen würden und ihnen Hundegebell vorspielten oder auch Menschenaffen vor einen Computer mit einem einfachen Spiel – jeweils mit Belohnungsmomenten, je länger sie dort hocken bleiben. Tiere bräuchten dann allerdings reale »Goodies«. Der symbolische Platz eins bei irgendeinem sinnlosen Internetspiel wäre ihnen wohl zu wenig.

Wenn wir weiter konstruieren, dass der Hund oder der Schimpanse zuerst ein Drittel seiner wachen Zeit vor dem TV-Gerät kauert, dann die Hälfte seiner wachen Zeit vor dem Computer verbringt und dadurch zu wenig Zeit hat, um das reale Hunde- oder Schimpansenleben gemeinsam mit anderen spielerisch zu erlernen oder zu verarbeiten, wäre niemand überrascht, dass dieses Tier massiv neurotisiert wäre. Und dass es in seinem Verhalten sehr eigen, inkompetent, unsozial und wenig integriert auftritt. Alle Hundehalter wären sich rasch darüber einig, dass Hunde ausreichend Zeit zum Spielen brauchen. Und es wären sich auch alle einig, dass Hunden während der Zeit der Entwicklung ihres Charakters klare Grenzen gesetzt werden müssen. Zuneigung und Anerkennung sowieso. Warum sollte das beim Menschen anders sein?

Ein Beispiel dafür ist Robert N. Er wuchs in einem Elternhaus mit sehr begrenzten finanziellen Mitteln auf, mit einer Mutter, die ihn als erstgeborenen Sohn verwöhnte, und einem alkoholsüchtigen und impulsiven Vater, der sich für dieses Verhätscheln des Sohnes durch die Mutter mit einer konstanten und teilweise heftigen Entwertung revanchierte. Auch mit Schlägen und anderen Strafen, wobei Robert kein »schlimmes« Kind war. Robert sah gerne fern, mindestens fünf Stunden täglich. Ein entscheidender Moment in seinem Leben war, als Robert erstmals Anerkennung vom Vater erfuhr – diese Situation war prägend für die nächsten Jahre: Sonntagsessen in einem Gasthaus, im Hinterzimmer Münz-Spielautomaten. Der damals 13-Jährige spielte verbotenerweise und hatte das fatale »Glück«, mit fünf Schilling Einsatz 5000 zu gewinnen. Ein Haupttreffer. Ein einziger Triumph.

Jetzt hatte er es dem Vater gezeigt. Robert lud die fünfköpfige Familie zu einem Steak-Essen ein und kaufte einen lang ersehnten neuen Fernsehapparat. Mit 14 spielte er – verbotenerweise – regelmäßig, ab 17 zeigte sein Konto ständig ein Minus, mit 21 war er schwer verschuldet. Im Alter von 30 Jahren hatte er zwei Pfändungen und einen Wohnungsverlust hinter sich, einen Umzug von einer Drei-Zimmer-Wohnung in eine Substandard-Behausung. Den Job hat Robert behalten, sonst aber fast alles verloren – auch seine Sozialkontakte, die sich fast ausschließlich auf suchtkranke Spieler reduziert hatten. Die entsprechende Perspektivlosigkeit war Basis für eine gereizt-depressive Verstimmung. Der Vater hatte letztlich doch gewonnen, die Wertlosigkeit des Sohnes war bewiesen. In dieser Verfassung kam Robert N. erstmals in Therapie. Er hielt durch und war nach sechs Monaten – bis auf einen wöchentlichen »Toto«-Wettschein im Wert von fünf Schilling – spielfrei. Vier Jahre später war das noch immer so. Er hatte seine Schulden inzwischen fast um ein Drittel reduziert und freute sich nach langer Zeit wieder über eine stabile Beziehung.

CRACK DER SPIELSÜCHTE

Die Sucht, von Glücksspielautomaten nicht loszukommen, ist eine der heftigsten Verhaltenssüchte. Quasi das Crack der Spielsüchte. Raffiniert werden von den Automatenherstellern hochwirksame Schlüsselreize gesetzt, die bei einem erheblichen Teil der Spieler suchtartige Phänomene bestärken, möglicherweise auch auslösen. Das Risiko, süchtig zu werden, ist bei dieser Form des »Geldspiels« fast 20 Mal höher als beim Lotto. In den Spielhallen werden gigantische Umsätze erzielt, in Deutschland 2014 fast fünf Milliarden Euro. Tendenz steigend.

Ähnlich wie bei Alkohol »konsumieren« 15 Prozent der Automatenspieler zirka 70 Prozent der Spiele, oder umgekehrt: 70 Prozent des Umsatzes kommen von 15 Prozent der Spieler. Allein diese Parallele zu Substanzsüchten verdeutlicht: Es geht um süchtiges Verhalten – das ist die Konstante, die Suchtmittel sind variabel. Dr. Ingo Fiedler von der Universität Hamburg hat ein ausführliches gesundheitsökonomisches Standardwerk über dieses Thema geschrieben und herausgefunden, dass die volkswirtschaftlichen Kosten um einiges höher sind als die volkswirtschaftlichen Wertschöpfungen. Mit anderen Worten: Nicht nur die hemmungslosen Spieler werden abgezockt, sondern die gesamte Gesellschaft finanziert die Gewinne der Automatenlobby.

Schon im ausklingenden Imperium Austriacum stellte das Glücksspiel eine relevante Problematik dar. Generalfeldmarschall Radetzky, der unter fünf Kaisern gedient und 17 Feldzüge mitgemacht hat, war ein Gigant auf dem Feldherrnhügel und gewann jede Schlacht. Am Spieltisch hingegen verlor er die meisten und war – obwohl fürstlich bezahlt – chronisch schwerst verschuldet. Dem Roulettespiel war auch Katharina Schratt, der kesse Komödienstar des Burgtheaters und die Mätresse von Kaiser Franz Joseph, verfallen. Sie verspielte unfassbar hohe Summen, die jeweils vom altersmilden Kaiser beglichen wurden, etwa im Casino von Monte Carlo.

KAPITEL 6: ESSSTÖRUNGEN
MAGERMODELS UND DER ZWANG
ZUM KOTZEN

The binge bedeutet übersetzt »das Gelage«, und *to binge* übersetzt man mit »sich vollstopfen«. Vollstopfen kann man sich mit
allem. Mit Süßigkeiten und Kaffee, Alkohol und Drogen, SMS,
E-Mails, Zigaretten … Vor allem aber spricht man in diesem Zusammenhang von Nahrung, und mit *Binge Eating* meint man,
etwas in sich hineinschlingen. Dies sind Essstörungen, die zu
den süchtigen Verhaltensweisen gezählt werden.

Was ist damit gemeint? Zum Beispiel, wenn man innerhalb
von kurzer Zeit ohne massiven Hunger drei Pizzen, zwei Wiener
Schnitzel und drei große Tafeln Schokolade verschlingt. Gefolgt
von einem unangenehmen, massiven Völlegefühl. Mit dem Gefühl des Ekels, der Schuld und des Kontrollverlustes. Aus Scham
geschieht dies meist im Geheimen. Wenn diese Fressorgien über
mehr als drei Monate hinweg zumindest einmal pro Woche auftreten, nennt man diese Störung *Binge Eating*.

Die überwiegende Mehrzahl der Betroffenen ist überge-
wichtig, manche sogar massiv, und hat einen Body-Mass-Index
(BMI) von 30 bis 40, das bedeutet: *Adipositas*, Fettleibigkeit. Das
entspricht beispielsweise einem 40-jährigen, 180 Zentimeter
großen Mann, der 125 Kilogramm wiegt, oder einer 30-jährigen,
165 Zentimeter großen Frau mit 100 Kilogramm. Nach solchen
geheimen Essattacken fühlen sich diese Menschen grauenhaft.
Körperlich – und vor allem psychisch. Keineswegs sind alle
»Dicken« mit einem BMI über 30 oder 40 *Binge Eater*. Und es
gibt auch – selten, aber doch – normalgewichtige »Essens-Ver-
schlinger«. Es geht dabei um das Verhalten während der Nah-
rungsaufnahme und die Psychodynamik, die eine solche Stö-

rung ausmachen. Menschen, die davon betroffen sind, brauchen Therapie, vor allem Psychotherapie – und keine Diät-Ratgeber.

DAS TWIGGY-SYNDROM

Die typisch wienerische Verkleinerungsform »-erl«, die unter anderem aus einem Mädchen ein »Mäderl« macht, ist im Englischen das »-y«. So wird aus einem Zweig, einem *twigg*, ein *twiggy*. Ein »Zweiglein« oder »Zweigerl«. Diesen Spitznamen hatten einige Schulfreundinnen in einem Londoner Vorort Mitte der 1960er-Jahre einem von Kindheit an spindeldürren Mädchen mit langen, dünnen Armen und Beinen gegeben. Bald darauf wurde die damals 16-jährige Twiggy nicht nur zum »Gesicht des Jahres« gewählt, sondern galt auch als Supermodel und für eine ganze Generation als das Bild des »perfekten Körpers«.

Diese Beurteilungen über Äußerlichkeiten – dick, dünn, groß, klein – sowie Abweichungen von der sogenannten Norm beschäftigen junge Menschen enorm. Damals und heute. Vor allem in der schwierigen Zeit der Pubertät beginnen sie, sich einem Körperideal angleichen zu wollen, das in aller Regel ihrem grundsätzlichen Körperbau nicht entspricht. Das heißt, sie glauben etwa, hungern zu müssen. Und wenn sich diese Idee verfestigt, das Verhalten im Sinne einer Verhaltenssucht völlig danach orientiert, in einer ausschließlichen und allumfassenden Weise, dann spricht man von *Magersucht* oder *Anorexie*. Die Begrifflichkeit »Sucht« kann dabei ziemlich in die Irre führen. Denn es ist ausschließlich das süchtige Verhalten gemeint. Es sind zumeist junge Mädchen ab zwölf Jahren – die meisten sind über 14 und selten über 25 –, die an einer Magersucht erkranken. Was sie verbindet, ist eine ungeheuerliche, zwanghafte Disziplin. Sie sind meistens hoch motiviert, viele sehr intelligent, leistungswillig – und sie ordnen ihrem Ziel alles unter. Kaum ist dieses erreicht, kommt das nächste Ziel. Erst sind es 46 Kilogramm, dann 43, dann 40 …

Die echte Magersucht ist eine schwere, gefährliche Verhaltenssucht, und man benötigt sehr viel Unterstützung, um junge

Menschen aus dieser meist jahrelangen Krise herauszubegleiten. Auch Burschen können davon betroffen sein, allerdings ist das wesentlich seltener. Dazu kommt, dass es beinahe die Regel ist, dass frühe Symptome und Entwicklungen übersehen werden. Nicht unbedingt von den Eltern, die meist bald besorgt sind, sondern oft von Menschen, die im Gesundheitssystem arbeiten und die die frühe Symptomatik bagatellisieren. So kommt es auch dazu, dass der psychiatrische Therapiebeginn häufig erst dann stattfindet, wenn die Erkrankung schon fortgeschritten ist. Anorexie ist in ausgeprägter Form eine schwere Erkrankung, die ein ganzes Familiensystem massiv beeinträchtigt und besorgte Eltern an den Rand der eigenen Möglichkeiten bringt. Diese Eltern brauchen Unterstützung, denn es ist ungeheuer belastend, einem 15-jährigen Kind beim Abmagern beziehungsweise am Weg zum Verhungern zuzusehen.

BEATES BABYSPECK

Ähnlich erging es einem Arzt und persönlichen Freund. Er fürchtete, dass seine 15-jährige Tochter magersüchtig sei. Darüber hinaus ginge es ihr auch psychisch schlecht. Einen fremden Psychiater zu konsultieren, weigerte sich das verunsicherte Mädchen.

Wir beginnen das Gespräch zu dritt, weil mir der Mediziner vor seiner Tochter seine Sorgen mitteilen möchte. Beate lässt ihren Vater erzählen, sie selbst spricht kaum, hört nur zu. Sie hat bei einer Größe von 170 Zentimetern innerhalb der letzten vier Monate zehn Kilogramm abgenommen. Mithilfe von Abführtabletten. Nach einem Schulwechsel hatte sie erstmals Schwierigkeiten beim Lernen. Die Eltern konsultierten daraufhin einen Arzt, der meinte, dass es sich um eine normale pubertäre Entwicklung handle: Das werde »sich schon auswachsen …«

Nun beginnt Beate von sich aus zu erzählen: Es habe vor sieben Monaten begonnen. Nach einer Turnstunde wurde sie von einer sehr schlanken neuen Klassenkollegin gehänselt, dass sie noch »Babyspeck« habe. Damals wog sie bei 1,69 Metern 57 Kilogramm – Magersüchtige sind ganz exakt – und sei sich auch etwas dick vorgekommen. Dieser Gedanke – »Ich bin zu dick« – war vor diesem Erlebnis ein flüchtiger, danach ein fixer Gedanke, der sie nicht mehr losließ. Dann begann sie im Internet zu recherchieren und beschloss abzunehmen. Die ersten drei Kilo waren leicht, die zweiten drei schon schwieriger. Die dritten drei Kilo waren nur mehr mit äußerster Disziplin zu schaffen. Sie wiege sich mindestens fünf Mal am Tag. Die letzten drei Monate waren geprägt von viel Sport und minimalen Essensportionen abends zu Hause – die sie sofort nachher bereute. Die letzten zwei Kilogramm schaffte sie schließlich nur mithilfe von Abführmitteln. Inzwischen seien die letzten drei Periodenblutungen ausgeblieben, doch das störe sie nicht. Ihr neues Ziel seien jetzt 45 Kilogramm, sie bleibe bei ihren Drei-Kilo-minus-Einheiten.

Beate weiß exakt, wie viele Kalorien sie bei ihren körperlichen und geistigen Aktivitäten verbraucht, und wird von diesen automatisierten Berechnungen beherrscht. Was sie sehr belastet, ist, dass dadurch ihr schulisches Fortkommen leidet und dass sie bestimmte Kilo-Tagesziele manchmal nicht erreicht. Das deprimiert sie. Nach der Aussprache wirkt Beate erleichtert, und auf die Frage, wie sie ihren Zustand bezeichnen würde, antwortet sie: »Es könnte Magersucht sein.« Es gelingt mir, Beate davon zu überzeugen, einen Spezialisten aufzusuchen. Sie magert noch bis auf 45 Kilogramm ab, dann beginnt eine gut abgestimmte Therapie zu greifen. Schritt für Schritt. Es folgte eine depressive Phase, sie benötigt auch eine antidepressive Therapie. Inzwischen hat Beate maturiert. Mit 51 Kilogramm ist sie im unteren Bereich ihres Normalgewichtes; das Kalorienzählen ist noch nicht ganz verschwunden, nimmt aber nicht mehr die Hälfte ihrer täglichen Gedanken ein. Maximal zehn Prozent. Die restlichen 90 Prozent verwendet sie, um zu leben.

Hätte Beate zum Zeitpunkt des Therapiebeginns weniger als 45 Kilogramm gehabt, wäre ein stationärer Aufenthalt wahrscheinlich nicht mehr zu vermeiden gewesen. Sie ist damals gerade noch rechtzeitig in Behandlung gekommen. Aber das Problem, dass Magersucht vielerorts leider oft als »Pubertätsstörung« bezeichnet und dadurch bagatellisiert wird, ist virulent und zeugt von absoluter Inkompetenz.

ES IST ZUM KOTZEN

Wer aufmerksam durch die Straßen europäischer Großstädte geht, sieht sie überall: junge Frauen zwischen 15 und 20 Jahren, die kaum mehr als 45 Kilogramm wiegen. Manche deutlich weniger. Meistens gehen sie alleine, und fast hat man Sorge, dass der nächste Windstoß sie umwehen könnte. Auch in der Hauptallee im Wiener Prater sah man jedes Wochenende eine junge Frau joggen, die bei einer Größe von mindestens 1,70 Metern maximal 40 Kilo hatte und sich mit eisernem Willen jede »schlimme« Kalorie herunterlief. Die Menschen um sie herum nahm sie meist nicht einmal wahr. Manchmal drehte sich jemand nach ihr um und schüttelte kurz den Kopf. Doch niemand würde auf eine Magersüchtige zugehen und sagen: »Sie sind krank und brauchen dringend Hilfe.« Was aber zweifelsohne passiert wäre, wenn die Joggerin gestürzt wäre und sich eine blutende Wunde zugezogen hätte …

Viele junge Frauen von heute wollen einem übermäßig schlanken Schönheitsbild entsprechen – der ideale Nährboden für *Bulimie*. Meist sind sie durch TV-Castingshows wie Heidi Klums *Germany's Next Topmodel*-Wahnsinn verleitet. Mit einem absurden, ver-rückten Frauenbild von ausgezehrten Magermodels. Aber auch das Überangebot an Nahrung spielt eine Rolle. Die Angst, »dick« zu werden, und die gleichzeitige Verlockung, viel zu essen, stellt eine ewige Spirale der Verzweiflung dar. Die Lösung ist das selbst herbeigeführte Erbrechen. Wer dieses Verhalten einmal »erlernt« hat, kann auch danach süchtig werden. Zum Unterschied von der Anorexie geht es bei der Bulimie mehr um die Angst vor dem Zu-dick-Werden als um die Sucht, immer dünner zu werden. Die meisten Patienten sind normalgewichtig. Dadurch verläuft die Brechsucht meist im Verborgenen – anders als bei der Anorexie, die jeder bemerkt außer die Patienten selbst, die häufig eine völlig veränderte Eigenwahrnehmung haben. Es gibt aber durchaus Überschneidungen zwischen diesen beiden Krankheitsbildern, wobei sich dann in aller Regel eine Anorexie zu einer Bulimie hin entwickelt, aber fast nie umgekehrt. Die Bulimie beginnt auch etwas später, manchmal mit einer anorektischen Phase. Als diagnostisches

Kriterium gilt: während der letzten drei Monate zumindest ein Essanfall pro Woche mit nachfolgendem selbst herbeigeführtem Erbrechen oder Abführen.

THERAPIE

Störungen, Erkrankungen des Essverhaltens kommen in der gesamten westlichen Welt vor und sind nicht selten. Etwa ein bis eineinhalb Prozent der Bevölkerung leiden innerhalb eines Jahres an einer der drei genannten Formen *Binge Eating, Anorexie/ Magersucht* und *Bulimie.* In Österreich sind dies ungefähr hunderttausend Betroffene. Das ist auch deshalb von gesundheitspolitischer Relevanz, da die körperlichen Folgeschäden noch dazukommen und in aller Regel heftiger sind, als wenn jemand »nur« adipös, also einfach zu dick ist. Die schwere Anorexie ist eine lebensgefährliche Erkrankung, deren Betroffene eine fünffach höhere Sterberate als die gleichaltrige Allgemeinbevölkerung haben. Die körperlichen Langzeitschäden an Haut, Knochen, aber auch Herz und Gehirn können beträchtlich sein.

Wie so oft in der Medizin und daher auch in der Psychiatrie gibt es nicht nur einen Grund für diese Erkrankungen, sondern viele mögliche Entstehungswege. Gesichert sind genetische Komponenten, die unter diesen drei Essstörungen bei der Anorexie als Faktor am stärksten wirken. Bestimmte biologische Mechanismen wie ein *fehlgeschaltetes* Belohnungssystem, das bei Nahrungskarenz einen Dopamin-Kick wie bei einer Droge ausschüttet, dürften eine große Rolle spielen. Teilweise auch Defizite im Serotonin-Haushalt, vor allem bei den Störungen, die mit massiven Impulshandlungen in Zusammenhang stehen. Dazu kommen noch die verschiedensten sozialen Faktoren, wie die Macht der falschen *Peergroup* – einer Gruppe von Menschen mit ähnlichem Interesse –, Traumatisierungen, Nachahmungen ungünstiger Verhaltensweisen und eine Welt, die trotz (oder gerade wegen) eines Überangebotes an Essen den natürlichen Zugang dazu verloren hat.

Patienten mit Essstörungen können von Psychotherapien sehr profitieren. Ganz besonders gilt das für Bulimie-Patienten, bei denen die *kognitive Verhaltenstherapie* in einigen Studien deutliche Effekte gezeigt hat. Es gibt auch Studien zu Ernährungsberatungen: Der Effekt ist sowohl bei Anorexie als auch bei Bulimie gleich null. Hingegen zeigen *psychodynamische Psychotherapie* und bei Jugendlichen *familienbasierte Therapie* bei Anorexie gute Erfolge. Bei der Bulimie gilt das auch für *interpersonelle Therapie* und Selbsthilfeprogramme mit einem hohen Anteil an erklärender Information über das Wesen der Erkrankung – das wird auch als *Psychoedukation* bezeichnet. Beim Binge Eating scheint dies ähnlich zu sein.

Psychopharmaka sind bei Patienten mit Essstörungen dann sinnvoll, wenn zusätzlich eine andere psychische Erkrankung vorliegt, beispielsweise eine behandlungsbedürftige Depression, was auch häufig der Fall ist. Direkt gegen Anorexie wirksame Medikamente, die in kontrollierten Untersuchungen ihre Wirksamkeit bewiesen haben, gibt es (noch) nicht. Anders bei der Bulimie: Hier haben in umfangreichen Studien serotoninaktive Antidepressiva positive Effekte bewiesen. Man darf vermuten, dass es beim Binge Eating ähnlich sein könnte, gesichert ist es aber nicht.

KAPITEL 7:
PERSÖNLICHKEITSSTÖRUNGEN AUS DER NÄHE BETRACHTET IST NIEMAND NORMAL

Grundsätzlich handelt es sich bei Persönlichkeitsstörungen um ein sehr weites Feld. Zum einen gibt es eine Fülle von Varianten, zum anderen ist auch die Abgrenzung zur nicht-gestörten Persönlichkeit gar nicht einfach. Außerdem ist vieles eine Frage des Standpunktes des Beobachters. Wie schon mehrfach angeführt, ist in allen psychischen Belangen nicht nur die Kategorie, also in diesem Fall die Persönlichkeitsstörung, sondern auch die Dimension, der Schweregrad von entscheidender Bedeutung. Für Persönlichkeitsstörungen gilt das ganz besonders.

Bevor man in den spannenden Bereich der Seele und ihrer Verirrungen, Verdichtungen oder Verhärtungen eintaucht, muss die Frage geklärt werden: Was ist denn überhaupt »Persönlichkeit«? Eine der Definitionen dazu lautet: »Persönlichkeit ist die Summe der Eigenschaften, die dem Einzelnen seine charakteristische, unverwechselbare Individualität verleiht.« Das klingt allerdings sehr statisch. Scheinbar unveränderlich, zumindest ab einem gewissen Alter. Dabei stellt sich die Frage, ob Persönlichkeit nicht doch auch etwas Dynamisches ist, genauer: etwas Psychodynamisches. Wie so oft gibt es unter Experten unterschiedliche, wenn nicht sogar gegenläufige Meinungen und Haltungen beziehungsweise manchmal sogar Überzeugungen. Dieses Betrachtungsspektrum der Persönlichkeit und ihrer möglichen Störungen ist weit. Es reicht von einer sehr biologischen Interpretation – ein Mensch verhält sich in seinen elementaren, charakteristischen Wesenszügen so, wie es seine Gene vorgeben – bis zur Hypothese einer Interaktion, nämlich einer zwischen den

Anlagen eines Menschen und seinen verschiedenen Umwelten, die letztlich zur Ausformung einer wie auch immer gearteten Persönlichkeitsvariante im jungen Erwachsenenalter führt. Und darüber hinaus gibt es auch die Meinung: In der Persönlichkeit ist alles veränderlich.

Es ist unzweifelhaft so, dass sich Menschen auch jenseits des 30. Lebensjahres bis ins hohe Alter in ihrem grundsätzlichen Wesen durchaus ein Stück verändern können. Getreu dem Satz von Karl Marx: »Das Sein bestimmt das Bewusstsein.« Zweifelsohne ist die rein genetische Erklärung ein Unfug, da sie epigenetische Phänomene, also das epigenetische Ein- und/oder Ausschalten der Wirksamkeit bestimmter Gene, ausblendet. Menschen können sich also ändern; in der Regel tun sie es durch Beziehungen und/oder Lebensereignisse. Auch eine therapeutische Beziehung ist eine solche. Andererseits sind grundsätzliche Wesensveränderungen, Veränderungen des elementaren Charakters eines Menschen, nicht sehr häufig. Die Persönlichkeit und ihre Struktur ist gleichsam der psychische Körperbau eines Menschen. Aus einem Sprinter wird selten ein Dauerläufer und umgekehrt. Aber es ist möglich, die eigenen Proportionen und vor allem das Zusammenspiel der Funktionen zu verändern. Sogar das Gangbild – und das ist etwas sehr Persönliches – können Menschen adaptieren. Vielleicht nicht grundsätzlich, aber so weit, dass es ihnen nicht schadet. Auch Krankheiten können dieses Gangbild stark variieren.

Veränderung alleine sagt noch gar nichts darüber aus, ob diese günstig oder ungünstig ist, jedoch über Veränderbarkeit. Auch das Wort »Charakter« ist in diesem Zusammenhang heikel, weil ihm etwas Wertendes und Unveränderbares anhaftet. Das ist nicht nur aus therapeutischer Sicht eine ungünstige Betrachtungsweise, sondern bereits ein philosophisches Grundsatzthema. Fest steht: Es gibt Menschen mit Persönlichkeitsstörungen, die daran etwas ändern wollen – und es gibt auch jene, die an sich selbst gar nichts ändern möchten, aber umso mehr Veränderung bei den anderen erwarten.

Zumindest diese letztgenannte Gruppe geht in der Regel vielen Menschen auf die Nerven. Es ist daher wichtig, dass Menschen mit solchen Varianten der Persönlichkeitsstruktur nicht in Positionen gelangen, die mit Macht verbunden sind. Die Geschichte ist voll mit Beispielen solcher Leute, die in Positionen kamen, durch die viele, oft sogar Millionen Menschen Schaden erlitten. Manchmal ist es aber auch nur ein einzelner Mensch, der sich im Rahmen einer Beziehung auf einen Menschen mit einer Persönlichkeitsstörung einlässt. Es ist nicht selten, dass in der weiteren Folge nicht der Mensch mit der Persönlichkeitsstörung, sondern die mit ihm in Beziehung stehende Person fachärztlich-psychiatrische Hilfe benötigt.

Grundsätzlich kann man davon ausgehen, dass Menschen, die von einer Krankheit betroffen sind, auch selbst darunter leiden. Wenn das Leiden nur bei den anderen und nicht beim Betroffenen liegt, ist die Frage, ob hier Krankheitskonzepte wirklich angebracht sind, berechtigt. Seitdem Menschen über Menschen berichten, weiß man, dass es Lüge, Verrat, Intrige, Inkompetenz, Täuschung, Erpressung, Erniedrigung, Gewalt und Bösartigkeit gegeben hat. Vieles davon speziell bei den sogenannten Normalen. Was hat das dann mit »psychisch krank« zu tun? Im Grunde gar nichts. Auch das Format der »gesunden Persönlichkeit« – besonnen, überlegt, bescheiden, rational, solidarisch, umsichtig und unabhängig – ist ein idealisiertes Normalitätskonstrukt. Kaum ein Mensch entspricht diesem Ideal. Dazu meint der italienische Psychiater Franco Basaglia:»Visto da vicino nessuno è normale.« – »Aus der Nähe betrachtet ist niemand normal.« Schon gar nicht im Bereich der Persönlichkeit, des grundsätzlichen Wesens oder Charakters. All das könnte nur in einer Retorte produziert werden.

Zum Thema *Persönlichkeitsstörung* werden heute nur noch folgende Formen definiert:
- eine antisoziale/psychopathische Störung
- eine vermeidend-ängstliche Störung
- die Borderline-Störung
- die zwanghafte Störung
- die schizotypische Störung
- die narzisstische Störung

Im Folgenden einige Varianten von Störungen berühmter Persönlichkeiten – narzisstisch versus Borderline …

DIE SÜSSE, DIE LIEBE UNGLÜCKLICHE KAISERIN

Sie war und ist – unter anderem wegen Ernst Marischkas legendenbildender *Sissi*-Filme – der Inbegriff von »schön«, »süß« und »lieb«: Kaiserin Elisabeth, genannt Sisi. Und die Filme waren durchaus auch Balsam für die österreichische Nachkriegsseele, raffinierte filmische Beispiele österreichischer Kinogeschichte. Ein kitschiger Kino-Mythos voller Harmonie und Happiness. Das Kino als Rückzugsort in eine heile Welt – die Zuschauer konnten für eineinhalb Stunden alle Sorgen draußen lassen. Doch mit der Realität der dargestellten Personen und Beziehungskonstellationen hatten Marischkas süßliche Meisterwerke wenig bis fast gar nichts zu tun.

Was zweifellos stimmt, ist, dass Kaiser Franz Joseph seine Frau abgöttisch verehrte – umgekehrt dürfte das nie im vergleichbaren Ausmaß der Fall gewesen sein. Was ebenso stimmt, ist, dass Sissi zumindest in ihren jungen Jahren eine betörende Schönheit war. Als sie Franz Joseph kennenlernte, war sie kaum 16, die Heirat erfolgte in ihrem 17. Lebensjahr. Kurz danach gebar sie ihr erstes Kind, Sophie. 18-jährig kam die nächste Tochter, Gisela. Sie war noch keine 20, als die zweijährige Sophie in ihren Armen starb. Bereits im Jahr darauf gebar sie den vom Kaiser ersehnten Kronprinzen, Rudolf. Kaiserin Elisabeth erholte sich nur langsam von der schwierigen Geburt und dürfte tatsächlich eine *postpartale Depression* erlitten haben. In einer solchen Verfassung sind auch andere Mütter nicht in der Lage, sich ausreichend um ihr Neugeborenes zu kümmern; auch die Beziehung Elisabeths zur zweitgeborenen Gisela flachte ab. Es ist jedoch fachlich unrichtig, einer so jungen Mutter mit einer derartigen Depressionsform den Beziehungsmangel zu den anderen Kindern als Beleg einer narzisstischen Störung, als mangelnde Empathie vorzuhalten.

Andererseits ist belegt, dass sich die Kaiserin in den folgenden Jahren vor allem um ihre Schönheit kümmerte und dies mit absurdem Aufwand und auch hoher Disziplin betrieb. Ab Mitte 20 war sie fast nur noch auf Reisen und lebte – von den meisten Repräsentationspflichten befreit –, wie sie wollte. Gut – im Sinne von seelisch gut – dürfte es ihr dabei trotzdem selten gegangen sein. Ihre psychische Konstitution wurde von Jahr zu Jahr schlechter. Aus ihren Briefen geht hervor, dass sie klagend und depressiv war. Der Umstand, dass Elisabeth die Langzeitgeliebte des Kaisers, Katharina Schratt, nicht nur akzeptierte, sondern diese Beziehung sogar noch förderte, um frei, um unabhängig zu sein, spricht gegen eine klassische narzisstische Pathologie. Vor allem, da sie selbst keine Liebesabenteuer gehabt haben dürfte. Offenbar hat sie Sexualität als eine Bürde der Welt der Erwachsenen erlebt. Und dass sie sich ab ihren frühen Dreißigern kaum mehr fotografieren ließ, zeigt, dass sie Angst hatte, nicht mehr schön genug zu sein – sie konnte ja mit nichts anderem als ihrer Schönheit reüssieren.

Damit ähnelt ihre Psychodynamik jener des Narziss aus der griechischen Mythologie: Der wunderschöne Sohn eines Flussgottes und einer Wassernymphe war vor allem stolz auf seine eigene Schönheit und wies herzlos alle seine Verehrerinnen und Verehrer zurück. Eines Tages bestraften ihn die Götter mit unstillbarer Selbstliebe. Narziss ließ sich an einem Teich mit spiegelglatter Wasseroberfläche nieder, verliebte sich in sein Spiegelbild und versuchte immer wieder, dieses zu berühren …

Viele Menschen mit einem pathologischen Narzissmus leiden unter einer Depression. So auch Kaiserin Elisabeth, die ein einsames Leben ohne wirklichen Inhalt führte. Sie war vor allem eine unreife Persönlichkeit, die eine chronische Form der Depression entwickelte. Die Welt der Erwachsenen war ihr zu anstrengend und vermutlich auch fremd.

NARZISSMUS

Das »Diagnostic and Statistic Manual of Mental Disorders« (DSM) wird seitens der amerikanischen Psychiatriegesellschaft in Abständen von einigen Jahren immer wieder neu herausgegeben. Es handelt sich dabei um ein Diagnosehandbuch, aber es ist kein Lehrbuch für Psychiatrie, auch wenn es von Laien immer wieder als solches missverstanden wird, sondern eben ein diagnostischer und statistischer Leitfaden psychischer Störungen.

In der fünften Auflage des DSM wird die *narzisstische Persön-lichkeitsstörung* wie folgt definiert:

»Es geht um eine seit der Jugend bestehende Tendenz zu be-stimmten Verhaltens- und Erlebensweisen und es müssen fünf oder mehr der folgenden Wesenszüge erfüllt sein:

1. Gefühle der Grandiosität, selbstbezogen und angeberisch
2. enorme Fantasien von Erfolg und Stärke
3. die Person hält sich für jemand ganz Besonderen
4. hat einen enormen Bewunderungsbedarf
5. Anspruchshaltung auf Sonderbehandlung
6. ausbeuterisch und ausnützend
7. fehlende Empathie, fehlende Bereitschaft, die Gefühle ande-rer zu erkennen oder anzuerkennen
8. gegenüber anderen neidisch und glaubt, beneidet zu werden
9. arrogantes Benehmen und überhebliches Verhalten.«

Im Grunde entspricht das ziemlich genau dem, was der interna-tional bedeutendste Experte auf dem Gebiet des pathologischen Narzissmus, der heute 88-jährige Psychiater und Psychoanalyti-ker Otto F. Kernberg, bereits vor 40 Jahren in seinem Standard-werk formulierte. In »Borderline-Störungen und pathologischer Narzißmus« schrieb er, dass das Wort »narzisstisch« als beschrei-bender Begriff vielfach missbraucht und in unzutreffender Weise – und vor allem zu pauschal – verwendet wird. Nichtsdestotrotz gibt es eine Gruppe von Patienten, deren Hauptproblem in einer Störung des Selbstwertgefühls in Zusammenhang mit spezifi-schen Störungen in ihren Beziehungen zu bestehen scheint und bei denen man geradezu von einem pathologischen Narzissmus in Reinkultur sprechen könnte. Für diese Kategorie von Pati-enten sollte der Begriff *narzisstische Persönlichkeit* vorbehalten bleiben.

Wenngleich derartige Verhaltensstile in ihrer Einschätzung und Bewertung im Lauf der Jahrhunderte und abhängig von un-terschiedlichen Gesellschaftsschichten starken soziokulturellen Einflüssen unterliegen, so liefert die ausklingende k.u.k. Mon-archie doch das eine oder andere gut geeignete Beispiel. Zumin-dest eines ist auch von historischer Bedeutung, womit der nar-zisstische Anspruch des Betroffenen auch erfüllt ist.

RUHM ALS DIE KLINGENDSTE WÄHRUNG

Franz Xaver Josef Conrad von Hötzendorf: ein hochbegabter, in seinen Kreisen angesehener, oft verehrter, aber auch gefürchteter und gehasster Mann, der grandiose theoretische Abhandlungen schreibt. Klein und schmächtig, aber drahtig, schneidig und mit beeindruckendem Bartwuchs. Atheist, überzeugter Sozialdarwinist – das Schwache muss vom Starken besiegt werden. Das bedeutet: Auslese, natürliche Selektion. Schlechte Erbanlagen – und ihre Träger – gehören demnach ausgelöscht. Das Individuum zählt nicht. Als österreichisch-ungarischer Generalstabschef im Ersten Weltkrieg war Conrad von Hötzendorf über viele Jahre ein Kriegstreiber. Nicht aus Profitgier, sondern aus Prinzip.

Für Menschen mit einer narzisstischen Persönlichkeitsstörung ist Ruhm die klingendste Währung. Letztlich ist der Feldmarschall insofern erfolgreich, als es endlich zum Krieg kommt. Und das deshalb, weil er es nicht nur sich selbst, sondern auch einer verheirateten, 27 Jahre jüngeren, attraktiven Frau beweisen will. Als Held. Wenn schon nicht als siegreicher, dann wenigstens als tragischer Held. Eine gigantische Überschätzung der eigenen Kräfte und ebenso eine gigantische Unterschätzung des Gegners liegen vor. Mächtiges Getöse, dilettantische Vorbereitung. In der militärhistorischen Perspektive wird das weltweit so gesehen, auch Verbündete erkannten es sehr rasch – schon damals.

Am 28. Juli 1914 beginnt »sein« großer Krieg, ein Weltkrieg. Die Kampfhandlungen starten in der ersten Augustwoche, bis Anfang September ist die Hälfte seiner aktiven Armee tot, verwundet oder in Gefangenschaft. 400 000 Mann. So hohe Verluste in so kurzer Zeit sind fast einmalig in der Kriegsgeschichte. Bereits am 2. September muss Conrad von Hötzendorf seine Verbündeten um Hilfe ersuchen, sonst ist innerhalb von sechs Wochen alles verloren. Während draußen am Feld der Krieg tobt, weilt er im böhmischen Teschen, umgeben von livrierten Dienern, bei Diners im Kerzenschein. Seiner fernen Geliebten Gina von Reininghaus, einer sechsfachen Mutter, schreibt er nächtelang glühende Liebesbriefe, rund 3000, die meisten werden aber gar nicht abgeschickt.

Dieser Mann, der andere beeindruckte, indem er ganz mit

sich selbst beschäftigt war, verlor seinen Krieg, den er heraufbeschworen hatte, in grauenhafter Weise. Nach 1563 Tagen des Ersten Weltkrieges hatte Österreich-Ungarn mehr als eine Million tote und vermisste Soldaten, an die zwei Millionen Verwundete und 1,2 Millionen Gefangene zu beklagen, die Jahre später oder oft gar nicht heimkehrten. Er hingegen übernahm nach diesem Fiasko nicht die geringste Form von Verantwortung. Schuld waren alle anderen. Immerhin: Die ersehnte Frau, seine *Amour fou*, hatte Conrad von Hötzendorf nach Jahren der Belagerung erfolgreich erobert …

Die Fakten sprechen für sich: Was man bei grandiosen narzisstischen Persönlichkeitsstörungen immer findet, sind eine ungeheure Selbstbezogenheit und posthum – wenn nicht schon zu Lebzeiten – bemerkenswerte geschichtliche Verzerrungen. Diese Menschen beeindrucken, sind in aller Regel Projektionsfiguren für die narzisstischen Defizite großer Gruppen und müssen von diesen, allen Fakten zum Trotz, daher uminterpretiert werden. Nur so ist erklärbar, weshalb zum Begräbnis von Conrad von Hötzendorf mehr als 100 000 Menschen erschienen und bis weit in die Zweite Republik eine militärhistorisch nicht haltbare Verehrung stattfand.

Diese Umdeutung – im Grunde ein zweiter narzisstischer Akt – ist manchmal die noch seltsamere Begebenheit als die vorhergegangenen Verfehlungen des Betroffenen. Man sollte glauben, dass die Menschheit zumindest im Rückblick erkennen müsste, was tatsächlich passiert ist. Aber das Verleugnen der Realität, das Umdeuten und Verkehren in das Gegenteil sind Mechanismen der menschlichen Psyche. Auch der kollektiven Psyche großer Gruppen.

Ein weiteres Beispiel eines unglaublich pathologischen Narzissten ist »General« George Armstrong Custer, der legendäre Star vieler amerikanischer Celluloid-Epen. Cineasten kennen sein Bild – aufrecht stehend, sein goldblondes Haar weht wallend im Wind, das markante Gesicht gen Himmel gerichtet. Der tragische Held steht als Letzter seines Kavallerieregiments auf einem Hügel und hält die Fahne hoch …

Das war im Film. Die Wirklichkeit sah anders aus. Custer war Oberstleutnant und nicht General und diente nach dem amerikanischen Bürgerkrieg in Indianerkriegen. Sein Auftritt war nicht der eines Helden, sondern der eines der schlechtesten Befehlshaber, die jemals Soldaten in eine Schlacht geführt haben. Er wurde auch nicht skalpiert, da er sich seine goldenen Locken – wegen mangelnder Pflegemöglichkeiten im freien Feld – hatte abschneiden lassen. Er hatte die Akademie von West Point unter 34 Offiziersanwärtern als 34. und Schlechtester abgeschlossen. Custer war extrem eitel, liebte öffentliche Auftritte und erreichte einen Grad an Berühmtheit, der mit seinen tatsächlichen Erfolgen überhaupt nicht einherging. Ein Selbstdarsteller, der sich eine eigene Fantasieuniform aus Samt, Lametta und Gold entwarf und diese zu seinem Markenzeichen machte. Gemeinsam mit seinen langen blonden Locken.

Custer war bekannt für seine Selbstsucht und hatte wenige Freunde, aber viele Feinde. Einige Jahre vor der Schlacht am Little Bighorn erlangt er Berühmtheit durch ein Massaker an mehr als 100 Cheyenne, bei dem er auch Frauen und Kinder nicht verschonte. Bei den Indianern hatte er den Beinamen »Squaw-Killer«. 1876 wurde er schließlich in das Gebiet der Black Hills geschickt, um die Sioux zu unterwerfen. Das berühmte siebte Kavallerieregiment befand sich unter seinen Truppen. Er prahlte damit, dass das »Siebte« ganz alleine in der Lage sei, die Indianer auszuradieren, lehnte jede Unterstützung entrüstet ab und zog mit 211 Mann Kavallerie gegen ein Indianerlager mit 5000 bis 6000 Kriegern der Sioux und Cheyenne.

Custer schlug alle Warnungen in den Wind, auch die seiner Späher. Binnen kürzester Zeit – bevor er überhaupt angreifen konnte – wurde er von der indianischen Streitmacht unter den Häuptlingen »Sitting Bull« und »Crazy Horse« auf eine Anhöhe getrieben und eingekreist. In dieser aussichtslosen Situation, in die er sein Kavallerieregiment gebracht hatte, stiegen er und seine Männer von den Pferden. Daraus ergab sich die später berühmt gewordene Szene der Schlacht am Little Bighorn. Bis auf ein einziges Pferd wurde Custers gesamtes Regiment ausgelöscht und alle Männer skalpiert – mit Ausnahme von »General« Custer, er wurde von den Indianern seltsamerweise wenigstens in dieser Hinsicht »verschont«.

Von den zuvor beschriebenen neun Punkten des pathologischen Narzissmus erfüllte Custer wohl alle. Natürlich stellt sich nun die Frage, ob alle pathologischen Narzissten immer so schrecklich sind. Hinterlassen sie tatsächlich immer Chaos und Katastrophe? Nein, es gibt nicht nur eine Dynamik hinsichtlich der Kategorie, sondern auch der Dimension. Also das Ausmaß der Störung betreffend. Gerade krankhaft narzisstische Persönlichkeiten aus Kunst, Film und Fernsehen sind häufig persönlich leidende Menschen, zumindest ab einem gewissen Zeitpunkt. Es mag wohl sein, dass auch in diesen Fällen andere Menschen in der Nähe solch pathologischer Narzissten in einen Strudel von Schwierigkeiten gerissen werden, aber in aller Regel ist das relativ harmlos und schadet der Menschheit kaum. Außerdem ist dieses »Schillernde« in den genannten Bereichen ein wesentlicher, fast unerlässlicher Teil des Berufes. Es ist »part of the game« und befriedigt auch Bedürfnisse der Zuschauer, stillt manchmal sogar deren narzisstisches Defizit. Die Betroffenen – wie zum Beispiel Schauspieler – sind von ihrer Störung oft selbst gequält und versuchen nicht selten, etwas daran zu verändern.

Ganz anders ist diese Situation, wenn Menschen mit pathologischem Narzissmus in echten Machtpositionen sind, sei es in wirtschaftlichen oder in politischen. Laut dem Psychoanalytiker Otto Kernberg ist allein diese Situation der Macht- und Geltungsmöglichkeiten ein ungünstiger Faktor für die Prognose. Dazu ein altes Psychiater-Sprichwort: »In ruhigen Zeiten begutachten wir sie, in unruhigen Zeiten beherrschen sie uns.« Wir leben in unruhigen Zeiten. Auch deshalb die oben angeführten martialischen Beispiele zur Erklärung und Verdeutlichung des pathologischen Narzissmus.

Es gibt freilich auch gesunden, normalen Narzissmus. Dazu gehören Ehrgeiz, Selbstsicherheit und die Unabhängigkeit von der Meinung anderer. Otto Kernberg meinte in einem *Profil*-Gespräch im Mai 2015 in New York: »Ein gesunder Narzisst verfügt über eine innere Kontinuität, hat Freude an sich selbst und am Leben, durchaus auch funktionierende Beziehungen zu seinen ›significant others‹ und besitzt die Motivation, seine eigenen Bedürfnisse zu befriedigen.« Und wann wird Narzissmus pathologisch? »Ein Patient, der an einer narzisstischen Persönlichkeitsstörung leidet, hat ein verzerrtes Selbstkonzept und Selbstgefühl. Er hat idealisierte Vorstellungen von sich selbst. Ihm fehlt der Bezug zur Realität, er hält sich für rundum großartig, bombastisch und braucht die ständige Bewunderung anderer.« Angesprochen auf die Liebesfähigkeit pathologischer Narzissten meinte Kernberg in diesem Interview, dass diese Menschen »oft in Einsamkeit und Isolation enden. Partner haben für sie vorrangig die Funktion, sie zu bewundern und ihr Selbstgefühl zu stärken. Lieben können sie sie in der Regel nicht.«

Ist nun Psychotherapie bei Persönlichkeitsstörungen eine wirksame Methode? Ja. Psychotherapie – und psychoanalytische Methoden – sind eindeutig die erste Wahl. Eine Veränderung der Persönlichkeitsstruktur ist bei diesen Patienten ansonsten kaum möglich. Persönlichkeitsgestörte Patienten können nicht einfach nur eine Verhaltensänderung erlernen, sie brauchen eine Therapie der gesamten Person. Medikamente können nur unterstützend zur psychoanalytischen Therapie sinnvoll sein, vor allem bei depressiven Entwicklungen.

Kann der langwierige Prozess einer Psychoanalyse – in der jahrelang nach frühkindlichen Traumen gegraben wird – helfen? Otto Kernberg ist davon überzeugt: »Ja. Die Psychoanalyse hat sich sehr verändert. Wir beschäftigen uns längst nicht mehr so intensiv mit der Vergangenheit, die Fragen nach dem Großvater, der Mutter werden kleiner und beiläufiger. Im Zentrum steht die Übertragungsanalyse, die unbewusste Beziehung, die sich im Laufe der Therapie zwischen dem Patienten und dem Analytiker entwickelt hat.«

Darüber hinaus gibt es auch den bösartigen, den malignen Narzissmus. In gewissem Sinne kommt es dabei zu einer weiteren dramatischen Verschärfung der narzisstischen Großartigkeitsgefühle durch Infiltration von primitiver Aggression. Schwierig genug und schwerstens zu therapieren, da der Analytiker mit all diesen heftigen, unbewussten Gefühlen in Kontakt gerät. Nicht viele maligne Narzissten finden den Weg in eine Therapie. Aber bei manchen gelingt es doch.

SOZIOPATHEN

Die *antisoziale Persönlichkeitsstörung* ist wieder etwas anderes. Bei diesen Menschen liegen mangels entsprechender Über-Ich-Funktionen keine Gefühle der Reue, nicht einmal des Zweifels oder auch nur der Möglichkeit von Schuldgefühlen vor. Es ist eine Störung, vielleicht auch eine Variante des Seins, bei der schon in sehr jungen Jahren Gesetzesübertretungen, Gewaltdelikte und das Missachten aller sozialen Normen die Regel sind. Lügen, täuschen und entsprechend manipulieren sind wesentliche Teile des Verhaltens. Gewalttätigkeit und aggressive Impulse gehören dazu, auch Grausamkeit und Sadismen aller Art. Sogar in Gefängnissen sind diese Typen gefürchtet, mehr noch von den anderen Inhaftierten als von den Gefängniswärtern.

Seltsamerweise ist sich die breite Öffentlichkeit über das Ausmaß der Gefährdung durch »Soziopathen« – das ist der frühere Begriff für die heutige antisoziale Persönlichkeitsstörung, davor sprach man vom »Psychopathen« – oft nicht im Klaren und kann ihnen sogar Bewunderung zusprechen. Manchmal kann man sich des Eindrucks nicht erwehren, dass das auch mit der Psyche der Bewunderer zu tun hat. Der »normalen« Bewunderer.

Dazu ein Beispiel: Pablo »El Patrón« Escobar, der »erfolgreichste« Drogenboss aller Zeiten. Als er 20 war, Autos stahl und zerlegte und die Ersatzteile verkaufte, also gerade auf die schiefe Bahn abbog, meinte er zu seinen Freunden: »Wenn ich in fünf Jahren nicht eine Million in der Tasche habe, erschieße ich mich.« Musste er nicht. Mitte der 1970er-Jahre erfand er die industrielle Massenproduktion von Kokain und stürzte Kolumbien in den Terror. 1989 war der »Kokain-König« laut *Forbes*-Magazin mit einem Vermögen von rund drei Milliarden Dollar der siebtreichste Mann der Welt und kontrollierte 80 Prozent des internationalen Kokainhandels. Seine Geliebte Virginia Vallejo – sie galt als Sexsymbol und war die bekannteste Fernsehjournalistin Kolumbiens – schrieb in ihrem Buch »Pablo lieben, Escobar hassen«: »In seinen Häusern waren die Kleiderschränke vollgestopft mit Dollarscheinen.« Und amüsiert hörte Escobar zu, wenn die Leute erzählten, dass er das Geld nicht zähle, sondern abwiege.

Der »Schnee-König« besaß eine eigene Zeitung und einen eigenen Fernsehsender. Er wurde zuerst Abgeordneter im Stadtrat von Medellín, später ließ er sich sogar für die liberale Partei in den kolumbianischen Kongress wählen. Durch geschickte Manipulation gelang es ihm, sich als Inbegriff des Zeitgeistes, nicht nur in Kolumbien, zu präsentieren. Er engagierte sich auch sozial, finanzierte Krankenhäuser, Sozialwohnungen und Schulen und genoss gerade unter den Ärmsten der Bevölkerung seiner Heimatstadt Medellín einen guten Ruf. Wie alt er war, als er seinen ersten Mord beging, ist ungewiss; Tausende Menschen kamen durch ihn ums Leben.

1993 erschoss man den hochkriminellen Soziopathen bei einer Razzia in Medellín. Zu seinem Begräbnis erschienen mehr als 20 000 Menschen. Nach Escobars Tod herrschten in Kolumbien völlige Anarchie und gewalttätiges Chaos. Mittlerweile scheint das Land einen anderen Weg zu gehen, gerade erst gab es im Mai 2016 die größte Beschlagnahmung von Drogen in der Geschichte des Landes: Sicherheitskräfte stellten mehr als acht Tonnen Kokain sicher. Dieses soll dem mächtigsten kriminellen Syndikat Kolumbiens gehört haben, das sich vor allem aus ehemaligen Kämpfern der rechtsradikalen Paramilitärs rekrutiert. Das klingt beachtlich – allerdings beginnt man zu relativieren, wenn man weiß, dass »El Patrón« zu seinen Spitzenzeiten regelmäßig zehn Tonnen und mehr per eigenem Flugzeug transportierte …

In einem Fall wie bei Escobar gibt es nichts mehr zu therapieren oder zu behandeln. Daher stellt sich die Frage, ob überhaupt eine Krankheit vorliegt. Oder eben eine unangenehme Variante des Menschseins. Mit einer psychischen Erkrankung hat das jedenfalls nichts mehr zu tun. Die Psychiatrie bzw. Psychotherapie hat dennoch eine Aufgabe in Bezug auf antisoziale Persönlichkeitsstörungen, nämlich: die Pflicht, die Gesellschaft darüber aufzuklären, dass es so ein Phänomen gibt. Es geht darum, die Bevölkerung davor zu schützen. Das ist auf individueller Ebene schon schwierig, auf gesellschaftlicher Ebene aber fast unmöglich – wie die Geschichte beweist.

Viele Impulse auf dem Gebiet der Psychiatrie und Psychotherapie kommen aus den Vereinigten Staaten, verlässliche Zahlen zur auftretenden Häufigkeit der beschriebenen Störungen gibt es jedoch nicht. Narzisstische Persönlichkeitsstörungen der nicht-malignen Art sind jedenfalls die häufigste Variante und dürften mehrere Prozent der Bevölkerung betreffen. Diese pathologischen Narzissten haben oft ein hohes Funktionsniveau, sind meistens in der Lage, ihre Impulse unter Kontrolle zu halten, und sind oft gar nicht auffällig. Sie können sogar sehr erfolgreich sein – und sind gerade in den Chefetagen großer Konzerne nicht selten anzutreffen. Ebenso in der Politik. Das ist nicht verwunderlich, denn eine mächtige Position ist ja auch ein narzisstisches Ziel. Die antisoziale Persönlichkeitsstörung ist bei Männern häufiger, sonst scheint es keine großen Unterschiede zwischen den Geschlechtern zu geben.

Auch beim pathologischen Narzissmus geht es um eine Kombination aus genetischen und biologischen Vorbedingungen und Faktoren der Umgebung, beispielsweise Interaktionen, die der Entwicklung eines gesunden Selbstvertrauens entgegenwirken. Traumatisierenden Ereignissen scheint eine besondere Rolle zuzukommen, nicht nur im Lebensverlauf der Menschen mit pathologischem Narzissmus selbst – besonders in sehr frühem Lebensalter –, sondern auch Traumen ihrer Eltern betreffend.

BORDERLINE – WELCHE GRENZE, WELCHE LINIE?

Schon allein das Wort *Borderline* klingt spannend und wird dementsprechend häufig verwendet. Die Beschreibung dieser Form der Charakterneurose – heutzutage Persönlichkeitsstörung genannt – kommt aus der psychoanalytischen Forschung und Literatur. Der Begriff Borderline bezieht sich auf die Persönlichkeitsstruktur und meint aus psychoanalytischer Sicht eine spezifische Struktur der Persönlichkeit, die ein ganz bestimmtes Funktionsniveau zur Folge hat. Es ist überdies generell so, dass Strukturen Funktionen bestimmen – nicht nur in der Psyche, nicht nur im Gehirn, sondern auch beispielsweise im Körperbau: Wenn jemand eine athletische Konstitution hat, wird er ein guter Sprinter sein, anders als jemand, der sehr schlank ist und vom Körperbau her eher dem Typ des Langstreckenläufers entspricht. Gehirnzellen und ihre Verbindungen – Synapsen genannt – sind noch weit flexibler in ihrem Veränderungspotenzial als Muskelzellen, und in beiden Fällen hat auch die Funktion eine Wirkung auf die Struktur. Das gilt für Menschen, die durch Training ihre Muskulatur verändern, genauso wie für Menschen, die mittels Psychotherapie an ihrer psychischen Struktur arbeiten. Kurz gesagt: Die Struktur bestimmt die Funktion und die Funktion beeinflusst die Struktur.

Zurück zum psychoanalytischen *Borderline*-Verständnis: »Die pathologische Ich-Struktur einer bestimmten Patientengruppe unterscheidet sich sowohl von derjenigen bei Neurosen und leichteren Persönlichkeitsstörungen als auch andererseits von den Ich-Störungen bei Psychosen. Daher sind sie in einem Grenzbereich zwischen Neurose und Psychose anzusiedeln«, schrieb Otto Kernberg vor rund 40 Jahren. Diese psychoanalytische Feststellung hat Eingang in den psychiatrischen Sprachgebrauch und damit auch in psychiatrische Diagnose-Systeme gefunden. Was noch nicht bedeutet, dass das Verständnis und die Anwendung des Begriffs Borderline ident wären.

Die Psychiatrie stellt als medizinisches Fach naturgemäß Symptome fest. Daraus werden wie auch in anderen medizinischen Fächern oft Syndrome – also ein wiederkehrendes Muster von mehreren Symptomen. Bei Herzinfarkt beispielsweise sind das starke Schmerzen im Brustbereich, mit und ohne Ausstrahlung, ein Gefühl der Einengung, Einschnürung, des Drucks im Herzbereich, ein heftiges Brennen und ein akutes Vernichtungsgefühl mit Angstschweiß und kalter Haut. Allerdings haben gerade Frauen bei einem Herzinfarkt häufig eher unspezifische Symptome wie Übelkeit, Erbrechen, Oberbauchschmerzen oder Atemnot. Diese unspezifische Symptomatik ist noch gar nicht so lange bekannt. Allein daran kann man erkennen, welche Unklarheiten schon bei relativ einfachen Syndromen bestehen.

Das ist das Problem aller Symptom-Checklisten in allen Gebieten der Medizin – und daher auch in der Psychiatrie. Übrigens gibt es auch hier die unterschiedliche Ausprägung je nach Geschlecht und Alter. Auch in diesem Bereich der Persönlichkeitsstörungen, nämlich derer auf Borderline-Niveau, ist Otto

Kernberg der Doyen der letzten Jahrzehnte, und für ihn und viele andere Psychoanalytiker ist beispielsweise die *Identitätsdiffusion* ein Kernproblem der Borderline-Störung.

ICH BIN, ICH WEISS NICHT WER

Was bedeutet Identitätsdiffusion? Erik H. Erikson, einer der renommierten Psychoanalytiker des vergangenen Jahrhunderts, beschrieb dieses Phänomen in seinem Stufenmodell der psychosozialen Entwicklung so: »Zwischen dem etwa 14. und 20. Lebensjahr sollte sich langsam eine Identität bei menschlichen Individuen entwickeln. Man sollte wissen, wer man ist, wofür man steht, was einem wichtig ist und was man in diesem vor einem liegenden Leben tun möchte. Auch ein Selbstbild zu formen und eine soziale Rolle zu finden, gehört dazu. All das ist bei Identitätsdiffusion nicht möglich.«

In der Physik wird mit »Diffusion« die unkoordinierte und ungerichtete Bewegung von Teilchen bezeichnet. Wenn man diesen Vorgang, dieses Bild von Diffusion auf die Identitätsfindung überträgt, dann wird ein abstrakter Begriff noch etwas plastischer. Ein Zitat aus dem Roman »Mich wundert, dass ich so fröhlich bin« von Johannes Mario Simmel beschreibt dieses Gefühl sehr anschaulich: »Ich bin, ich weiß nicht wer. Ich komm', ich weiß nicht woher. Ich geh', ich weiß nicht wohin ...« – eine präzise Beschreibung von Identitätsdiffusion. Das Zitat endet mit »Ich weiß nicht, warum ich so fröhlich bin«. Dieser Teil trifft jedoch nicht mehr zu, denn Borderline-Patienten sind selten fröhlich.

Es ist nicht leicht, dergleichen auf Checklisten und psychologischen Untersuchungsfragebögen abzubilden. Aber es gibt sie mittlerweile, und sie erfüllen eine ähnliche Rolle wie die Zusatzbefunde, die ein Internist zur Abklärung einer komplexen Erkrankung aus dem Bereich der Hämatologie, also den Erkrankungen des Blutes und der blutbildenden Organe, benötigt. Es ist ein großer Fortschritt, dass das in der internistischen Medizin möglich ist, denn allein die unmittelbare Krankenuntersuchung lässt manches vermuten, macht aber das Erkennen zahlreicher Erkrankungen noch nicht möglich. Leider ist ein vergleichbarer Aufwand wie der in der Hämatologie in der Psychiatrie aus Ressourcenmangel oft nicht möglich.

Was also ist nun Borderline? Wie zeigt es sich? Es ist vor allem eine tief greifende Form der Persönlichkeitsstörung mit nachhaltigen psychosozialen Folgen für die Betroffenen und auch für die Angehörigen. Neben der bereits erwähnten Identitätsstörung gibt es intensive und gleichzeitig instabile Beziehungen und Beziehungsdramen, gewaltige Wutausbrüche und heftige Verärgerung, eine instabile Stimmung und ein chronisches Gefühl der Leere, impulsives und unbedachtes Verhalten. Das trifft auch auf die Bereiche Sexualität, Drogenmissbrauch, rücksichtsloses Autofahren, Fressanfälle, Selbstschädigungen zu. Sogar wiederkehrende Suizidandrohungen und Suizidversuche kommen vor. Unter Stress können vorübergehend auch Wahnsymptome und schwere Störungen von Bewusstsein, Gedächtnis und Wahrnehmung auftreten.

Das bedeutet nicht, dass ein pubertäres Mädchen, das zu einer Gruppe Gleichaltriger und -gesinnter, zu einer *Peergroup*, gehört, wo es Teil des Verhaltens ist, dass man »sich ritzt«, bereits ein Borderline-Fall ist. Das Einzelsymptom des Selbstverletzens sagt weder etwas über die Beweggründe noch über die dem Mädchen zur Verfügung stehende eigene Persönlichkeitsstruktur aus. Es sagt nicht einmal etwas über Suizidalität aus. Viele Borderline-Patienten weisen aber praktisch alle genannten Symptome auf. Bereits mehr als die Hälfte der genannten Symptome könnte bereits ein Borderline-Syndrom bedeuten.

In der psychoanalytischen Literatur werden auch Mechanismen wie Idealisierung und Entwertung, Spaltung der Welt in ausschließlich gute und ausschließlich böse Wesen, also extreme Polarisierung und heftige Verleugnungsprozesse, beschrieben, weiters die Abspaltung der eigenen unbewussten Aggression und das Verlagern dieses Gefühls in andere Menschen. Das spürt die Umwelt, auch Therapeuten. Da sich die Wahrnehmung rasch ändert, kann man ganz plötzlich vom ganz guten Behandler zum ganz bösen uminterpretiert werden. Auch für Profis ist das nicht einfach – und für das soziale Umfeld schon gar nicht.

Als Psychiater hat man manchmal fast den Eindruck, dass sich Borderline-Patienten für etwas revanchieren, das sie einst erlitten haben. Das ist natürlich Unsinn, denn Revanche ist etwas Bewusstes, und Borderline-Patienten, besonders traumatisierte, handeln in höchstem Ausmaß unbewusst. Daher trifft diese unbewusste Aggression auch oft diejenigen, die gerade da sind – und nicht jene, denen sie eigentlich gilt.

ER SOLLTE SOLDATENKAISER WERDEN

Es gab einmal einen österreichischen Thronfolger, der hieß Rudolf. Er war das dritte Kind von Kaiserin Elisabeth und Kaiser Franz Joseph, der einzige Sohn der beiden – von seinen drei Schwestern verstarb eine, bevor er auf die Welt kam. Nach Rudolfs Geburt – und möglicherweise auch schon davor – ging es seiner Mutter psychisch schlecht. Von seinem Vater wurde er, ein schmächtiges, kränkliches Kleinkind, »Krepierl« genannt. Rudolf war ein sehr interessiertes und kluges Kind, das man mit ungewöhnlich brutalen Methoden abhärtete. Er wurde mit Kaltwasserkuren gequält, nachts mit Pistolenschüssen aufgeweckt, man sperrte ihn mit Wildschweinen im Lainzer Tiergarten ein. Er wurde systematisch fertiggemacht. Sein Erzieher war ein hoher Militär, der mit sadistischen Methoden – darunter auch stundenlanges Exerzieren bei Regen und Kälte – aus einem Kind im Vorschulalter eine künftige Kampfmaschine als Erwachsener machen wollte.

Rudolf sollte der härteste Soldatenkaiser Europas werden. Im Alter von sechs Jahren war er jedoch nur mehr ein Bündel aus Ängsten und protestierte, indem er jede Nahrung verweigerte. Schließlich erbarmte sich ein Oberst, ein Untergebener des Erziehers, dieses sechsjährigen Kindes und informierte dessen Mutter. Endlich wurde sie aktiv – bis dahin hatte sie nicht viel an Zuneigung für ihren Sohn übriggehabt. Und war fast immer auf Reisen. Sie setzte ihrem Mann nun ein Ultimatum und verlangte die alleinige Vollmacht für die Erziehung ihres Sohnes. Der Vater stimmte zu, die Mutter übergab die Erziehungsagenden an den genannten Oberst. Dieser engagierte ausgezeichnete Lehrer für ihren Sohn. Dann begab sich die Mutter wieder auf Reisen.

Der Bub entwickelte sich prächtig, war vor allem naturwissenschaftlich sehr interessiert und bis zum 18. Lebensjahr auch historisch sehr gebildet, was für den Adelsstand der damaligen Zeit untypisch war. Im Alter von 18 Jahren wollte Rudolf ein reguläres Studium beginnen, doch sein Vater verbot es ihm. Rudolf sollte Soldat werden. Er landete in einer völlig neuen Umgebung. Dazu gehörte ein Admiral, ein exaltierter Lebemann, der ihn in die Welt der Prostitution einführte.

Seinen reformerischen bis revolutionären Ansichten und Ideen blieb Rudolf immer treu. Er schrieb für angesehene Tageszeitungen anonym politische Artikel, die sich gegen die Form dieser Monarchie und die Kirche richteten. Mit 23 Jahren heiratete er. Die Frau interessierte ihn aber weder geistig noch körperlich – eine dynastische Heirat. Seine Promiskuität lebte er weiter aus, obwohl ihn die Ehe anfangs überraschenderweise etwas stabilisierte. Auch bei der Geburt seines Kindes war er dabei – was damals sehr ungewöhnlich war. Doch seine dunklen Schatten holten ihn rasch ein. Wieder lenkte er sich durch zahllose Affären, Alkohol und Morphium ab. Im Alter von 28 Jahren erkrankte der Thronfolger an Syphilis und steckte seine Frau an.

Rudolf wusste um den Verlauf dieser Krankheit, etwa ein Fünftel der damaligen Armee war daran erkrankt. Eine wirksame Therapie gab es nicht. Er resignierte zunehmend. Ab seinem 30. Lebensjahr sprach er oft von Suizid. Viel Verzweiflung, viel Wut beherrscht ihn. Er hatte keinerlei Perspektive. Schließlich tötete er sich gemeinsam mit einer 17-jährigen Baroness durch einen Schuss in den Kopf selbst.

Ob Kronprinz Rudolf, der Sohn des Kaisers und präsumtive Thronfolger, ein Borderline-Syndrom hatte, kann man zwar heute nicht sagen. Außerdem kann man nicht die Diagnose eines Syndroms, das erst fast 100 Jahre später erfunden, entdeckt und formuliert wird, im Nachhinein anwenden. Doch wenn jemand gezielt in eine Borderline-Persönlichkeitsstörung getrieben werden soll, würde dies wohl in neun von zehn Fällen gelingen, wenn seine Kindheit so wie bei Rudolf verläuft.

NAHE AM ABGRUND

An einer Maximalvariante einer Borderline-Persönlichkeitsstörung leidet eine der wesentlichen Figuren in Irvin D. Yaloms großartigem Roman »Die rote Couch«. Yalom ist emeritierter Professor für Psychiatrie an der Universität Stanford und sowohl ein anerkannter Psychoanalytiker als auch Schriftsteller. Hier ein Auszug aus seinem Buch:

Vor Jahren – sagen wir vor ungefähr vier Jahren – kommt also eine Frau, Belle, in meine Sprechstunde, oder sollte ich vielleicht sagen, sie schleppt sich herein? Ungefähr Mitte dreißig, aus wohlhabenden Verhältnissen – Italoschweizerin –, depressiv, trägt eine langärmelige Bluse im Sommer. Eine, die sich selbst verletzt offensichtlich – Handgelenke vernarbt. Wenn Sie im Sommer lange Ärmel sehen, denken Sie immer an aufgeschnittene Handgelenke und Drogeninjektionen, Dr. Lash. Gutaussehend, tolle Haut, verführerische Augen, elegant gekleidet. Echte Klasse, aber nahe am Abgrund.

Lange Geschichte der Selbstzerstörung. Alles, was man sich nur denken kann: Drogen und Gott weiß was sonst noch, hat nichts ausgelassen. Als ich sie zum ersten Mal sah, war sie wieder auf Alkohol und spielte auch ein bißchen mit Heroin rum. Trotzdem nicht richtig abhängig. Irgendwie schien sie kein Talent dafür zu haben – manche Leute sind so –, aber sie arbeitete daran. Außerdem Eßstörungen. Vorwiegend Anorexie, gelegentlich aber auch bulimisches Erbrechen. Die Schnitte habe ich bereits erwähnt, jede Menge davon, überall auf beiden Armen und den Handgelenken – sie mochte den Schmerz und das Blut; das waren die einzigen Augenblicke, in denen sie sich lebendig fühlte. Das hört man oft von Patienten. Ein halbes Dutzend Krankenhausaufenthalte – immer kurz. Hat sich nach ein oder zwei Tagen immer selbst entlassen. Das Personal war heilfroh, wenn sie ging. Sie war richtig gut darin, einen Aufstand zu provozieren.

Verheiratet, keine Kinder. Sie wollte keine – meinte, die Welt sei zu gräßlich, um sie Kindern zuzumuten ...

Ihre früheren Therapien? Gut. Wichtige Frage ... Ist in den USA aufs College gegangen und hat einen Therapeuten nach dem anderen aufgesucht, häufig nur für eine einzige Sitzung. Bei einigen hat sie es ganze drei oder vier Monate ausgehalten, sich aber nie wirklich auf irgend jemanden eingelassen. Belle war – und ist – sehr schnell mit Kritik bei der Hand. Kaum jemand ist gut genug oder der Richtige für sie. An jedem Therapeuten gibt es etwas auszusetzen: förmlich, zu überheblich, zu voreingenommen, zu herablassend, zu geschäftsorientiert, zu kalt, zu sehr auf Diagnosen fixiert. Psychopharmaka? Psychologische Tests? Verhaltensprotokolle? Vergessen Sie's – wer das vorschlug, wurde sofort gestrichen ...

Warum sie mich ausgesucht hat? ... Ihr Gynäkologe, den sie anhimmelte, war ein ehemaliger Patient von mir. Er hat ihr gesagt, ich sei ganz in Ordnung und bereit, mir mit einem Patienten Mühe zu geben. Sie hat meinen Namen in der Bibliothek nachgeschlagen und einen Artikel gelesen, den ich fünfzehn Jahre zuvor geschrieben hatte; es ging um Jungs Idee, für jeden Patienten eine neue Therapiesprache zu erfinden ... Warum zu diesem Zeitpunkt? Genau. Das ist die richtige Frage. Immer eine sehr ergiebige Frage bei einem neuen Patienten. Die Antwort: gefährliche sexuelle Spiele. Das war sogar ihr klar. Sie hatte immer mit solchen Sachen experimentiert, aber langsam wurde es massiv. Man stelle sich vor, daß sie mit ihrem Wagen auf der Autobahn neben Lastwagen oder Trucks her fuhr, sich den Rock hochzog und masturbierte, bis der Fahrer neben ihr auf sie aufmerksam wurde –, bei achtzig Meilen die Stunde. Wahnsinn. Dann nahm sie die nächste Ausfahrt, und falls der Fahrer ihr folgte, hielt sie an, kletterte in seine Fahrerkabine und blies ihm einen. Solche lebensgefährliche Sachen. Und zwar ständig. Sie war so außer Kontrolle, daß sie, wenn sie sich langweilte, in irgendeine heruntergekommene Bar von San Jose fuhr und sich einfach jemanden aufgriff. Ihr kam es, wenn sie in gefährlichen Situationen steckte und unbekannte, potentiell gewalttätige Männer in sich spürte ...

Impulsiv, handlungsorientiert, keinerlei Neugier, was sie selbst betraf ...

Mehr Borderline geht nicht. Die überwiegende Mehrzahl der Patienten mit Borderline-Persönlichkeitsstörung ist nicht so wohlhabend wie Belle. Diese Menschen haben jede Menge schwerer, existenzieller Probleme, in die sie sich häufig selbst hineinmanövrieren. Nicht absichtlich, sondern weil Menschen mit dieser Störung auch auf ihrer sozialen Funktionsebene große Schwierigkeiten haben. Sie sind oft sehr anstrengend für ihre Umgebung und erfahren daher viel Ablehnung. Wenn sie überhaupt in der Lage sind, etwas aufzubauen, dann zerstören sie es häufig bald. Ihre innere Struktur spiegelt sich in den äußeren Strukturen ihres Lebens, in ihren Beziehungen, ihrem Wohnen, ihrer beruflichen und finanziellen Situation wider. Viele werden obdachlos, Gewalterfahrungen – auch sexueller Art – kommen häufig vor.

Das typische Erkrankungsalter ist das von Jugendlichen. In dieser Altersgruppe dürften an die zehn Prozent betroffen sein. Verschiedenste Formen von problematischem und problemerzeugendem Verhalten häufen sich im dritten Lebensjahrzehnt, mit einem statistischen Gipfel Mitte 20. Im vierten Lebensjahrzehnt wird die Erkrankung meistens schwächer. Sofern das 40. Lebensjahr erlebt wird – wofür nicht nur durch Suizid, sondern auch durch Unfälle und körperliche Erkrankungen durch Risikoverhalten Gefahr droht –, sieht die weitere Prognose viel besser aus. Die soziale Integration, der soziale Erfolg hinkt allerdings beträchtlich hinterher.

Das Geschlechterverhältnis bei dieser Erkrankung ist etwa 1:1. Der subjektive Eindruck vieler Behandelnden, dass mehr junge Frauen betroffen seien, liegt daran, dass diese eher psychiatrische/psychotherapeutische Hilfe in Anspruch nehmen. Zum Unterschied von Belle in Irvin D. Yaloms Roman entwickeln viele Menschen mit einem Borderline-Syndrom sehr wohl eine intensive Beziehung zu einem Suchtmittel, seien es Alkohol und/oder Drogen. Ebenso häufig sind Depressionen und Angstzustände.

Auch bei diesem Krankheitsbild gibt es genetische Faktoren, die laut Zwillingsstudien nicht ganz 50 Prozent der konkreten Ausprägungen erklären. Traumatische Erfahrungen gravierender Art, vor allem Gewalterfahrungen und sexuelle Gewalt, sowie ein Mangel an Bindungssicherheit und liebevoller Nähe in frühen Jahren spielen mit Sicherheit eine ebenso große Rolle.

Die erste und wichtigste Therapie auch für diese Form der Persönlichkeitsstörung ist Psychotherapie. Eine bestimmte Form der Verhaltenstherapie, die in Therapiebausteinen aufgebaut ist, sowie eine ebenso spezielle Form der Psychoanalyse – nach Otto Kernberg – haben sich als geeignet erwiesen. Auch eine Form der Psychotherapie, die mit Konzepten der sogenannten *Mentalisierung* arbeitet, hat Wirksamkeit gezeigt. Aus der dazugehörigen Forschung wurde beispielsweise erkannt, dass Borderline-Patienten große Schwierigkeiten haben, Emotionen und Absichten bei anderen Menschen richtig zu erkennen und zu interpretieren.

Psychopharmakologisch ist es sinnvoll, die psychischen Begleiterkrankungen zu behandeln, vor allem die Depression. Während hier antidepressive und sogenannte stimmungsstabilisierende Medikamente gute Effekte zeigen, ist die längerfristige Gabe von Beruhigungsmitteln für diese Patienten völlig ungeeignet. Das Hauptgewicht liegt sicher im Bereich der ambulanten Psychotherapie und auch der sozialen Abfederung gravierender existenzieller Katastrophen. Bei Krisen kommt es häufig zu stationären Aufnahmen, oft mit hohem Aggressionslevel, Selbstverletzungen oder Suizidabsichten. Ein erheblicher Teil der Patienten, die an psychiatrischen Abteilungen, auch an den Jugendpsychiatrien, aufgenommen werden, hat eine zugrunde liegende Borderline-Problematik. Zu Stationslieblingen werden sie selten.

Ein letzter Satz zu diesem schwierigen Kapitel kommt von Stephan Doering, dem Leiter der Universitätsklinik für Psychoanalyse und Psychotherapie in Wien. Auf eine Frage im Zusammenhang mit Persönlichkeitsstörungen und Psychotherapie – nämlich: »Kann man sich je von einer schrecklichen Kindheit befreien und ein arbeits- und liebesfähiger Mensch werden?« – meinte Doering: »Man kann seine Kindheit nicht abschaffen, aber man kann sie verarbeiten und an einen Platz stellen, wo sie einen nicht mehr beeinträchtigt.«

KAPITEL 8: SEXUALITÄT
ALLES IST NACH AUSSEN GEKEHRT, ENTHÜLLT, ENTBLÖSST, ENTKLEIDET UND EXPONIERT

Zum Thema Pornografie stellen sich zwei große Fragen: Erstens, was soll man dazu noch schreiben? Es ist – in unterschiedlicher Qualität – bereits unglaublich viel zu diesem Thema geschrieben worden. Und zweitens: Was soll man noch zeigen? Es ist bereits unendlich viel gezeigt worden. Und es wird in unserer pornografischen Gesellschaft weiterhin unendlich viel produziert. Allein der Begriff »Pornoindustrie« zeigt, in welch gigantischer Weise die Ökonomisierung, die Kapitalisierung von Sexualität gelungen ist. Längst gibt es in diesem Bereich auch aktiennotierte Unternehmen.

Hat diese Entwicklung überhaupt etwas mit Psychiatrie bzw. Psychotherapie zu tun? Jein: Ja, da sie neue psychische Problemfelder schafft. Nein, da diese Entwicklung sicher nicht von der Psychiatrie/Psychotherapie/Psychologie beabsichtigt war. Schon gar nicht von der Psychoanalyse. Sigmund Freud wäre nicht amüsiert darüber. Vermutlich würde er die heutige Situation feinsinnig als gesellschaftliche Verirrung entlarven. Dazu meint der Philosoph Byung-Chul Han in seinem Buch »Transparenzgesellschaft«: »In der ausgestellten Gesellschaft ist jedes Subjekt sein eigenes Werbe-Objekt. Alles bemisst sich an seinem Ausstellungswert. Die ausgestellte Gesellschaft ist eine pornografische Gesellschaft. Alles ist nach außen gekehrt, enthüllt, entblößt, entkleidet und exponiert. Der Exzess der Ausstellung macht aus allem eine Ware, die ›ohne jedes Geheimnis dem unmittelbaren Verzehr ausgeliefert ist‹.« Allgemeiner betrachtet, meint der südkoreanische Philosoph: »Der Porno vernichtet nicht nur Eros, sondern auch den Sex. Die pornografische Ausstellung verursacht eine Entfremdung der sexuellen Lust … Die Sexualität löst sich auf in die weibliche Performance der Lust und die männliche Leistungsschau. Die ausgestellte, zur Schau gestellte Lust ist keine. Der Ausstellungszwang führt zur Entfremdung des Körpers selbst. Der Körper wird zu einem Ausstellungsobjekt …«

Die erwähnte Optimierungssucht hat beträchtliche Auswirkungen, auch auf andere Industriezweige, wie zum Beispiel die Schönheitschirurgie. Dabei wird der eigene Körper oft missbraucht, wie in den teilweise entsetzlichen Entstellungen dieser »Schönheitsoptimierer«.

Der Mensch ist offensichtlich in der Lage, alles missbräuchlich zu verwenden. Auch Viagra, das an sich sinnvoll ist – wenn es wirklich gebraucht wird. Mit jederzeit verfügbaren sexuellen Darstellungen im Internet, mit permanent und überall verfügbaren sexuellen Partnerinnen und Partnern wird eine Entwicklung gefördert, die zu beträchtlicher Überreizung führen kann. *Porn-induced erectile dysfunction*, kurz *PIED*, ist der neue Zauberbegriff, der auch dem Magazin *Time* eine Coverstory wert war. Der Untertitel lautete sinngemäß: »Warum junge Männer, die mit Internetpornos aufgewachsen sind, nun befürworten, sich diesen zu entziehen.« Bei diesem Begriff geht es darum, dass speziell junge Männer, die in ihrer jugendlichen Entwicklungszeit mehr oder weniger unbegrenzten Zugang zu allen Arten von Pornos im Netz hatten und diese auch als Masturbationsunterstützung benützten, in späteren Jahren zunehmend Erektionsschwierigkeiten bekommen – sowohl bei der von Internetpornos »gestützten« Masturbation als erst recht bei der Sexualität mit realen Partnerinnen oder Partnern. Es gibt anscheinend auch dafür bereits erfolgreiche Therapiemanuale, deren erster Schritt im Entzug der Netz-Pornografie für eine gewisse Zeit liegt. Besonders tiefenpsychologisch fundiert wirkt dieser Therapieansatz zwar nicht. *PIED* – wie immer man es auch bewertet – ist aber geradezu ein Beleg für die von Byung-Chul Han geäußerten Thesen. Das Fazit: Porno ist nicht gleich Sexualität und Sexualität ist nicht gleich Erotik.

SEXUALITÄT OHNE MYTHOS

Europa und andere Teile der westlichen Welt sind wieder einmal mit einigen regressiven Phänomenen beschäftigt. Das zeigt sich an Prozessen wie Spaltung, Verleugnung, Umkehr ins Gegenteil und projektiver Identifikation. Bei allen Formen regressiver psychischer Entwicklungen ist das Risiko von vermehrten Mythenbildungen, die auch gesicherten naturwissenschaftlichen Erkenntnissen widersprechen, verstärkt gegeben. Selbstverständlich ist von diesen Mechanismen auch die Betrachtung und Bewertung von Sexualität nicht ausgenommen. Daher einige Fakten zur Entmythisierung:

Mythos 1: Menschen mit psychischen Erkrankungen sind hypersexuell.
Diese Behauptung ist schlichtweg falsch. Eher das Gegenteil ist der Fall. *Hypersexualität* – also gesteigertes sexuelles Verlangen – kommt bei einigen wenigen psychischen Erkrankungen und psychisch erkrankten Personen vor, insbesondere bei manischen Zustandsbildern und auch bei manchen Formen der Persönlichkeitsstörung, vor allem beim Borderline-Syndrom. Es gibt einige Suchtmittel, die das sexuelle Verlangen eine Zeit lang steigern können – das gilt sowohl für Alkohol als auch für Haschisch, noch mehr für Kokain und auch für die Amphetamine. Bei Heroin ist das sehr fraglich.

Manifest und schwer Suchtkranke haben auch ohne Entzug mit dem Problem von reduziertem sexuellen Verlangen und überhaupt reduzierter sexueller Lust zu kämpfen. Noch mehr gilt das für die meisten Menschen mit psychischen Erkrankungen wie Depressionen, Angsterkrankungen, posttraumatische Störungen oder psychotische Erkrankungen. Die Mehrzahl der Menschen mit psychischen Leiden hat entweder vorübergehend oder dauerhaft ein deutlich reduziertes sexuelles Verlangen. Das gilt auch für autosexuelle Praktiken, also auch für die Masturbation.

Die sogenannte Sexsucht – sie ist unter den Süchten diejenige, die derzeit neben der Arbeitssucht die höchste soziale Akzeptanz

121

genießt – ist ein sehr umstrittenes Phänomen. Immer wieder werden prominente »Sexsüchtige« in unserer nach außen gekehrten, entblößten Gesellschaft ins Spiel gebracht: vom Rapper Bushido bis zum Schauspieler Bill Murray, von Cameron Diaz bis zu Hugh Grant. Der Golfprofi Tiger »Wutz« Woods und der Schauspieler Michael Douglas wiesen sich selbst in ein Suchtzentrum ein, um dort ihre Sucht nach Sex therapieren zu lassen. Vielleicht liegt es bei Douglas am Deal mit seiner Frau Catherine Zeta-Jones – er muss ihr angeblich zwei Millionen Euro bezahlen, sollte er doch einmal fremdgehen. Charlie Sheen lebte zeitweise mit zwei Pornodarstellerinnen zusammen und brüstete sich, in seinem Leben bereits mit 5000 Frauen Sex gehabt zu haben …

Ob das extrem überhöhte sexuelle Verlangen tatsächlich eine eigenständige Sucht darstellt oder nicht doch ein Sekundärphänomen anderer psychischer Erkrankungen ist, darüber sind sich Ärzte nicht einig. Jedenfalls lässt sich der Wunsch nach Prozeduren, die das sexuelle Verlangen oder die Sexualkraft steigern, bis weit zurück in die Geschichte der Menschheit erkennen. In allen Kulturen und zu allen Zeiten gab es Mittel und Mittelchen, die hier regen Einsatz fanden. Für Potenzmittel wie die Spanische Fliege (ein Käfer), Nashornpulver und Tigerextrakt, Rehpenisse und Regenwurmschnaps mussten schon immer ganz unterschiedliche Tiere im Dienste der menschlichen Lustgewinnung ihr Leben lassen. Durch die Gewinnung so mancher Aphrodisiaka waren und sind Tierarten manchmal sogar vom Aussterben bedroht. Daran kann man zweifelsohne den archaischen Wunsch der Menschheit nach möglichst großer Triebbefriedigung durch Sexualität erkennen. In diesem Punkt haben die Völker und Stämme aller Kontinente und aller Regionen viel gemeinsam. Alles andere sind Stereotypien aus der oft seltsamen psychischen Innenwelt verschiedener Kulturen – ganz besonders der westlichen.

Mythos 2: Homosexualität ist eine Krankheit.
Nein. Das ist und war sie nie. Homosexuelles Erleben und Verhalten gab es immer und wird es immer geben, ganz einfach

deshalb, weil dies ein integraler Teil der menschlichen Sexualität und damit der menschlichen Natur ist. Die Aufspaltung des menschlichen Sexualtriebes in einen hetero- und einen homosexuellen Anteil ist eine Erfindung der letzten 2000 Jahre. Diese Dichotomie hat weder in der Zeit der griechischen noch der römischen Antike existiert oder auch nur irgendjemanden interessiert. Es waren die großen monotheistischen Weltreligionen, die einen nicht unwesentlichen Beitrag zur Stigmatisierung von Homosexualität geleistet haben. Was hätte wohl einer der größten Philosophen der Geschichte, der bisexuelle Sokrates, zu den Aggressionshandlungen an Homosexuellen und der Spaltung des Eros in einen homo- und in einen heteroerotischen Teil gesagt? Sicherlich würde er sich auch über die unrühmliche Rolle, die die Psychiatrie und Psychotherapie über lange Zeiträume bei diesem Thema verkörpert hat, wundern.

Der erste international renommierte Sexualforscher war Richard von Krafft-Ebing, ein deutscher Psychiater, der an den Universitätskliniken von Wien und Graz tätig war: Sein Werk »Psychopathia Sexualis« verfasste er während seiner Grazer Zeit. Es war das Standardlehrbuch der Sexualpathologie des 19. Jahrhunderts. Trotz seiner wissenschaftlichen Erkenntnisse wollten vor allem konservative Kreise nicht auf die Ächtung der Homosexualität verzichten. Während diese in mehreren deutschen Königreichen und Ländern seit der Einführung des Code Civil – unter anderem in Bayern – bereits damals straffrei war, gab es beispielsweise in Preußen eine Gesetzgebung, die Homosexualität als Verbrechen betrachtete und mit harten Gefängnisstrafen ahndete.

Auch in Großbritannien war dies der Fall. Opfer der dortigen Gesetze war zum Beispiel Oscar Wilde, der extravagante, bisexuell orientierte Dandy. Schicksalhaft wurde Wildes Beziehung zu Lord Alfred Douglas, der zwar um einiges jünger war, der aber in seiner Zeit als Student in Oxford bereits als 20-Jähriger homosexuelle Kontakte zu anderen Studenten und auch zu Prostituierten hatte. Douglas führte den 37-jährigen Wilde in die Londoner Szene der männlichen Prostitution ein. Das Verhängnis nahm insofern seinen Lauf, als der Vater von Douglas Wilde zu einer Verleumdungsklage provozierte. Es kam zu einem

Prozess – Oscar Wilde wurde 41-jährig zu zwei Jahren harter Zwangsarbeit in das Zuchthaus in Reading verbannt.

Auch in der österreichisch-ungarischen Monarchie war Homosexualität ein Strafdelikt und wurde geahndet. Richard von Krafft-Ebing hatte viele internationale Patienten und war auch Spezialist für forensische Psychiatrie, also Gerichtspsychiatrie. Seine Darstellung, dass Homosexuelle aufgrund einer angeborenen »Umkehrung« des Sexualtriebes dafür nicht verantwortlich seien, erlaubte es ihm zwar, sich für eine vollkommene Straffreiheit der Homosexualität auszusprechen, aber letztlich blieb diese Theorie für die reale Strafverfolgung folgenlos. Vor allem deshalb, weil kirchlich-konservative Kreise vehement gegen eine diesbezügliche Liberalisierung auftraten. Homosexualität war weiterhin kriminalisiert und zusätzlich auch noch pathologisiert. Die Psychiatrie war über Jahrzehnte nicht in der Lage, sich von dieser soziokulturell geprägten Pathologisierung Homosexueller bzw. der Homosexualität an sich zu befreien. Auch die gerade in Entwicklung befindliche Psychotherapie und Psychoanalyse nicht. Auch Sigmund Freud nicht.

Die im Rahmen der faschistischen Entwicklung und Verdichtung immer stärker und aggressiver werdende Homophobie hat letztlich dazu geführt, dass während der Zeit des Nationalsozialismus zwischen 10 000 und 15 000 Männer – in Einzelfällen auch Frauen – wegen ihrer Homosexualität in Konzentrationslager verschleppt wurden. Etwa die Hälfte von jenen, die an der Reproduktion der »Herrenrasse« nicht teilnehmen konnten, kam dabei ums Leben.

In Deutschland wurde der unter dem Naziregime 1935 erheblich verschärfte Paragraf zur Homosexualität nach dem Zweiten Weltkrieg direkt übernommen. 1957 wurde er sogar noch einmal als rechtmäßig anerkannt. Es dauerte bis 1969, bis sich daran etwas änderte. Die Anwendung des Paragrafen erfolgte exzessiv, es wurden über 100 000 Ermittlungsverfahren eingeleitet, bei denen mehr als 50 000 Männer verurteilt wurden. In Österreich wurde die Homosexualität zwischen Erwachsenen 1971 legalisiert. Bis zur völligen Gleichstellung von hetero-, bi- und homosexuell orientierten Menschen ist es aber noch immer ein weiter Weg. In beiden Ländern wurden Prominente bis Mitte der 1970er-Jahre seitens der Polizei bespitzelt und »Verdächtigenlisten« geführt – angeblich auf rosa Papier.

Auch in Großbritannien war die Gesetzeslage ähnlich. Ein tragisches Beispiel für deren Auswirkungen ist der Brite Alan Turing. Der geniale Mathematiker und Informatiker gilt noch heute als einflussreicher Grundlagenexperte für die moderne Computertechnologie. Während des Zweiten Weltkrieges war er maßgeblich an der Entzifferung deutscher Funksprüche beteiligt. Viele Historiker sind sich darüber einig, dass dieser Umstand den Zweiten Weltkrieg um mehrere Jahre verkürzt und er damit unzählige Menschenleben gerettet hat. 1952 wurde Turing von der britischen Gerichtsbarkeit wegen »homosexueller Umtriebe und Handlungen« zu einer Gefängnisstrafe verurteilt – und vor die Wahl gestellt, die Haftstrafe anzutreten oder sich einer chemischen Kastration zu unterziehen. Er entschied sich für die ärztliche Behandlung. Diese dauerte ein Jahr und führte zu beträchtlichen Nebenwirkungen, da enorme Mengen Östrogen verwendet wurden. Turing war bis dahin sehr sportlich gewesen, er war Läufer, Radfahrer und Tennisspieler; die massive Verweiblichung seiner Konturen war für ihn sehr schmerzhaft. In weiterer Folge erkrankte er an einer Depression und starb zwei Jahre später an einem Suizid.

Es dauerte 55 Jahre, bis die britische Regierung zu einer posthumen Entschuldigung in der Lage war. Erst unter Premierminister Gordon Brown wurde eine Erklärung veröffentlicht, die Turings Verdienste würdigte. Und es dauerte weitere vier Jahre, bis am 24. Dezember 2013 Alan Mathison Turing das ausschließlich der Queen vorbehaltene »Royal Pardon« posthum zugesprochen wurde. Erst damit war Turing, eines der größten Genies Großbritanniens im vergangenen Jahrhundert, offiziell rehabilitiert.

Die Geschichte von Alan Turing – oder besser die Geschichte des Umgangs der Gesellschaft mit der Tatsache, dass er homosexuell war – ist ein Symbol für die Absurdität und Grausamkeit homophober Tendenzen, Haltungen und Handlungen. Und es ist noch nicht so lange her, dass die Psychiatrie und Psychotherapie – zumindest ihr weit überwiegender Teil – ihre eigene Homophobie abgelegt haben. Beispielgebend dafür war die Entscheidung der amerikanischen Psychiatriegesellschaft, die 1973 endlich beschloss, Homosexualität aus der Liste der psychischen Störungen zu streichen. Diese Streichung erfolgte gegen den Widerstand der amerikanischen psychoanalytischen Gesellschaft, die es erst eine Generation später schaffte, eine neue Position zu beziehen. Die entsprechende Deklaration lautete schließlich: »Die amerikanische psychoanalytische Vereinigung lehnt jede öffentliche und private Diskriminierung gleichgeschlechtlich orientierter Frauen und Männer ab und bedauert sie. Es ist die Position der amerikanischen psychoanalytischen Gesellschaft, dass die mit uns verbundenen Ausbildungsinstitute ihre Kandidaten aufgrund ihres Interesses für die Psychoanalyse aussuchen, wegen ihres Talents, ihrer Vorbildung, ihrer Integrität, ihrer Bereitschaft zu Selbstanalyse und Ausbildung – und nicht aufgrund sexueller Orientierung.«

Bis dahin waren bekennende Homosexuelle zur analytischen Ausbildung nicht zugelassen gewesen. Die Deklaration erfolgte 1991. Nichtsdestotrotz gibt es sowohl in der Psychiatrie als auch der Psychotherapie und der Psychologie immer noch kleine Gruppen von »Gegenreformatoren«, die Homosexualität für therapiebedürftig halten. Im Sommer 2008 sah sich die deutsche Bundesregierung daher im Bundestag gezwungen, folgende Erklärung abzugeben: »Die deutsche Bundesregierung vertritt weder die Auffassung, dass Homosexualität einer Therapie bedarf, noch dass Homosexualität einer Therapie zugänglich ist.«

Mythos 3: Homophobie ist eine Krankheit.
Homophobie ist ein Symptom, keine Krankheit. Aus dem Begriff »Angst vor Homosexualität« geht jedoch nicht hervor, ob es die Angst vor der Homosexualität *anderer* oder die Angst vor *eigenen* homosexuellen Anteilen bedeutet. In manchen Weltregionen ist diese Angst auch ein massenpsychologisches Phänomen, das offenbar in bestimmten Gruppierungen von Religionen und politischen Parteien häufig vorkommt. Auf die Frage »Sollte die Gesellschaft Homosexualität akzeptieren?« antworteten im Jahr 2013 von 1000 Befragten in verschiedenen Staaten jeweils folgende Anteile mit »Ja«: Deutschland: 87 %, Frankreich: 77 %,

Großbritannien: 76 %, USA: 60 %, Russland: 16 %. In der Türkei bejahten nur neun Prozent die Frage. Es gibt eine ähnliche Umfrage in Österreich, die auf einen hohen Akzeptanzwert, der zwischen dem in Deutschland und jenem in Frankreich liegt, schließen lässt. Demnach dürfte Homophobie in Österreich und Deutschland derzeit ein begrenztes Phänomen sein.

KAPITEL 9: TRAUMA UND SEELE
DIE ZEIT HEILT NICHT ALLE WUNDEN

Die Seele, dieses unsichtbare Organ, ist viel schwieriger zu fassen als das Gehirn, aber sie leidet ähnlich unter Verwundungen wie der Körper. Abgesehen davon, dass die Unterteilung in »Soma« und »Psyche« absurd ist, denn es leidet oder erkrankt immer der ganze Mensch.

Der Begriff *Trauma* kommt ursprünglich aus der Unfallmedizin und bezeichnet eine durch äußere Einflüsse bewirkte Schädigung, Verletzung, Verwundung von Gewebe. Wenn man nun »Gewebe« durch »Seele« ersetzt, dann ist klar, was ein Psychotrauma bedeutet. Und auch alles Weitere verläuft parallel: die Art des Traumas, die Heftigkeit des Traumas, die Häufigkeit des Traumas und die Konstitution des Gewebes bzw. der Seele, auf die das Trauma trifft.

Erlebt man im Auto einen Frontalzusammenstoß mit hoher Geschwindigkeit, bei dem der Motorblock auf den Brustkorb gedrückt wird (kein Airbag kann das verhindern), werden vermutlich schwerste Verletzungen die Folge sein. Und ab einem gewissen Schweregrad wird der Aufprall tödliche Folgen haben. Erleidet man hingegen bei einem Fußballspiel einen intensiven Tritt gegen das Schienbein, so resultiert zumeist eine schmerzvolle Schienbeinprellung daraus. Die Beinhaut hebt sich vom Knochen ab, darunter entstehen Mikroblutungen, eine Schwellung und letztlich ein blauer Fleck, der bald verschwindet. Ab dann ist der Schmerz vorbei.

Die Seele hat weder einen Brustkorb noch ein Schienbein, aber ihre Verletzbarkeit durch Traumen der verschiedensten Intensität ist ähnlich. Und wenn jemand in einem Fußballspiel nach dem ersten Schienbeintritt immer wieder auf dieselbe Stelle getreten wird, so nennt man das analog dazu im seelischen Bereich

Re-Traumatisierungen. Nicht nur beim Fußball geschieht so etwas manchmal mit klarer Absicht – auch bei der psychischen Folter ist es so. Was sind nun die seelischen Schienbeindeckel? Bei Tritten auf die Seele, die nicht gerade mit gestrecktem Bein erfolgen, ist es eine dicke, stabile seelische Außenhaut. Ein Teil dieser schützenden Haut ist genetisches Glück, und der andere Teil ist durch günstige Bedingungen für die Seele während des Lebens gewachsen. Das ist bei der Psyche und ihrer Widerstandsfähigkeit, ihrer *Resilienz* gegenüber Traumen genauso. Die Seele ist zwar unsichtbar, aber dennoch ein Organ, ein ganz spezielles. Bei einem schweren Autounfall kann es auch zu einem sogenannten *Polytrauma* kommen, einem Vielfach-Trauma mit etlichen verschiedenen Brüchen und inneren Verletzungen. Das gibt es auch im seelischen Bereich.

Welche Sinnesorgane sind es nun, die dieses Trauma zum unsichtbaren Organ Seele weiterleiten? Es ist das, was uns angetan wird. Zu spüren, was wir sehen oder hören – ja, sogar riechen und schmecken – müssen, ohne es zu wollen. Das können Schläge sein, gegen die wir uns nicht wehren können und die uns die Nase brechen. Es kann Folter oder Vergewaltigung sein; es kann sein, dass wir mitansehen müssen, wie jemand vor unseren Augen gequält wird; es können die Schreie Verwundeter, Sterbender sein, denen wir nicht helfen können und die uns Angst machen. Es kann der Verwesungsgeruch von Leichen sein, die uns umgeben, den wir kaum je vergessen können. Und es kann auch der Geschmack der Verzweiflung sein, die uns überkommt, bis wir uns übergeben müssen.

Neben dem, was Sinnesorgane an die Seele weiterleiten, gibt es noch eine seelische Funktion, die zusätzlich das bewertet, was uns widerfährt – also wie widerlich, schrecklich, furchtbar, bedrohlich, erbärmlich, ungerecht und auch unverständlich es jeweils ist. Und wie hoffnungslos und ohnmächtig es uns macht. Diese zusätzlichen seelischen Beurteilungen sind Verstärker von alldem, was unsere Sinnesorgane an uns weiterleiten.

DIE SEEPFERDCHEN

»Was mich nicht umbringt, macht mich stärker« – dieser Satz mag durchaus zutreffen, nur: Was uns nicht umbringt, macht uns auch noch verwundbarer. Härteres, stärkeres Gewebe bricht leichter, das elastischere federt besser ab. Eine Narbe ist immer härter als das umgebende Gewebe – als Erstes bricht die Narbe. Was passiert im Seelenorgan, der Psyche und ihren Funktionsträgern, als Folge eines Traumas? Die Zentrale unseres konkreten, exakten Erinnerns und vor allem der Konsolidierung von Erinnerungen sind zwei symmetrische Strukturen am mittleren Unterrand des Gehirns in der Form eines Seepferdchens, abgeleitet aus dem Griechischen: *Hippocampus*. Diese Strukturen steuern das *episodische* Gedächtnis. Aus bildgebenden Untersuchungen weiß man, dass das Seepferdchen bei schweren Psychotraumen und bei chronischem Stress messbar schrumpft. Bei Alzheimerdemenz passiert das ebenfalls, nur wesentlich stärker.

Unsere Gefühlserinnerungen hingegen sind in den zwei Nervenzellhaufen – den *Mandelkernen* – im Gehirn angelegt. Diese symmetrischen Strukturen können nach schweren Traumen wachsen und schießen ihre diffusen emotionalen Erinnerungen mit all den unangenehmen, entsetzlichen Gefühlen immer wieder an den beiden geschrumpften Seepferdchen vorbei – in unser Wahrnehmungsgehirn. Das sind die Bilder, auch die Hör- und sogar die Riechbilder der Traumatisierungen, die plötzlich hochkommen – ob man will oder nicht. Im Psychischen werden sie *Flashbacks*, im Deutschen auch *Nachhallerinnerungen* genannt. Flashback würde übersetzt eher Rückblende heißen. Aber die Rückblende ist verstellt, es ist ein diffuses Grauen vor dem inneren seelischen Auge – manches überdeutlich, übergroß, überlaut, anderes verschwommen. Zudem vergessen wir durch die Schrumpfung der Seepferdchen einiges, stark von der jeweiligen Situation abhängig. Ähnlich wie bei Alzheimer, nur nicht so gleichmäßig, sondern wechselhaft.

All das ist schulmedizinisch, organisch, bildgebend und wissenschaftlich mehrfach bewiesen, auch wenn es immer wieder von Ignoranten angezweifelt oder sogar geleugnet wird. Denn oft werden Traumatisierte in eine Art Kreuzverhör genommen, und wenn sie sich dann nicht genau erinnern können, heißt es, sie würden lügen. Diese Ignoranz ist ein psychodynamisches Geschehen, das der Verleugnung sehr ähnlich ist. Es stellt sich durchaus oft die Frage, ob Ignoranz eine Krankheit ist; als Entzündung müsste sie »Ignorantitis« heißen, als allgemeiner Begriff »Ignorantopathie«. Sie ist aber nicht heilbar, daher wird es wohl keine Krankheit sein. Gegen Dummheit ist anscheinend wirklich kein Kraut gewachsen.

AUF EWIGER FLUCHT

In Wien gibt es seit mehr als 20 Jahren eine Institution namens ESRA – ein Kompetenzzentrum für Trauma-Diagnostik und Trauma-Behandlung, gegründet von der Israelitischen Kultusgemeinde. Als es diese Institution noch nicht gab, kamen öfters jüdische Patienten zu mir in Therapie, darunter einige KZ-Überlebende wie der damals 77-jährige Leon.

In Ostpreußen in einem bürgerlichen jüdischen Elternhaus mit deutscher Identifikation aufgewachsen, hatte Leon – ein großer Verehrer der deutschen Dichter und Philosophen – angefangen, Deutsch und Geschichte zu studieren, bis dann die Pogrome der Nazis begannen. Das Studium war ihm plötzlich verboten, seine Eltern wurden entlassen und enteignet. Danach die Flucht, in eine Kirche im heutigen Polen, mit der ganzen Familie und einigen anderen Verfolgten. Von der antisemitischen Bevölkerung verraten, von einem wohlgesinnten, mutigen katholischen Priester versteckt, war Leon durch Zufall gerade im Glockenturm, um etwas zu reparieren, als die Nazischergen kamen. Alle in dieser Kirche fanden den Tod. Nur er überlebte. Ein Gehilfe des Priesters versteckte ihn auf dem Dachboden. Er hörte alles, sah manches. Er blieb zuerst versteckt, ehe er weiterflüchtete.

Später wurde auch er gefasst und landete in einem Konzentrationslager. Von dort gelang ihm gemeinsam mit einigen anderen Inhaftierten neuerlich die Flucht. Die fünfköpfige Gruppe – drei Männer und ein Paar – wurde zwei Jahre lang permanent verfolgt. Sie hatten zwei Pistolen bei sich, mit insgesamt sechs Schuss Munition. Fünf Kugeln waren für sie selbst reserviert – plus eine Extrakugel. Die Frau wurde schwanger, sie hatten kaum zu essen, litten unter heftigem Durchfall. Es war im Spätherbst 1944, das Gebell der Hunde und die Stimmen der Häscher kamen immer näher. Sie teilten sich in zwei Gruppen. Das Paar blieb zurück, die anderen flüchteten weiter. Diese Entscheidung war ebenso vorbesprochen wie entsetzlich. Der Mann des Pärchens hatte eine Pistole mit zwei Kugeln, die anderen hatten die zweite Pistole mit den restlichen vier. Der erste Schuss fiel – der Mann hatte seine schwangere Frau erschossen. Sie wollten den Häschern nicht lebend in die Hände fallen. Mit der zweiten Kugel schoss der Mann aber auf einen Verfolger. Damit hatte er keine Kugel mehr für sich selbst. Die flüchtenden drei Männer hörten noch die Schreie des Mannes, der von Schäferhunden zu Tode gebissen wurde. Leon war einer dieser drei Flüchtenden, alle überlebten. Die Erinnerungen aus der Zeit im KZ kamen immer wieder hoch, auch jene von dem Gemetzel in der Kirche. Die Schreie des vierten Mannes konnte er nie vergessen.

Seit den entsetzlichen Ereignissen, von denen mir Leon berichtete, waren mehr als 50 Jahre vergangen; verschiedene sowohl körperliche als auch psychische Leidenszustände hatten den Traumatisierten über Jahrzehnte begleitet. Dennoch war es ihm nach Ende des Krieges gelungen, eine Familie zu gründen und einen Beruf auszuüben, der zwar unter seinen Fähigkeiten lag, ihn aber doch erfüllte. Durch sehr viel Arbeit schaffte er es, sich teilweise abzulenken, und irgendwie bewältigte er sein Leben. Aber das Trauma, die Traumen waren in seiner Seele gespeichert. Erst seitdem er in Pension war – körperlich zunehmend kränklich – und seine beiden Kameraden von damals verstorben waren, war es unerträglich geworden. Er lag stundenlang wach, schlief nie mehr als knapp zwei Stunden, hatte Albträume. Wegen zweier Schäferhunde im Nebenhaus war er mit 71 Jahren noch einmal umgezogen.

Leon und ich haben uns zwei Jahre lang darum bemüht, dass er weiterleben will, und es ist auch gelungen. Er hatte bereits jahrzehntelang hohe Dosen an Arzneien genommen, ich verschrieb ihm weitere hoch dosierte Medikamente, worauf es ihm gelang, bis zu vier Stunden durchzuschlafen. Aber den Sinn in seinem Leben hat er erst wiedergefunden, als er regelmäßig ESRA besuchte. Er fühlte sich plötzlich sicher. Die ewige Flucht war endlich vorbei.

Erst durch Leon habe ich wirklich verstanden, was Psychotrauma-Spätfolgen bedeuten. Für den Betroffenen, seine Familie – und auch für den behandelnden Arzt und Therapeuten.

VERWUNDETE SEELEN

Die Situation war bei der Behandlung von Menschen, die während des Jugoslawienkrieges traumatisiert wurden, ähnlich. Auch in diesem Krieg ist die Bevölkerung in unfassbarer Weise traumatisiert worden. Es geht hier nicht darum, welche Ethnien am stärksten betroffen waren oder sind – es gibt zwar sehr wohl lokale Unterschiede, aber das Psychotrauma macht keine ethnischen Unterscheidungen. Das tun nur Menschen, die die Seelen der anderen verwunden, vergiften und foltern.

Pathologen fanden etwa bei der Obduktion von Verstorbenen bei manchen augenlosen Leichen deren Augen in ihren Mägen. Es gab also Gefolterte, die, bevor sie verstarben, dazu gezwungen wurden, ihre eigenen herausgeschnittenen Augen zu schlucken. Nein, es war kein Massenphänomen, aber es gab das. Es gab auch Dörfer, in denen Kinder die Vergewaltigungen ihrer Schwestern, ihrer Mütter mitansehen, mitanhören mussten. Von jenen, die diese Gräuel überlebt haben, zogen die Jungen geschändet und beschämt fort. Viele Alte, ohne jede Perspektive, wählten den Suizid.

In der Regel ist es so, dass die Folgegenerationen die Traumatisierungsstörungen ihrer Eltern und Großeltern durchleben müssen, sei es durch das genetische Erbe von Störungen, das ihre Eltern weitergegeben haben, oder durch seelische Verhärtungen, die auf Verhaltensebene in die nächsten Generationen reichen. Meist ist es auch erst in der Generation der Kinder oder Enkel möglich, jene Vorgänge zu erkunden und zu bearbeiten, die Eltern und Großeltern betrafen.

Untersuchungen zufolge war es zehn Monate nach dem Krieg – als der unmittelbare Horror vorbei war –, dass sich die große Depression einstellte und halbe Dörfer Suizid begingen. Doch hat man von diesem unfassbaren Gewalttrauma des Krieges, der mehr gegen die unbewaffnete Bevölkerung als gegen reguläre Armeen geführt wurde, jemals viel gelesen? Nein, denn in aller Regel ist während und nach Kriegen die Berichterstattung über die jeweiligen Armeen und die spätere Aufteilung der Beute wichtig. Es sind ja im Grunde Raubzüge, nichts anderes, nur mit wesentlich mehr Gewalt und daraus resultierenden Folgen für die Seele. Der Stammhirnteil unserer Seele ist übrigens der primitivste Teil unseres Gehirns, er lässt sich bis zu den Reptilien zurückverfolgen.

Im Jahr 2002 verklagten ehemalige britische Soldaten ihre Regierung wegen der psychischen Folgeschäden ihres Kriegseinsatzes. Ein 19-jähriger Soldat hatte 1995 in Bosnien eine Szene beobachtet, die sein Leben für immer veränderte. Er hatte den Anschluss an seine Gruppe verloren und irrte in ständiger Angst vor Heckenschützen durch ein Dorf. Plötzlich sah er eine schwangere Frau, tot und an einen Pfosten gefesselt, mit aufgeschnittenem Bauch, in den man einen toten Hund gestopft hatte. Seither litt der ehemalige Soldat unter ständigen Albträumen und Depressionen, die Psychiater unter dem Begriff *posttraumatische Belastungsstörung (PTBS)* zusammenfassen. Gemeinsam mit 250 Überlebenden anderer Kriege, an denen Großbritannien in den vergangenen zwei Jahrzehnten beteiligt gewesen war, hat der traumatisierte Soldat die Sammelklage gegen den Staat eingereicht. Wegen Verletzung der Fürsorgepflicht. Die Veteranen beklagten, dass sie nicht ausreichend auf die Schrecken des Krieges vorbereitet worden waren. Schlimmer noch, das Verteidigungsministerium habe nicht reagiert, als sich die psychischen Folgen einstellten. Geklagt haben Veteranen des Falklandkrieges, ebenso Überlebende des Golfkrieges von 1991 und Soldaten, die im ehemaligen Jugoslawien eingesetzt waren. Zusätzlich haben sich nahezu 2000 weitere britische Soldaten in Listen eingetragen, um Zeugenaussagen zu leisten oder gegebenenfalls als Nebenkläger aufzutreten.

Man könnte diese britischen Rechtsstreitigkeiten mit einer typischen Form der »Kompensationskultur« verwechseln. Es ist aber mehr als berechtigt, wenn auch Soldaten daran erinnern, dass sie nicht nur Arme, Beine und Bauch, sondern auch ein unsichtbares Organ haben, an dessen Verwundung sie zugrunde gehen können. Und es sind viele daran zugrunde gegangen. Während des Falklandkrieges waren 255 britische Soldaten bei den kriegerischen Auseinandersetzungen gestorben – aber in den 20 Folgejahren 268 an Suizid. Zum ersten Mal setzte sich Europa im Zuge dieses Verfahrens mit der Thematik des Psychotraumas infolge eines Krieges auseinander. Die hohen Raten von Suchterkrankungen, Depressionen und auch Suiziden bei den Vietnam-Veteranen hatten die Amerikaner schon deutlich früher dazu veranlasst. Und in Israel gab es infolge des kollektiven Traumas Holocaust schon lange die Behandlung der Soldaten mit extremen psychischen Belastungen nach Kriegen.

PSYCHISCHE KATASTROPHEN

Eine Urangst, vielfach in uns abgespeichert, ist jene vor Naturkatastrophen. Auch solche können ein akutes Trauma für das Organ Seele sein. Ein Beispiel ist die Tsunami-Katastrophe des Jahres 2004 in Südostasien. Entwicklungsgeschichtlich sind derartige Katastrophen in gewisser Form Teil unseres kollektiven Unbewussten. Und bei allem Entsetzen, das mit diesen Naturkatastrophen verbunden ist, ist der kollektive Zusammenhalt der Menschen gegen einen Angriff der Natur besser verankert. Es geht dabei um einen gemeinsamen Feind. Kollektive Solidarität steigert sich zur Abwehr eines kollektiven Traumas.

Neben der Unterscheidung in individuelle und kollektive Traumatisierungen gibt es auch die Unterscheidung in Natur- oder unfallbedingte Traumatisierungen und solche, die durch Gewalt von Menschen an Menschen entstehen. Diese Form der Traumatisierung hat einen noch höheren pathologischen Schädigungsfaktor für unser Seelenorgan. Grundsätzlich kann jeder Mensch von Traumatisierungsstörungen betroffen sein, das Trauma muss nur gravierend genug sein, um die Seele eines Menschen schwer und nachhaltig zu schädigen. Dieser Umstand ist bei der Psyche ähnlich wie beim Körper.

Eines der häufigsten Traumen mit Folgen für die Psyche ist ein schwerer Verkehrsunfall. Die unmittelbare Folge ist häufig ein Schockzustand, viel seltener entwickelt sich eine posttraumatische Störung. Die meisten Betroffenen erholen sich spontan. Im Gegensatz dazu ist das Trauma der Vergewaltigung bei der überwiegenden Mehrzahl der Betroffenen mit der Entwicklung einer posttraumatischen Störung verbunden. Man weiß sowohl aus der Trauma- als auch aus der Borderline-Forschung, dass eine Lebensgeschichte mit viel Gewalt – und vor allem mit sexuellem Missbrauch – eine besonders ungünstige Komponente für die Heilungschancen von Borderline bedeutet. Erst recht gilt das, wenn im weiteren Lebensverlauf Wiederholungen der Traumatisierung stattfinden. Wie bei den Veteranen des Vietnamkrieges, die, oft körperlich und seelisch schwerstverwundet, von Teilen der amerikanischen Bevölkerung zu »Verlierern« erklärt wurden. Während des Krieges in Vietnam starben alleine mehr als 58 000 amerikanische Soldaten. Mehr als 60 000 damals Überlebende haben mittlerweile den Kampf gegen ihr Trauma verloren und den Suizid gewählt. Ähnlich hoch ist die psychische Belastung auch bei vergewaltigten Menschen, vor allem Frauen, denen peinliche Detailfragen gestellt und bei entwürdigenden Interviews Unterstellungen angedichtet werden.

Wenn es eine Gemeinsamkeit im Umgang mit Traumatisierten gibt, dann ist es die Re-Traumatisierung. Bei den Frauen ist das seit Jahrtausenden so, bei Männern sind es vor allem die traumatisierten Soldaten, die bereits vor hundert Jahren – eine historische Schande – als sogenannte »Kriegszitterer« diskriminiert wurden.

FIGHT, FLIGHT, FREEZE

Die Möglichkeiten der menschlichen Seele, auf eine akute Bedrohung zu reagieren, sind begrenzt. Im Grunde sind es nur drei Reaktionswege, die zur Verfügung stehen: *Fight, Flight* oder *Freeze* – kämpfen, flüchten oder erstarren.

Die Flucht kann auch ein Flüchten in eine vorübergehende akute Psychose oder in Zustände der Bewusstseinsspaltung sein. Letzteres hat nichts mit Psychose und auch nichts mit »Schizophrenie« zu tun. Psychiater nennen es *Dissoziation*, also sich in Einzelteile auflösen. Assoziieren ist gleichsam das Schaffen von Verbindungen, Dissoziieren das Gegenteil, also das Lösen, das Auflösen von Verbindungen. Ähnliches geschieht bei den vielfältigen Bildern der *multiplen Persönlichkeitsstörung*, die in der Regel die Antwort auf frühere schwere Traumatisierungen darstellt. Dazu gehört das Jekyll-und-Hyde-Syndrom.

Die psychischen Trauma-Spätfolgen führen oft zu anderen psychischen Erkrankungen wie Depressionen, Panikattacken, aber auch Sucht und Psychosen. Für alle diese Erkrankungen ist das Risiko bei schwerer und wiederholter Traumatisierung deutlich auf das Mehrfache erhöht. Neben der günstigen oder ungünstigeren genetischen Grundausstattung gibt es eine Reihe von Faktoren, die das Einbrennen einer Narbe in die Seele bewirken. Die beiden allerstärksten Faktoren sind mangelnde soziale Unterstützung und andere, frühere Traumatisierungen. Etwa 1,5 Prozent der unter 60-jährigen Deutschen leiden an einer posttraumatischen Belastungsstörung, bei den über 60-Jährigen sind es mehr als das Doppelte. Das ist ein eindeutiger Hinweis auf die kriegsbedingte höhere Trauma-Belastung älterer Generationen.

THERAPIE

Es gibt außer Soldaten auch andere Berufsgruppen, bei denen mit einem erhöhten Aufkommen von Traumatisierung gerechnet werden muss: Polizisten und Feuerwehrleute, Pflegepersonal und Ärzte im Rettungswesen, in der Unfallchirurgie und auch in der Akut-Psychiatrie. Kurz: überall dort, wo es zu Gewalteskalationen kommt, mittlerweile auch in Schulen. Allen folgenschwer Traumatisierten kann und muss man Psychotherapie anbieten.

Die unvermutet und plötzlich auftretenden Flashbacks sind eine besondere psychische Qual und bringen unerträgliche Gefühle des Kontrollverlustes und der Hilflosigkeit mit sich.

Die effektivsten Hilfen sind die Verhaltenstherapie und *Eye Movement Desensitization and Reprocessing (EMDR)*. Letzteres ist eine spezielle verhaltenstherapeutische Methode, bei der die unwillkürlichen Augenmuskelbewegungen in einem mehrstufigen Programm zur willentlichen Trauma-Bewältigung benützt werden. Eine neuere Methode ist das *Neurofeedback*. Hierbei versucht der Patient, mittels in Farben übersetzter EEG-Darstellung eine selbstregulierende emotionale Bewältigung zu erreichen.

An dieser Stelle muss auch die *Logotherapie* nach Viktor Frankl angeführt werden. Der Wiener Psychiater hat mit seiner Entwicklung von der persönlichen Leidensgeschichte eines maximal traumatisierten KZ-Opfers zur persönlichen Lebensgeschichte eines weltbekannten Arztes und Psychotherapeuten auf der Suche nach dem Sinn dieses Überlebens – diese Frage stellt sich bei schwer traumatisierten Überlebenden immer – unzähligen Schwerstbetroffenen erfolgreich geholfen. Sich selbst überdies auch. In allen existenziellen Lebensbereichen hat die von Frankl erfundene und weiterentwickelte Logotherapie beachtliche Wirkung. Während bei verhaltenstherapeutischen Programmen das Loslösen der Psyche vom Trauma das Ziel der Bemühungen ist, geht es bei der Logotherapie um das Finden eines neuen Lebenssinns, eines neuen Lebensinhalts.

Sinnlos ist es, prinzipiell allen Menschen, die ein Trauma hatten – meist bei Verkehrsunfällen, auch Helfern nach Katastrophen –, Frühintervention anzubieten oder gar anzuordnen. Wer ein Trauma hatte, muss keineswegs eine Störung entwickeln. Es gibt sogar Studien, die negative Auswirkungen einer solchen Vorgangsweise zeigen. Daher wird von der Anwendung präventiver Module seitens mancher renommierter Forschungsinstitute abgeraten. Diese Vorgangsweise – nach dem Motto: »Reden wir doch gleich nach dem Trauma mit möglichst vielen direkt und indirekt Beteiligten« – wird subjektiv zwar hoch bewertet, die wissenschaftlichen Untersuchungsergebnisse dieses *Debriefings* sprechen hingegen eher dagegen. Das hält aber offensichtlich nicht davon ab, diese Form der Frühintervention mit großem Aufwand zu betreiben: Die gesellschaftliche Bewertung ist sehr gut, auch wenn die Datenlage dagegenspricht. Es ist oft rätselhaft, welche Formen der Psychotherapie für welche Form der Störung in Österreich angeboten werden. Ein Zusammenhang zwischen Angebot und belegter Wirksamkeit ist häufig nicht gegeben.

Wichtig ist jedenfalls, dass die psychischen Folgeerkrankungen von posttraumatischen Störungen genauso behandelt werden, als wären sie nicht infolge einer posttraumatischen Belastungsstörung (PTBS) aufgetreten. Auch der Herzinfarkt eines Menschen mit PTBS muss wie ein Herzinfarkt behandelt werden. Das gilt für eine Depression oder Suchterkrankung eines PTBS-Betroffenen genauso.

Zauber-Psychotherapie, die sofort wirkt, gibt es nicht. Der verzweifelte Mensch braucht aber unbedingt Hilfe. Jemanden, der ihm zuhört, der hinhört, hineinhört und ihm dann eventuell das richtige Medikament verschreibt. Auf längere Sicht dürfen das weder Valium noch ähnliche Beruhigungsmittel sein. Aber es gibt Medikamente, die auch beim Distanzieren von früheren, belastenden Gefühlszuständen rasch helfen. Auf lange Sicht haben außerdem manche Antidepressiva sehr gute Wirksamkeit gezeigt.

KAPITEL 10: ADHS
EINE STARKSTROMLEITUNG IM KOPF

Die Geschichte der *Aufmerksamkeitsdefizit- und Hyperaktivitäts-störung (ADHS, attention deficit hyperactivity disorder)* ist, zumindest in Österreich, eine merkwürdige. Jahrzehnte hindurch wurden Tausende, ja Abertausende Kinder und Jugendliche als »erethisch«, nervös und unkonzentriert bezeichnet. Manchmal war das sogar schon die »Diagnose«. Und sie wurden auch behandelt – selten allerdings von Kinder- und Jugendpsychiatern, denn davon gab und gibt es zu wenige, viel häufiger von Allgemeinmedizinern und Kinderärzten. Auch Schulpsychologen, mehr oder weniger medizinisch geschulte Psychotherapeuten und Heilpädagogen hatten eine Meinung dazu. Nicht zu vergessen die vielen Lehrer, Lebens- und Familienberater – und die Eltern.

Je nach dem Beobachtungsstandpunkt galten diese Kinder und Jugendlichen als kindlich, als pubertär, aber auch als störend, unfolgsam, unbegabt, manchmal überbegabt und unterfordert, aber auch als frech, aggressiv, neurotisch, verzogen, und in medizinischen Kontexten wurde der erwähnte Begriff des »Erethismus« gepflegt. Unter diesem Begriff verstand man in erster Linie ein unruhiges Kind, das sich aufgrund dieser inneren und nach außen dargestellten Unruhe schwer auf etwas konzentrieren kann. Egal, was es ist. Ein länger dauerndes Spiel, eine Schulaufgabe, auf einem Sessel zu sitzen, einer Geschichte zuzuhören und ähnliche Dinge fallen den Betroffenen sehr schwer. Als »erethisch« wurden gelegentlich auch Kinder bezeichnet, die gewisse Dinge nicht schafften und die zudem vor lauter Unruhe nicht einschlafen oder durchschlafen konnten. Für Babys wurde der Begriff »Erethismus« nicht verwendet, es handelte sich um Kinder ab zirka zwei Jahren. Viele wurden auch medikamentös behandelt – selten von Psychiatern, sondern häufig von diversen Fachärzten. Sie schluckten *Melleretten* und *Truxaletten*, beides niedrig dosierte Neuroleptika, manche bekamen sogar Valium in niedrigen Dosen und auch sonst jede Menge an Unfug. Die Kinder wurden mehr oder weniger ruhiggestellt, eine nur annähernd spezifische Diagnostik und medikamentöse Therapie gab es nicht.

Eigenartigerweise hat das lange Zeit niemanden gestört. Nicht in den 1960er-Jahren, nicht in den 1970ern und auch noch nicht in den 1980er-Jahren. Erst Jahre später erreichten Europa aus Kanada und den USA solide Forschungsergebnisse über entwicklungspsychologische und psychiatrische Ansätze, die auch Evidenz- und nicht nur Eminenz-Charakter hatten. Medizinische Evidenz meint Aussagen und Ergebnisse aus seriöser wissenschaftlicher Forschung, die den Kriterien einer Überprüfung standhalten. Die Reaktionen waren im Europa der 1990er-Jahre unterschiedlich bis seltsam. Eigenartig war, dass es zu einem Teil massive Ablehnung dieser wissenschaftlichen Befunde gab – und leider zum Teil auch noch immer gibt. Die neuroanatomischen (also hirnanatomischen), neurobiologischen und neurochemischen Befunde kamen einem Teil der Fachwelt nicht entgegen, störten andere, zum Teil auch psychotherapeutische Konzepte. Argumentiert wurde und wird das häufig über einen *antipsychopharmakologischen* Ansatz. Doch die Konsequenz der angeführten Forschungsergebnisse ist, dass bestimmte Psychopharmaka für einen Teil der Betroffenen oder für bestimmte Entwicklungsetappen sehr wohl eine ernst zu nehmende Hilfestellung bieten.

Fest steht, dass pharmakologische Behandlungen – zum Beispiel mit Antibiotika bei Lungenentzündung oder verschiedene Herzmedikamente bei Herzmuskelschwäche oder nach Herzinfarkten – das Überleben für viele erkrankte Menschen überhaupt erst möglich gemacht haben. Das gilt auch bei verschiedenen Antitumormitteln, die Krebskranken Heilung oder ein längeres Überleben ermöglichen. Es gibt daher nicht den geringsten Grund – außer Unvernunft und antipsychiatrische Haltung –, dies bei psychischen Leiden anders zu sehen. Darüber hinaus sind jene, die sich in der Pharmaindustrie mit psychischen Erkrankungen beschäftigen, auch innerhalb ihres eigenen Umfeldes stigmatisiert. Erst während der letzten 15 Jahre hat sich auch in Österreich im Bereich ADHS eine zunehmend pragmatische, rationale Haltung mit Anerkennung von reellen Forschungsergebnissen und Behandlungsoptionen ergeben. Langsam, aber doch entwickelt sich auch hier, worum es in der Medizin grundsätzlich geht: Untersuchung, Diagnose, Therapie und Therapiekontrolle. Das alles ist auch bei ADHS notwendig.

LITT MOZART AN ADHS?

Wolfgang Amadeus Mozart: Als musikalisches Genie wird er gefeiert, über seine Krankheiten wird gestritten. Er muss immer wieder für diverse Diagnosen herhalten: Die Palette reicht von bipolarer Depression über die Spielsucht, das Tourette- und das Asperger-Syndrom bis zu ADHS. Diese Verschränkung mit anderen, zusätzlichen psychiatrischen Diagnosen wäre bei ADHS nicht ungewöhnlich, denn im Lebensverlauf von Menschen, die davon betroffen sind, wandelt sich das Erscheinungsbild mit den Jahren beträchtlich. Dennoch muss man bei Mozart einige widersprüchliche Fakten betrachten. Sicher ist, dass er maßlos viel gearbeitet und gleichzeitig maßlos intensiv gelebt hat. Dass er darüber hinaus auch sehr effektiv gearbeitet hat, spricht aber gegen ADHS – auch bei einem Genie.

Außerdem muss man ADHS in zwei unterschiedlichen Teilen betrachten: Erstens geht es um die Aufmerksamkeit und zweitens um die Hyperaktivität. Wolfgang Amadeus Mozart war zwar hyperaktiv, aber Aufmerksamkeitsstörungen hatte er gewiss nicht. Er war weder besonders impulsiv noch umständlich oder in seiner Ausdrucksweise unbeholfen. All das sind wesentliche Symptome von ADHS. Von Kindesbeinen an führte Wolfgang Amadeus kein einfaches Leben, doch viele seiner Belastungen waren vorgegeben, zum Teil durch familiäre Umstände, einen dominanten, ehrgeizigen Vater. Zweifelsohne war Mozart nicht in jenem Ausmaß strukturiert und organisiert wie beispielsweise Johann Sebastian Bach oder Joseph Haydn; er war gesellschaftskritischer, revolutionärer und gegenüber Obrigkeiten weniger angepasst. Aber er war deswegen nicht unangepasst. Über den frühen Tod des einstigen Wunderkindes Wolfgang Amadeus Mozart im Alter von 35 Jahren ranken sich viele Gerüchte, ebenso um seine angeblichen psychischen Erkrankungen. Diese bleiben zwar weitestgehend unbewiesen und wenig wahrscheinlich. Trotzdem bezeichnen manche Psychologen ADHS auch als »Mozart-Syndrom«. Überliefert ist jedenfalls, dass sich Mozart laut seiner Schwägerin sogar während des Komponierens unterfordert fühlte und sich beim Niederschreiben der Melodien etwas erzählen ließ. So kann das halt sein, bei einem Genie.

ZAPPELPHILIPP-KICKER

Der zehnjährige Max – Linksaußen in einer Knaben-Fußballmannschaft – kommt über einen ungewöhnlichen Weg zu einer diagnostischen Abklärung im Hinblick auf ADHS. Ungewöhnlich deshalb, da sein Mannschaftskollege Stefan, ebenfalls zehn Jahre alt und Sohn eines Psychiaters, derjenige ist, der als Erster diese Diagnose stellt. Stefan beschreibt Max folgendermaßen: »Er ist technisch ein guter Fußballer, aber er kann überhaupt nicht zuhören. Er ist mit seinen Gedanken andauernd woanders. Wenn wir eine kurze taktische Besprechung haben, unterbricht er spätestens nach einer halben Minute, wird laut – und der Trainer sauer. Außerdem rennt er ständig herum, ist immer irgendwo, aber nie dort, wo er sein soll. Dadurch muss er meistens auf die Ersatzbank, aber kann nicht sitzen bleiben und haut immer ab. In der Schule geht es ihm ähnlich. Seine Eltern schimpfen viel, aber das nützt nichts. Vielleicht muss er sogar die Klasse wiederholen, dabei ist er nicht dumm. Ich finde das schade, irgendetwas stimmt da nicht – kann es sein, dass er dieses Zappelphilipp-Dingsda hat?«

In einem kinder- und jugendpsychiatrischen Ambulatorium wird bald darauf festgestellt, dass Max tatsächlich an ADHS leidet. Die relativ frühe Diagnose ist wichtig und daher der weitere Verlauf sehr gut: Therapiegespräche mit Max und seinen Eltern, Information und Coaching derselben, Einstellung auf ein Medikament mit stimulierender Wirkung, ein strukturierter Tagesablauf und lernen, damit umzugehen … Max schafft das Schuljahr und auch alle weiteren. In seiner Fußballmannschaft wird er bald erfolgreicher Stammspieler.

SICH IM EIGENEN KOPF VERLAUFEN

Unter den an ADHS Leidenden sind kaum ein Drittel Mädchen. Leider wird es daher bei diesen viel seltener erkannt und läuft oft wesentlich dramatischer ab. So war es auch bei Diana: Als ihre Mutter zur Angehörigenberatung kommt, ist sie verzweifelt. Sie weiß nicht mehr, wie sie an ihre heute 27-jährige Tochter herankommen kann. Und befürchtet, dass Diana zusehends »versandelt«. Von ihrem Vater – »einem halbwegs netten Chaoten« – ist die Mutter geschieden, seit Diana vier Jahre alt war. Als Baby war das Mädchen ein »Schreikind« und seit jeher etwas verträumt. Diana konnte früh lesen und verschlang Bücher – aber wenn sie las, wippte sie immer mit den Knien, zappelnd oder schaukelnd. Im Urlaub am Strand musste man sie ständig suchen. Häufig vergaß sie wichtige Dinge – ihre Spielsachen, Schals, Handschuhe, Hauben, Schlüssel … Doch in der Schule war sie sehr begabt, beliebt, hatte eine »beste Freundin«. Außerdem war sie sehr sportlich, Bewegung war für Diana sehr wichtig.

Im Alter von 14 Jahren begannen die Schwierigkeiten mit der Deutschlehrerin, die eine andere Auffassung von Literatur hatte. Mit 16 beschloss Diana, flügge zu werden und sich – wie andere Pubertierende auch – gegen Vorgaben zu verwehren. Sie lehnte vorgegebene Strukturen ab, fand aber keine neuen, hatte Tag-Nacht-Rhythmus-Schwierigkeiten, konnte Stunden hektisch mit Internet-Chats verbringen, hatte eine erste unglückliche Liebe. Die Matura schaffte das Mädchen mit Ach und Krach. Permanentes Chaos dominierte Dianas Leben. Die 18-Jährige begann, sich mit Haschisch zu entspannen. Es kam zu Auseinandersetzungen mit der Mutter – Diana war impulsiv und wurde in Konflikten heftig. Mit knapp 19 Jahren zog sie zu einer Freundin, Haschisch wurde immer häufiger und regelmäßiger konsumiert.

Die Aufnahmeprüfung für das gewünschte Studium schaffte Diana knapp nicht. Sie war unorganisiert, hatte keine Struktur, keine geordnete Vorbereitung, keinen Erfolg. Wenn sie nicht gerade missmutig und gereizt war, war sie depressiv und begann, Alkohol zu trinken. Heute ist Diana 27 Jahre alt, ist ungeduldig, ist immer am Sprung, zieht nichts durch …

Vor sechs Jahren wurde bei einer fachärztlichen Untersuchung die Diagnose ADHS gestellt. Damals war Diana bereits 21 Jahre alt. Und obwohl sie den Psychiater mochte, suchte sie ihn nur drei Mal auf. Sie akzeptierte seine Diagnose einfach nicht. Andere therapeutische Hilfen nahm sie nicht an. Sie sei erwachsen, regle sich alles selbst, meinte sie – wobei sie nicht einmal in der Lage war, einfache alltägliche Dinge zu erledigen, etwa die Handyrechnung zu bezahlen. Wäre Dianas ADHS wesentlich früher erkannt worden, wäre vieles in ihrem Leben anders gelaufen.

Betroffene, die ihre jeweilige Erkrankung akzeptieren und verstehen, sind immer diejenigen, die diese am besten beschreiben können. Dazu gehört auch die deutsche Autorin und Bloggerin Kathrin Weßling, die meint: »Ich habe ADHS und vielleicht ist das gut so.« Sie beschreibt ihren Zustand sehr offen: »Ich kann nicht stillsitzen und mein Kopf kann es auch nicht. Meine Gedanken sind manchmal schneller als meine Gedanken (sic!). Und ich könnte jetzt noch lange so weiterschreiben – darüber, wie es sich anfühlt, eine Starkstromleitung im Kopf zu haben. Ständig zu denken und nie aufhören zu können. Sich zu verlaufen im eigenen Kopf, mit Kleinigkeiten überfordert zu sein, aber absurd komplexe Dinge gleichzeitig lösen zu können. So geht es mir, seit ich denken kann. Und irgendwann vor ein paar Monaten hätte ich meinen Kopf am liebsten nur noch gegen eine Wand geschlagen, wollte nur noch Ruhe, konnte aber keine finden. Und um das Ganze abzukürzen: Nach sehr qualvollen Monaten und einigen nicht sehr schönen Versuchen, mir selber Linderung zu verschaffen, habe ich mich schließlich endlich doch testen lassen. Und zwar auf ADHS …

Ich erfahre nun nach und nach, warum all diese Dinge so sind, wie sie sind. Warum ADHS bei Frauen so spät erkannt wird. Warum es unbehandelt zu Depressionen, Suchterkrankungen und allerlei anderem führt. Wie ein Leben damit funktionieren kann. Und aber auch ganz langsam, nach und nach, wie MEIN Leben damit funktionieren kann.

Ich war jetzt die Hälfte meines Lebens auf der Suche nach der Erklärung für die Gründe, warum ich mich fühle, wie ich mich fühle. Warum mein Verstand funktioniert, wie er es nun einmal tut. Ich bin nun angekommen, und ja, ich nehme Ritalin. Und es ermöglicht mir zum ersten Mal, so etwas wie Ruhe zu empfinden. Ich kann plötzlich schlafen. Und stundenlang lesen. Ich habe wieder Momente, in denen sich mein Leben wie eines anfühlt.«

THERAPIE

ADHS beginnt immer während der Kindheit. Etwa ein Drittel der Betroffenen nimmt die Erkrankung komplett in das Erwachsenenalter mit. Es gibt also ADHS sehr wohl auch bei Erwachsenen, aber es beginnt im Kindesalter, vor dem zwölften Lebensjahr. Diagnostisch geht es immer um die drei Kernsymptome: Aufmerksamkeitsstörung, Hyperaktivität und Impulsivität. Die neueste amerikanische Diagnose-Leitlinie unterscheidet einen Typ mit überwiegender Störung der Aufmerksamkeit, einen Typ mit überwiegender Hyperaktivität/Impulsivität und einen Mischtyp.

Zentrale Symptome bei der Aufmerksamkeitsstörung sind: Sorgfaltsfehler, Ausdauer-Probleme, nicht zuzuhören, begonnene Aufgaben nicht abschließen zu können, Organisationsprobleme, Vermeiden von Aufgaben mit langer Aufmerksamkeitsbelastung, Dinge zu verlieren, leicht ablenkbar und vergesslich zu sein.

Bei Hyperaktivität und Impulsivität sind es ebenfalls neun Symptomkreise: Zappeln mit Händen und Füßen, nicht lange sitzen bleiben zu können, sich unruhig zu fühlen, nicht leise sein zu können, immer in Bewegung zu sein, exzessives Reden, nicht abzuwarten, bis andere ausgesprochen haben, ungeduldig zu sein und andere in ihrer Beschäftigung zu stören.

Drei grundsätzliche Kriterien für die Diagnose von ADHS sind: Der Beginn liegt in der Kindheit, die Auffälligkeiten sind in mehr als einer Lebenswelt erkennbar und die daraus resultierenden Einschränkungen sind im Lebensalltag und in der Lebensqualität nachweisbar. Auch bei ADHS gibt es nicht nur einen Grad der Ausprägung. Bei Erwachsenen treten oft Phänomene der Desorganisation und emotionale Regulationsprobleme in den Vordergrund. Letztlich muss man festhalten, dass bei Erwachsenen das alleinige Auftreten von ADHS selten ist, sondern dass häufig zusätzlich (oder als Folgeerkrankung) Depressionen, Angsterkrankungen, Persönlichkeitsstörungen und Süchte auftreten.

Etwa drei bis sechs Prozent aller Kinder im Alter von vier bis 16 Jahren sind betroffen, bei den Erwachsenen entsprechend weniger. Unterschiedliches Alter bringt unterschiedliche Symptome zum Vorschein: Im Säuglingsalter liegen oft Schlafstörungen vor, man spricht von »Schreikindern«. Im Vorschulalter dominiert die motorische Unruhe, in der Jugend die Ablenkbarkeit und Vergesslichkeit. Bei Erwachsenen geht es um planerische und organisatorische Schwierigkeiten, Impulsivität und innere Unruhe. Aus Letzterem dürften die deutlich erhöhten Suchtzahlen bei ADHS resultieren.

In der Entstehungsgeschichte des ADHS spielen mehrere Risikofaktoren eine Rolle, angefangen von Geburtskomplikationen über Alkohol während der Schwangerschaft und instabile Familienverhältnisse bis zu familiärer Sucht und Faktoren der Gewalt. ADHS ist auch eine Erkrankung mit starker genetischer Verankerung, ihr Auftreten wird zu 60 bis 80 Prozent von genetischen Faktoren bestimmt. Neurobiologisch geht es vor allem um einen bestimmten Bereich im vordersten Stirnhirn, aber auch um mehrere andere Bereiche bis zum Kleinhirn. Neurochemisch geht es um eine Fehlregulation der Transmitter *Noradrenalin* und *Dopamin* und möglicherweise auch im Bereich *Serotonin*. Das ist auch der Grund, weshalb *Methylphenidat* (im Grunde ein Amphetamin) und eine Substanz namens *Atomoxetin* bei ADHS eine günstige Wirkung haben. Sie wirken beide im Sinne einer Erhöhung des Noradrenalin- und auch des Dopamin-Stoffwechsels.

Eine gründliche Diagnostik und Psychoedukation sind die Grundlage der Therapie bei ADHS. Sowohl störungsorientierte Psychotherapie als auch Psychoedukation und kompetente individuelle Beratung zeigen positive Effekte. Die Wirksamkeit psychotherapeutischer Interventionen wird durch die Verabreichung von Medikation erhöht.

Wichtig ist: Man darf ADHS nicht nur als Störung mit negativen Seiten sehen. Die Betroffenen haben keinen Mangel an Aktivität, Energie, Neugier, oft auch Kreativität und Fantasie, haben oft eine rasche Auffassungsgabe und erlernen vieles in kürzester Zeit sehr gut. Sie können auch mehr Spontanität und Risikobereitschaft zeigen als sonst üblich. Doch wir leben in einer hochkomplexen Welt mit unerhört vielen Ordnungsmerkmalen, die ein strukturiertes Planen und Organisieren verlangen. Menschen mit ADHS müssen in ihrem Leben daher deutliche Einschränkungen hinnehmen und leiden infolgedessen sekundär oft an anderen psychischen Erkrankungen.

Eine rechtzeitige Untersuchung, Diagnose, Therapie und Behandlung ist daher sehr sinnvoll – bei Kindern, Jugendlichen und, wenngleich bereits spät, auch bei Erwachsenen. Wenn bei Erwachsenen Suchterkrankungen bereits die dominante Folgeerkrankung eines davor unbehandelten ADHS sind, ist die medikamentöse Behandlung mit Stimulantien mit äußerster Vorsicht abzuwägen. Die medikamentöse Behandlung gibt es seit fast 80 Jahren – mittlerweile existieren auch rund 1000 Studien dazu. Die erste diagnostische Zuordnung und Anwendung eines ganz ähnlichen Medikamentes wie *Methylphenidat* durch den amerikanischen Psychiater Charles Bradley war bereits 1937, wobei er seine Untersuchung 1941 wiederholte – beide Male hatte er Erfolg. Zum gleichen Zeitpunkt, als man in den USA »hocherethischen« Kindern zu helfen begann, kostete bei uns die Tötungsmaschinerie der Nationalsozialisten viele Tausende Kinder mit psychischen Erkrankungen und Behinderungen das Leben.

KAPITEL 11: PSYCHOSE UND ZWANG
GEDANKEN, DIE DAS LEBEN
ZUR HÖLLE MACHEN

Monk – vielleicht sind sie auch ein Fan dieses genialen ehemaligen Kriminalbeamten und späteren Beraters des Morddezernates des San Francisco Police Departments aus der gleichnamigen Fernsehserie. Die Rolle dieses hochgradig zwangskranken Privatdetektivs ist so angelegt, dass der Protagonist trotz seiner Erkrankung seine Fähigkeiten keineswegs verliert. Es geht also vor allem auch um das, was er gut – ja, sogar brillant – kann. Besser als alle anderen. Die Welt der Zwangsgedanken und Zwangshandlungen wird dem Fernsehpublikum sehr anschaulich nähergebracht. Denn wer kennt sie nicht: Menschen, die in einem gewissen Ausmaß zu »zwänglichem« Verhalten neigen. Oder haben wir auch selbst ein gewisses Zwangsverhalten …?

Akkurat gespitzte Bleistifte, parallel in Reih und Glied angeordnet, jeder Ordner exakt an der Kante des Schreibtisches entlang aufgestellt, jedes Bild an der Wand millimetergenau zurechtgerückt. Wer kennt sie nicht, diese Typen, in der Literatur – etwa bei Franz Kafka – gerne auch im Beamtenmilieu anzutreffen. Charaktertypen ohne große Fangemeinde. Doch an einer echten Zwangsstörung zu leiden, ist trotzdem etwas ganz anderes. Es kann zwar auch mit den genannten Banalitäten verbunden sein, ist aber in aller Regel deutlich massiver ausgeprägt. Generell ist vieles in der Medizin und daher auch in der Psychiatrie nicht ein Entweder-oder, sondern eine Verschiebung auf etwas lückenlos Zusammenhängendes. Erst auf einem höheren Level von Zwanghaftigkeit beginnt die echte Zwangsstörung, bei der entweder Zwangsgedanken oder Zwangshandlungen im Vordergrund stehen können.

Zwangsgedanken sind Ideen und Fantasien, die sich gegen den Willen des davon Betroffenen aufdrängen. Sie werden als überaus unangenehm und quälend erlebt – und meist auch als unsinnig und absurd erkannt. Zumindest als übertrieben. Die Inhalte dieser Zwangsgedanken haben in aller Regel mit Verschmutzung, Sexualität oder Aggression zu tun. Es ist gar nicht selten, dass Mütter, die schon vor der Geburt ihres Kindes ein bisschen zwanghaft waren, entsetzt darüber berichten, dass sie bedrängende Gedanken haben, sie könnten ihrem Kind etwas antun. Das klingt enorm bedrohlich, belastet sehr und ist eine Form des Hilferufes nach Unterstützung. Nur wenn diese Mütter gleichzeitig massiv depressiv sind oder infolge psychotischer Entwicklungen einen Realitätsverlust erleiden, ist es tatsächlich gefährlich – dann allerdings wirklich. Ansonsten bedeutet es nicht mehr und nicht weniger, als mit dieser Situation schlecht zurechtzukommen.

MIT DER ANGST ZURECHTKOMMEN

Ich könnte etwas vergessen haben, ich könnte nicht abgesperrt haben und die Wohnung wird daher ausgeraubt, ich könnte etwas auf dem Herd stehen lassen haben und das ganze Haus brennt ab, das ganze Viertel bis zum Kindergarten meiner Kinder. Ich könnte das Auto so schlecht eingeparkt haben, dass jemand anderer zu Schaden kommt, womöglich ein Freund, ich könnte mich überall mit Krankheitskeimen anstecken, die Person, der ich gerade die Hand gegeben habe, sieht zwar sehr gesund aus, aber … Solchen Zwangsgedanken stehen Zwangshandlungen gegenüber, die vor allem den Sinn und Zweck haben, mit der Angst oder der Anspannung, die in Verbindung mit den Gedanken existiert, zurechtzukommen.

Das folgende Beispiel zeigt, dass banale Zwangshandlungen ohne krankheitswertige Dimension viel häufiger vorkommen, als man glauben würde: Das lang ersehnte Abfahrtsrennen auf der Kitzbüheler Streif – für einen österreichischen Skifahrer die Daumen drücken, damit er gewinnt. Damit das auch wirklich hilft, müssen die Daumen besonders fest gedrückt werden. Sonst hilft es nichts. Außerdem muss man im Fernsehsessel ganz gerade sitzen, darf nicht an der Lehne ankommen und der linke Fuß muss ziemlich genau fünf Zentimeter vor dem rechten Fuß am Boden stehen, sonst klappt es nicht … Im Grunde sind das Zwangsgedanken mit einem magischen Einschlag plus ritualisierte Zwangshandlungen. Aber muss man, nur weil man zehnmal pro Jahr während Sportübertragungen fest die Daumen drückt und dabei eine ganz spezielle Sitzposition im Fernsehsessel einnimmt, in Therapie gehen? Nein – sofern man nicht darunter leidet …

Auch dann nicht, wenn man einen sehr ausgeprägten Sinn für Symmetrie hat und daher die Wohnungseinrichtung explizit danach ausrichtet. Auch nicht, wenn man bereits für überübernächstes Jahr den Sommerurlaub gebucht und inklusive genauer Ankunfts- und Abfahrtszeit in den Kalender eingetragen hat. Außer aber, die langjährige Partnerin oder der Ehemann meint, so könne es nicht weitergehen. Dann ist unbedingt die Zeit für eine Therapie gekommen.

Ein Beispiel für Zwangsideen und -rituale ist auch Robert De Niros Rolle im Film *Silver Linings*, der schon in Kapitel 4 (»Depression«) genannt wurde. Es ist großartig, wie es dem Schauspieler scheinbar mühelos gelingt, die gesamte Pathologie, die in diesem liebenswürdigen Protagonisten enthalten ist, völlig normal wirken zu lassen. Aber es ist nicht normal, wenn man das Haus nicht verlassen kann, bevor man nicht jede Türmatte sämtlicher anderer Hausbewohner zurechtgerückt hat – und zwar genau rechtwinkelig. Und das deshalb, weil man fürchtet, seinen Job zu verlieren, wenn man das nicht tut … Oder wenn man jedes Auto mitzählt, welches einem am Weg nach Hause begegnet, und fürchtet, wenn man dies nicht ganz exakt tut, dass die Ehe in die Brüche gehen wird … Oder wenn man vor einem Rendezvous jede einzelne Haarsträhne genau in Form legen und, da das nicht gelingt, immer wieder von Neuem damit beginnen muss …

Es gibt unglaublich viele Möglichkeiten, sich das Leben mit Gedanken zur Hölle zu machen. Der Mensch ist kreativ, und Zwangskranke sind meist sehr belastbare, im Grunde tapfere

Wesen. Sie erleben diese sich aufdrängenden Gedanken und Fantasien als hochgradig fremd und befremdlich, als mühsam, widerlich und abzulehnen, und sie wünschen sich nur: »Verschwinde, du Gedanke, geh weg, du Bild.« Zwangskranke fühlen sich auch zu ihren Handlungen in einer fast unerträglichen Weise gezwungen. Sie leiden unter ihrem Zwang, tun es aber doch, um die von Angst erfüllten Gedanken zu kompensieren. Ein Beispiel für die vielen möglichen Formen der Schädigung durch die Zwangshandlungen sind Waschzwänge: Wer 20 Mal pro Tag duscht, sich jede halbe Stunde und öfter die Hände wäscht, wird gravierende Hautschäden erleiden.

MÜHSAME GEDANKENWELT

Die prinzipielle Antwort auf die Frage »Woher kommen Zwänge?« müsste lauten: von der Angst. Die Zwangsstörung hat aber auch eine ausgeprägte biologische Komponente: Die *Basalganglien*, eine entwicklungsgeschichtlich alte Hirnregion, erledigen ihre Filterfunktion gegenüber bedrängenden Informationen nicht oder zumindest nicht ausreichend. Die gleiche Hirnregion wird auch mit dem *Tourette-Syndrom* in Verbindung gebracht. Ebenfalls bewiesen ist ein genetischer Faktor: Verwandte von Menschen mit einer Zwangsstörung haben ein mehr als sechsfach erhöhtes Risiko, ebenfalls eine eindeutige Zwangsstörung zu entwickeln. Das Risiko für eine leichtere Ausprägung mit krankhafter Verhaltensweise ist doppelt so hoch wie in der Allgemeinbevölkerung.

Modelle aus der Kognitionsforschung gehen davon aus, dass unangenehme, aufdringliche oder unsinnige Gedanken auch im normalen Erleben der Mehrzahl der Menschen gar nicht selten auftreten. Allerdings bewerten Menschen mit einer Zwangserkrankung diese mühsame Gedankenwelt anders, indem sie vor allem die Risiken stark überschätzen, dass Gedanken zur Handlung führen. Was auch immer man denkt – das allermeiste davon tut man nicht, und das ist gut so. Etwas zu denken bedeutet nicht, es auch tatsächlich zu tun.

Zwangsfördernd ist auch eine inadäquat strenge, Angst machende soziale Umgebung, etwa in der Schule, der Familie oder
in Klubs und Vereinen. Ein zusätzliches Faktum ist, dass der
Verlauf von Zwangserkrankungen durch dramatische Erleb-
nisse massiv ungünstig beeinflusst werden kann. Im Beispiel
des Privatdetektivs Monk ist das der Mord an seiner Frau und
der Umstand, dass er weder sein Frau schützen konnte noch
den Mörder finden kann. Einerseits steigert dieses Trauma die
Dynamik seiner Zwangserkrankung, andererseits muss er umso
genauer werden und exakter arbeiten, um nur ja nicht etwas zu
übersehen, was den Mörder seiner geliebten Frau überführen
könnte. Ganz wichtig ist: Auch wenn die Mehrzahl der Zwangskranken nicht dermaßen hochbegabt ist wie Adrian Monk, sondern viele ganz einfach »nur« begabt sind, so lautet dennoch die
wichtige Botschaft, dass Menschen mit Zwangsstörungen auch
enorm viele Ressourcen haben und so manches schaffen, an das
andere nicht einmal herankommen. Dieser Umstand gilt auch
für manche Menschen, die vom Tourette-Syndrom betroffen
sind.

GUT IST, WAS HILFT

Zwangserkrankungen sind gar nicht so selten: Innerhalb eines
Jahres dürften zwischen drei und vier Prozent der Bevölkerung
– in sehr unterschiedlichen Schweregraden – davon betroffen
sein. Erste Symptome treten bei der Mehrzahl schon vor dem
18. Lebensjahr auf, das Geschlechterverhältnis ist annähernd
ausgeglichen, und generell weisen Zwangserkrankungen eine
hohe Überschneidung mit anderen psychischen Erkrankungen auf, vor allem mit depressiven Episoden. Oft kommt eine
Zwangserkrankungsdimension überhaupt erst im Rahmen einer
Depression zum Vorschein. Die gute Nachricht lautet: Mit dem
Abklingen der depressiven Episode klingt in aller Regel auch die
Zwangserkrankungssymptomatik wieder ab.

Nur dann, wenn eine Zwangserkrankung erst durch eine
depressive Episode so richtig in Erscheinung tritt und daher

unbedingt antidepressiv behandelt werden sollte, ist im Spektrum der Zwangserkrankungen die medikamentöse Therapie die erste Wahl der Behandlung. Weiters haben *kognitive Verhaltenstherapie mit Exposition* – das Konfrontieren mit dem Angst und Zwang auslösenden Thema – und *Reaktionsmanagement* eine ausgezeichnete Wirksamkeit, auch über lange Zeiträume und über die Zeit der aktiven Therapie hinaus. Da Zwangserkrankungen oft im jugendlichen Alter beginnen, bringt diese Form der Verhaltenstherapie sehr gute Ergebnisse.

Neue, jüngere Formen der kognitiven Therapie mit sogenannten *Mindfulness*-Inhalten – also Achtsamkeit als Therapeutikum – kommen bei Erwachsenen zum Einsatz und haben zwar noch wenig umfassende, aber gute Datenlagen. Man muss auch betonen, dass andere Psychotherapieformen diese positiven Ergebnisse bei Zwangskranken definitiv nicht vorzuweisen haben und daher nicht die erste Wahl für diese Erkrankungsform darstellen. Als zweite Wahl haben sich mittlerweile verschiedene über die Serotonin-Stoffwechsel-Aktivierung wirksame Antidepressiva gut bewährt. Die Kombination beider Methoden bringt die allerbesten Ergebnisse bei Erwachsenen.

Die Zwangsstörung ist die einzige psychische Erkrankung, bei der es bis in jüngste Zeit bei schwersten therapieresistenten Fällen auch erfolgreiche *neurochirurgische Interventionen* geben kann. Das bedeutet keineswegs, eine Lanze für die Psychochirurgie im Allgemeinen zu brechen, sondern dafür, bei extrem schweren Formen und entsprechend verzweifelten Menschen etwas anzuwenden, was in einer ansonsten hoffnungslosen Situation noch helfen kann. Viktor Frankl hat in seinem Buch »Der Wille zum Sinn« so eine Patientin beschrieben. Für diese Frau war die Psychochirurgie die Befreiung von unerträglichen Zwangssymptomen.

Auch hier gilt: Psychische Erkrankungen sind Erkrankungen wie andere auch. Und auch bei anderen Krankheiten ist es gelegentlich sinnvoll, zu operieren. In der Psychiatrie ist das zwar kaum je der Fall, aber das soll nicht heißen, dass es *nie* so ist – auch wenn die Geschichte der Psychochirurgie zum allergrößten Teil erschreckend ist. Das Wichtigste bei jeder Operation ist dabei die Zustimmung des Patienten und eine anders nicht lösbare Erkrankungssituation. Es scheint auch, dass die sogenannte *tiefe Hirnstimulation* – ein Verfahren, das auch bei neurologischen Erkrankungen, vor allem bei Schwerstformen von Morbus Parkinson, erfolgreich angewendet wird – einiges an Verbesserung für die Betroffenen zuwege bringt. Gut ist, was hilft und nicht schadet. Jede andere Sichtweise wäre ziemlich zwanghaft.

OH, IT'S A MESS!

Es ist auffällig, dass für verschiedenste psychische Zustandsbilder oft englische Begriffe verwendet werden. Vielleicht hat das damit zu tun, dass mehr als die Hälfte der Psychiater weltweit aus den USA kommt. Das englische Wort *mess* steht für Unordnung, für Schlamperei, für Durcheinander. Das *Messie-Syndrom*, also das Syndrom des Vermüllens der unmittelbaren eigenen Lebensumgebung, leitet sich davon ab. Dahinter steckt eine Reihe unterschiedlichster psychischer Erkrankungen – von Depression über Sucht und Psychosen bis zu Demenz. Was allerdings nicht dahinterstecken kann, ist eine »ordentliche« Zwangserkrankung.

Es gibt Menschen, die ihre Wohnung fast zur Gänze vollstopfen. Beispielsweise mit Zeitungen, die sie aus unterschiedlichsten irrealen Gründen gesammelt haben. Diese Menschen stecken dann in dem verbleibenden engen Raum fest. Alles ist ein einziges Chaos: die Toilette nicht zugänglich, Einsturzgefahr durch das Gewicht der aufgetürmten Zeitungsstöße, seit Ewigkeiten keine Reinigungsmöglichkeit, dadurch entsprechender Gestank ... Ein Horror für einen Zwangskranken! Daher: Es gibt Störungen des Sammelns und des Hortens, und wenn man unbedingt will, kann man diese auch zu den Zwangsstörungen zählen. Aber: Das hat nichts mit dem Messie-Syndrom zu tun.

Während das Horten und Sammeln mit einem hohen Aufwand an Ordnen und Ordnung verbunden ist, ist das Vermüllen das Gegenteil. Vielfach haben Menschen, die in ihrer Kindheit bescheiden gelebt haben, den Zwang, alles Mögliche und Unmögliche aufzubewahren. Man könnte ja alles noch irgendwann einmal brauchen. Wenn diese Menschen zwanghaft sind, dann ordnen sie auch alles. Der Schlampigkeitszwang beim Vermüllen ist dagegen auch Ausdruck der Verwahrlosung unserer westlichen Konsumgesellschaft. Wir lassen die Meere verwahrlosen, die Flüsse, die Berge, die Kontinente und die Luft. Es ist daher nicht überraschend, dass Einzelne sich selbst und ihre unmittelbare Umgebung verwahrlosen lassen.

Faktum ist, dass Menschen mit einer Zwangserkrankung eine Psychotherapie oder wenigstens eine pharmakologische Therapie brauchen. Menschen mit einem Messie-Syndrom benötigen zunächst eine Entrümpelung, um wieder durchatmen zu können. Oft brauchen sie auch jemanden, der ihr Leben ordnet. Und danach auch eine Therapie.

WAS IST REALITÄT?

In der Psychiatrie ist es oft schwierig, sich allgemein verständlich auszudrücken. Zwar kennen auch viele andere medizinische Fächer dieses Problem, aber die zu beschreibenden Veränderungen sind dort meist wesentlich simpler und weniger komplex als krankheitswertige Veränderungen im Seelenleben des individuellen Menschen. Das Herz ist ein relativ einfaches Organ im Vergleich zum Gehirn – und erst recht im Vergleich zur Psyche. Die Psyche ist ja kein eigenes Organ, sie hat nur mit dem Organ Gehirn zu tun, und schon dieser Umstand ist hochkomplex. Die Psyche selbst noch viel mehr.

Ganz grundsätzlich bedeutet *Psychose*, dass ein Mensch in einen Zustand gerät, bei dem es zum Verlust des Realitätsbezuges kommt. Das heißt: Es geht um Menschen, es geht um Realität und es geht um den Verlust des Bezuges zu dieser Realität. Das klingt alles einfach und klar. Allerdings ist es nicht so simpel, wie es scheint, denn es wirft eine Menge Fragen auf: Was ist Realität? Welche Realität? Wessen Realität? Was heißt »Bezug« zur Realität? Ist das ausschließlich eine Kategorie, oder gibt es hier auch verschiedene Dimensionen des Bezugsverlustes? Viele

Fragen, ohne noch die Frage »Was ist Psychose?« beantwortet zu haben. Es ist alles sehr komplex.

Andererseits – und das ist spannend und eindrucksvoll: Wer einige Zeit mit psychisch kranken Menschen gearbeitet und daher auch mit ihnen kommuniziert hat, erkennt und spürt geradezu, wenn sich bei jemandem so ein Verlust des Realitätsbezuges ergeben hat. Dieses »aus der Interaktion heraus spüren« ist das, was der andere Mensch im Beobachtenden auslöst; man könnte den Gefühlsanteil daran auch *Gegenübertragung* nennen. Und hier stellt sich beim Beobachter ein Gefühl ein, das sogar einen Namen hat: das sogenannte *Praecox-Gefühl.* Dieses Gefühl des Untersuchers, des Beobachters gilt nur für einen Teil der an Psychosen erkrankten Menschen und ist außerdem bei der Erstbegegnung mit einer bestimmten Person, die an einer solchen Psychose erkrankt ist, merkbar stärker als im Verlauf weiterer Begegnungen. Die meisten psychotischen Zustände sind überdies vorübergehend. Allerdings, wenn man jemanden behandelt, der zuerst psychotisch war und es dann nicht mehr ist, der später eines Tages aber wieder psychotisch wird, dann spürt man dies auch deutlich. Es ist schwierig, dieses Praecox-Gefühl des Beobachters, Therapeuten, Behandlers zu beschreiben. Es hat manchmal etwas Bizarres, manchmal etwas Ausuferndes, aber es ist in jedem Fall sehr eindrucksvoll.

Psychotische Zustände können plötzlich auftreten, sie können sich allmählich und zunehmend entwickeln, sie können ebenso plötzlich wieder verschwinden, sie können aber auch langsam vergehen oder chronisch, also anhaltend, sein. Behandelt man jemanden mit einer chronisch-psychotischen Verlaufsform, dann flacht dieser starke Eindruck des Praecox-Gefühls im Verlauf der Begegnungen mit diesem Menschen ab. Das ist auch gut so, denn es wird damit der Raum frei für viele andere Gefühle, die im Behandlungsverlauf wesentlich mehr Bedeutung haben. Letztlich ist eine Psychose ein Zustandsbild, bei dem sowohl die Wahrnehmung der Außenwelt wie auch die der Innenwelt verändert ist. Veränderte Außenwahrnehmung bedeutet beispielsweise, wenn man im Rahmen einer Psychose die Gesichter der Menschen auf der Straße wie in einem Fantasyfilm als grimassierende Fratzen verzerrt sieht. Möglicherweise noch dazu mit einer permanenten Weiterveränderung, während man in diese Gesichter blickt. Eine pathologische Veränderung der Innenwahrnehmung hingegen wäre beispielsweise das Gefühl oder der Eindruck, dass man sich aus der Bauchmitte beginnend verflüssigt und auflöst.

So hört man zum Beispiel, wie die Stimme aus dem Radio direkt mit einem spricht, oder sieht, wie die Moderatorin aus dem Fernsehgerät heraussteigt. Das klingt ein wenig nach einem Gruselszenario. Aber Psychose-Kranke erleben das auch meist so. Selten ist es witzig, fast immer bedrohlich. Ein anderes Beispiel für ein psychotisches Zustandsbild: Der Betroffene hat den Eindruck, dass in seine linke Herzkammer ein Chip eingepflanzt wurde, durch den er überall aufgespürt werden kann – warum und wozu auch immer. Der Chip wirkt so real, dass ihn der Betroffene mit seinem inneren Auge sehen kann.

Es gibt auch Patienten, die im Rahmen ihrer speziellen psychotischen Erkrankung die Umwelt verändert riechen. Leider sind das immer bedrängende, üble Gerüche. Man stelle sich vor, man wacht auf und alles rundherum stinkt. Das ist grauenhaft. Man steht auf, kontrolliert alles Mögliche und findet keine Erklärung. Trotzdem ist einem kotzübel von dem Gestank, der nie aufhört, egal wohin man geht. Kein anderer Mensch nimmt diesen Gestank wahr oder versteht, wovon man spricht. Man erntet nur Unverständnis. Wie lange wird es wohl dauern? An diesem Punkt kommt die zündende Idee, *wer* einem das antut und *warum* er einem schaden will. Hier geht es zum einen um verschiedenste Formen der *Halluzination*, also etwas zu hören, sehen, spüren, riechen oder schmecken, was real nicht erklärbar ist, und zum anderen handelt es sich um irreale Gedankengebilde, auch *Wahn* genannt.

Dazu gehört zum Beispiel auch, dass man den Entschluss fasst, ab sofort eine ganze Woche, täglich 24 Stunden lang, wach zu bleiben – also keine Minute lang zu schlafen –, um dadurch zu erreichen, dass innerhalb dieser Woche kein einziges Kind auf der Welt einen Hungertod stirbt. Ein sehr ehrenwerter und sozialer Wunsch, aber durch die Schlaflosigkeit wird es nicht gelingen, ihn zu erfüllen. Ebenso wahnhaft ist es, wenn man der Überzeugung ist, dass im August in Süditalien enorm viel Regen fallen wird. Und da man schon immer sicher war, eines Tages steinreich zu werden, ist jetzt endlich die Gelegenheit gekommen, mit allem Ersparten und zusätzlichen Krediten 100 000 Regenschirme – möglichst knallbunte – zu kaufen, um sie dann im nächsten Sommer von zu Hause aus über das Internet weiterzuverkaufen.

Das sind Beispiele dafür, dass Halluzinationen Wahrnehmungen sind und der Wahn ein Gedankengebilde ist. Beides kommt bei der Psychose vor. Manchmal nur das eine oder nur das andere, also »nur« Wahngebilde oder »nur« Halluzinationen. Häufig tritt jedoch beides gemeinsam auf und beeinflusst sich gegenseitig. Manchmal dauert es auch eine gewisse Zeit, bis von den Betroffenen die passenden wahnhaften Erklärungen für die jeweiligen Halluzinationen gefunden werden. Und manchmal ist es genau umgekehrt und es tritt zuerst der Wahn auf. Wenn es kein flüchtiger Wahn ist, sozusagen nur aus flüchtigen Ideen bestehend, dann wird er mit hohem gedanklichen Aufwand ausgebaut – es wird gleichsam ein Wahngebäude errichtet, in dem dann viele Details genau eingerichtet sind. Und wenn etwas mit so viel Aufwand und gedanklicher Energie konstruiert wurde, dann ist die Psyche eines Menschen sehr auf diese Inhalte fokussiert. Aus dieser Fokussierung heraus kann es dann auch zu den zum Wahn passenden Halluzinationen kommen. All das hat aber nichts mit »Schizophrenie« zu tun.

EIN MANN GEHT DURCH DIE WAND

Ein 81-jähriger Herr, nennen wir ihn »Monsieur X«, erzählt: Seine Nachbarn, ein junges Ehepaar, und auch Freunde dieses Paares könnten durch die Wand seiner Wohnung gehen und würden das auch tun. Dem nicht genug, würden sie bei diesen »Durch-die-Wand«-Besuchen auch noch ausschweifende Feste feiern. Monsieur X kann das alles sehr bildhaft beschreiben. Wie Szenen aus einem spannenden Film. Allerdings mit vielen Rätseln. Und: Er hat sich das nicht eingebildet, sondern er hat es gesehen – für ihn ist es Realität. Seine Realität.

Trotzdem wollte er das große Rätsel lösen. Wie es sein könne, dass Menschen ganz einfach durch die Mauern seiner Wohnung hindurch zu ihm eindringen. Einfach durchspazieren, durch die Wand. Wie Heinz Rühmann als biederer Finanzbeamter Buchsbaum in der Filmkomödie *Ein Mann geht durch die Wand* aus 1959. Jenen Teil der Wand, an der früher ein großes Bild hing und wo nun die Tapete deutlich gebleicht war, hielt Monsieur X für die Eintrittspforte. Psychiater nennen dieses Detail nicht *Halluzination*, sondern *illusionäre Verkennung*. Immerhin war ja etwas da, das fast wie eine Tür aussah – eine real existente optische Struktur, nur verkannt und uminterpretiert. Wie auch immer, im Grunde fand Monsieur X diese ungebetenen Besuche gar nicht so furchtbar. Der Zeitpunkt, zu dem die Gäste kamen, war nur oft der falsche, da er dann meist gerne Ruhe gehabt hätte.

Aufgrund seiner Demenzerkrankung war er leicht ungepflegt, aber immer noch recht adrett. Monsieur X hatte bis zu seiner Pension mit Ende 60 das halbe Jahr über in Frankreich gearbeitet. In früheren Jahren war er ein wahrer *Homme à Femmes* gewesen und vermutlich deshalb gar nicht so unglücklich über den ungebetenen »Besuch« durch die Wand, da dann die attraktive Nachbarin auch immer dabei war. Dennoch störte ihn, dass die ganze Gruppe bei ihm feierte, Champagner trank und sich auch sonst miteinander vergnügte – dass er jedoch überhaupt nicht wahrgenommen wurde und nicht teilnehmen konnte. Auch seinen guten Cognac im Wandschrank würden sie nicht verschmähen. Er war kein Trinker, die Flaschen waren fast ganz voll. Auf die Frage, warum die Flaschen gefüllt seien, antwortete Monsieur X: »Sie kommen in meine Wohnung, wenn ich außer Haus bin, und füllen die Flaschen mit schlechtem Cognac wieder auf.«

Die Diagnose: Bei Monsieur X vermischten sich seine Halluzinationen mit seinen Wünschen. Er hatte sowohl die Halluzinationen als auch deren wahnhafte Verarbeitung bereits seit zirka einem Jahr, und er erzählte über sein Leben, über seine Angst vor dem Alleinsein – er hatte keine Familie, und auch die meisten Freunde waren bereits gestorben –, über seine Möglichkeiten und Pläne und auch über seine Tagesstruktur. Auch bei Monsieur X war keine Rede von irgendeiner »Schizophrenie«. Abgesehen davon, dass das Erkrankungsalter dafür ganz untypisch wäre, hatte er auch Gedächtnisstörungen und ein deutliches Zittern der linken Hand; er war ein bisschen starr in seinen Bewegungen und auch eine Spur kleinschrittig. Seine Erkrankung nennt man *Lewy-Körperchen-Demenz*, gleichsam eine Mischung aus Alzheimer- und Parkinsonerkrankung. Im Rahmen dieser Demenz kommt es häufig zu filmreifen Halluzinationen und in der Folge zu Wahnvorstellungen.

Die Therapie: Die Gedächtnisstörung sollte mit einem Anti-Demenz-Medikament behandelt werden, das für einige Zeit sowohl die Merkfähigkeit verbessert als auch die Halluzinationen verringert. Zudem ging Monsieur X dreimal pro Woche in einen Seniorenclub, und die Heimhilfe kam zweimal pro Woche. Die Treffen mit den Senioren gefielen ihm, nur die Frauen waren ihm zu alt. Etwa zwei Jahre später übersiedelte er in ein Pensionistenheim und hatte noch einige gute Jahre vor sich. Er lebte gerne dort, »denn hier ist es bequem, und die Schwestern sind sehr attraktiv …«.

STÖRUNG DES GEDANKENGANGES

Im Alter von 16 Jahren beginnt sich Stefan zu verändern. In seinem Wesen, in seinem Verhalten und seinen Ideen. Dinge, die ihn bisher interessiert haben, werden ihm unwichtig. Auch seine Freunde und Fußball. Er war früher einer der besten Spieler der Mannschaft, kommt aber nun kaum mehr zum Training und spielt nur mehr selten. Er hatte bislang nie ein besonderes Interesse an Religion, kommt auch nicht aus einem religiösen Umfeld und entwickelt jetzt zunehmend seltsame Gedanken, die mit verschiedenen Glaubenslehren zu tun haben. Dann beginnt er, auf einem Schreibblock Zahlenreihen zu rechnen – seitenweise –, die für ihn sehr wichtig sind, die aber niemand nachvollziehen kann. Er hält das für den Schlüssel zu verschiedensten Geheimnissen des Lebens. In seinem Sozialverhalten wird er zunehmend auffällig, er kichert manchmal völlig unmotiviert vor sich hin und seine Mimik passt nicht zu den jeweiligen Situationen. Bis zur fünften Klasse Gymnasium war er ein sehr guter Schüler, die sechste Klasse schafft er gerade noch, in der siebten gelingt ihm fast nichts mehr. Er kann nicht mehr geradlinig denken. Seine Sprache wird sehr umständlich und oft weiß man gar nicht, was er wirklich meint.

Die 23-jährige Taisia, die mit 13 Jahren mit ihrer Mutter aus Ägypten ausgewandert ist und seitdem in Österreich lebt, ist gut integriert, spricht perfekt Deutsch, hat einen Handelsschulabschluss und arbeitet als »Mädchen für alles« in einem großen Hotel. Sie wird geschätzt, sie ist beliebt. Das Leben läuft rund. Plötzlich wird Taisia innerhalb eines einzigen Tages immer verschlossener, wirkt durcheinander, verharrt stundenlang in einer unbequemen Haltung. Die Rettung wird verständigt, man muss sie – einer Puppe gleich – in den Krankenwagen tragen. Taisia kann nicht gehen, reagiert nicht, bewegt nicht einmal die Augen und ist völlig erstarrt und still.

Der 20-jährige Fleischhauergeselle Johann hat einen tadellosen Lehrabschluss, ist ein sehr tüchtiger Mitarbeiter und bei allen äußerst beliebt. Er arbeitet in einem Fleischereibetrieb und darüber hinaus – manchmal spätabends bis nachts und auch am Wochenende – in einem Schlachthof. Johann hat eine Freundin und möchte endlich so viel Geld ansparen, um gemeinsam in eine größere Wohnung ziehen zu können. Die Welt scheint in Ordnung zu sein. Eines Abends, es ist gegen 23 Uhr und er ist am Heimweg von der Arbeit, kommt Johann an einem chinesischen Restaurant vorbei. Gerade in diesem Moment verlassen mehrere Chinesen das Lokal. Sie gehen hinter ihm, unterhalten sich in ihrer Landessprache, was ihn irgendwie stört, und zunehmend kommt ihm der Gedanke, dass er von diesen vier Asiaten verfolgt wird. In seiner kleinen Wohnung angekommen, sperrt er die Wohnungstür zweimal zu – trotzdem verlässt ihn dieses Gefühl der Verfolgung nicht. Er fühlt sich nicht sicher, verbringt eine schlaflose Nacht. Während der nächsten Tage beginnt sich ein Stimmengewirr – seiner Meinung nach in chinesischer Sprache – in seinem Kopf festzusetzen. Johann kann sich nicht mehr konzentrieren. Der Weg zur Arbeit und wieder retour wird für ihn zum Spießrutenlauf, denn in der Gegend, in der er wohnt, gibt es mehrere chinesische Lokale. Das Stimmengewirr in seinem Kopf nimmt zu, die Verfolgungsgefühle auch, und immer wieder fällt ihm der Satz seines verstorbenen Vaters ein: »Hüte dich vor denen mit Schlitzaugen.«

Frau P. ist 42, Mutter einer neun- und einer 13-jährigen Tochter, verheiratet, Lehrerin. Innerhalb weniger Monate verändert sie sich in eigenartiger Weise. Sie wird – entgegen ihren bisherigen Gewohnheiten – fanatische Veganerin, verliert das Interesse an ihren Kindern, wechselt mit ihrem Mann kaum noch ein Wort und braucht sehr viel Ruhe. An ihrem Arbeitsplatz in der Schule fehlt sie immer häufiger, sie ist ständig erschöpft, obwohl sie nur 10 Stunden pro Woche unterrichtet. Ihr Mann übernimmt immer mehr die Hausarbeit, auch die Betreuung der Kinder; er hat Verständnis für ihre Abgeschlagenheit, ihre Müdigkeit. Ihre Mutter macht sich Sorgen, würde gerne helfen, darf aber nicht. Frau P. reagiert zunehmend gereizter. Ihre Sprache hat sich verändert. Seit Wochen kann sie nicht mehr unterrichten. Sie liest keine Zeitung, sieht nicht mehr fern, eigentlich ruht sie nur mehr. Sex ist seit mehr als einem Jahr kein Thema mehr. Besuche von Freunden oder Familie lehnt sie strikt ab. Eines Nachts bemerkt ihr Mann, dass sie im Badezimmer mit sich selbst spricht.

Alle vier beschriebenen Fälle sind vor 15 bis 25 Jahren geschehen. Wie geht es diesen Menschen heute?

Stefan ist nun 33 Jahre alt, lebt sehr zurückgezogen im Haus seiner Eltern, aus dem Schreibblock wurde ein Computer. Jetzt produziert er endlos lange Excel-Listen und hat nicht das Bedürfnis, mit jemandem darüber zu sprechen. Die Versorgung durch seine Eltern, die sein Leben zu hundert Prozent finanzieren, scheint ihm wichtig zu sein. Vor allem sollen sie ihn aber nicht stören – besonders nicht untertags, denn da schläft er. Seine aufwendigen Listen produziert er nachts. Ob er Stimmen hört oder nicht, weiß niemand ganz genau. Er will auch nicht danach gefragt werden. Seine wirren Wahngedanken sind geblieben, nur viel komplizierter geworden. Als Mittel der Kommunikation benützt er den Computer nicht.

Taisia ist jetzt 38 Jahre, sie hatte noch mehrmals »Erstarrungen«. Beim ersten Mal ging es ihr lange sehr schlecht. Zweimal konnte diese Körperstarre rechtzeitig abgefangen werden – Taisia spürte es schon kommen, bevor es ausbrach. Zuletzt passierte es vor neun Jahren. Sie arbeitet heute als Vollzeit-Pflegehelferin, ist beliebt, lustig, wirkt völlig gesund, hat einen Partner und eine sechsjährige Tochter.

Johann, der Fleischhauergeselle, ist jetzt 45 Jahre, frühpensioniert, arbeitet aber immer wieder nebenbei. Über kürzere Zeiträume gelingt das auch ganz gut. Eine Zeit lang trank er viel Alkohol, das beruhigte ihn seiner Meinung nach. Das unerträgliche Stimmengewirr ist dank der Behandlung nur mehr selten in seinem Kopf. Er kommt mit seinem Leben irgendwie zurecht, hat auch immer wieder für eine kurze Zeit Freundinnen, seine damalige Partnerin ist nicht bei ihm geblieben. Auf den Vorschlag, einmal in ein chinesisches Lokal essen zu gehen, meinte er lachend, dass sein Psychiater jetzt wohl verrückt geworden sei …

Die Lehrerin Frau P. ist jetzt 62 Jahre alt und hat sich irgendwie in eine reguläre Pension gerettet. Ihr Mann blieb bei ihr, geht sehr viel wandern, manchmal geht sie mit. Sie liest längst wieder, sieht fern, hat wieder ihre frühere Art zu sprechen gefunden und ist meistens freundlich zu ihrer Umgebung. Ihr Enkelkind mag sie, will es aber nicht viel um sich haben. Ihre Töchter sind in jungen Jahren von zu Hause ausgezogen. Frau P. ist Veganerin geblieben. Sie ermüdet immer noch rasch, aber es ist viel besser geworden. Manchmal kocht sie auch selbst. Sogar für die ganze Familie.

In allen vier Fällen wurde *Schizophrenie* diagnostiziert. Was diese vier Menschen verbindet, ist, dass sie alle Halluzinationen hatten und ebenso Wahngedanken. Alle vier litten unter einer Psychose. Es ist die Störung des Gedankenganges, die nach der Wiener psychiatrischen Schule als das zentrale Symptom der Schizophrenie gilt: Beim Schüler Stefan war der Gedankengang wirr bis bizarr, bei Taisia unerträglich verdichtet, beim Fleischhauer oft durchaus geordnet – erst wenn das Stimmengewirr heftig wurde, störte es seine Konzentration. Und bei der Lehrerin war der Gedankengang dauernd unterbrochen.

Vier verschiedene Krankengeschichten, vier verschiedene Formen der sogenannten Schizophrenie – *hebephrene, kata-*

tone und *paranoide Schizophrenie* sowie *Spätschizophrenie*. Aber trotzdem sind es vier verschiedene Erkrankungen – es wäre schön, wenn es auch vier verschiedene Begriffe dafür gäbe. Und darüber hinaus wäre es wichtig, vier Mal nicht das Wort »Schizophrenie« zu verwenden.

»GESPALTENER« GEIST?

Um nicht missverstanden zu werden: Es gibt diese verschiedenen psychotischen Erkrankungen natürlich, und sogar noch mehrere andere. Bei jungen Menschen werden sie heutzutage nicht selten durch große Dosen Haschisch über längeren Zeitraum ausgelöst. Das war bei all den vier genannten Beispielfällen allerdings nicht der Fall. Es gibt auch ganz kurzfristige und vorübergehende psychotische Zustandsbilder, die aber wieder etwas anderes bedeuten. Und es können auch depressive Menschen einen Schuldwahn erleiden und davon überzeugt sein, dass sie für das Elend der Welt verantwortlich sind. Auch ab einem gewissen Grad von Manie werden Menschen regelhaft psychotisch. Aber dass ein Teil all dieser psychotischen Erkrankungen *Schizophrenie* genannt wird, ist purer Zufall.

Die Idee dazu kam einem berühmten Schweizer Psychiater, Eugen Bleuler, vor mehr als hundert Jahren. Er beschäftigte sich damals sehr intensiv mit der »Assoziationspsychologie« – ein Konstrukt, das so ziemlich jedes psychische Leiden erklären konnte und 20 Jahre später wieder verworfen wurde. Im Hinblick auf bestimmte Psychosen, die neben Wahn und Halluzinationen zusätzlich Störungen im Denkablauf, im Antrieb, in der Sprache und im Gefühlsausdruck entwickelten, erfand er den Begriff: die *Gruppe der Schizophrenien*. Bleuler war ein feinsinniger Beobachter; er wusste, dass durchaus verschiedene Krankheitsbilder vorliegen, daher die Mehrzahl »Schizophrenien«. Schizophrenie heißt wortwörtlich übersetzt »gespaltenes Zwerchfell«, und damit haben die Erkrankungen selbstverständlich gar nichts zu tun. Eine andere mögliche Übersetzung ist »gespaltener Geist«.

167

Vor dieser damals neuen Namensgebung war die Krankheit eines Teils dieser Gruppe von psychotisch erkrankten Menschen *Dementia praecox* genannt worden, was etwa »frühzeitig abnehmender Geist« bedeutet. Mit dem neuen Begriff *Gruppe der Schizophrenien* wandte sich Eugen Bleuler gegen den renommiertesten deutschsprachigen Psychiater der damaligen Zeit, Emil Kraepelin, und dessen Form der Einteilung und auch Betrachtung von Psychosen. Das machte ihn weltberühmt – wie immer, wenn man einen Paradigmenwechsel initiiert.

Bleuler ist es zu verdanken, dass das Spektrum der psychotischen Erkrankungen nun viel differenzierter gesehen wurde. Die Kranken verdanken ihm, dass neue Formen der Therapie wie Beschäftigungstherapie und Psychotherapie und andere menschenfreundliche Zugangsweisen in den damaligen psychiatrischen Großkliniken Einzug hielten. Leider ist ihm aber kein passenderer Begriff als »Schizophrenien« eingefallen, und Patienten, Angehörige und Behandler müssen seitdem die unpassende Verwendung des Adjektivs »schizophren« für alles Mögliche ertragen. Wir verwehren uns allerdings immer mehr dagegen, und das wird auch noch entsprechenden Erfolg haben.

WAHN UND WIRKLICHKEIT

Eines steht fest: Wir alle haben unsere sehr subjektive Wirklichkeit. Aber üblicherweise haben wir auch die Fähigkeit, unser jeweiliges Gedankenkonstrukt zumindest ein wenig infrage zu stellen. Und wenn jemand schlüssig beweist, dass wir uns irren, sind wir zumindest zu einer Korrektur in der Lage. Vielleicht nicht sofort, aber später. Die absolute Gewissheit ist beim psychisch gesunden Menschen ein seltenes Phänomen. Obwohl es auch hierbei einen allmählichen Übergang vom Unbedenklichen zum Bedenklichen zu beobachten gibt.

Ein Beispiel dafür sind die Wahn-Kriterien: Neben der absoluten subjektiven Gewissheit wird als Grundlage für eine Wahn-Diagnose eine lebensbestimmende Bedeutung des Wahns verlangt. Darüber hinaus gibt es drei Punkte, die ebenso erfüllt sein müssen: erstens eine Kritiklosigkeit gegenüber jeder Form der Überprüfung, es muss zweitens irreal und drittens unkorrigierbar sein. Ist jemand korrigierbar, ist er nicht wahnkrank.

Ein beinahe klassisches Beispiel ist der Eifersuchtswahn eines schwer Alkoholkranken: Ein 74-jähriger Mann kommt von einer Zechtour nach Hause. Seine etwa gleichaltrige Frau, die ihn seit Jahrzehnten erträgt, kocht gerade. Sex gibt es bei den beiden längst nicht mehr – sie ertrug ihn nicht mehr und für ihn war es nicht mehr möglich. Es ist Sommer, heiß, sie schwitzt und hat ein gerötetes Gesicht. Seit Kurzem gibt es einen neuen Nachbarn. Er ist 24 Jahre jung, attraktiv, hin und wieder erhält er Damenbesuch. Er ist wohlerzogen und freundlich zu seinen Nachbarn. Der Alkoholiker kommt also nach Hause, die Fenster der Wohnung sind geöffnet, da es heiß ist, außerdem steht das Essen schon lange auf dem Herd. Die Bluse der Frau ist leicht geöffnet, die Kochschürze locker gebunden. Der Mann öffnet die Tür, der Blick auf die Couch ist frei, er sieht seine verschwitzte Frau und die Couch, auf der sie zuvor gelesen hat. Er stürzt zum Fenster und sieht den jungen Nachbarn, der zufällig gerade das Haus verlässt. Spätestens jetzt ist ihm, wie er meint, »alles« klar …

Wenn jemand – wie dieser alkoholkranke Mann – keinem noch so logischen Argument zugänglich ist, dann ist dies eine dem Wahn verwandte Kategorie. Trotzdem ist es etwas anderes, wenn die Fans rivalisierender Fußballteams Elfmeter-Entscheidungen völlig konträr interpretieren, selbst wenn diese eindeutig zu treffen waren. Eine der beiden Gruppen muss sich also irren. Man kann dann nur hoffen, dass die subjektive Beurteilung der Schiedsrichter-Entscheidung nach Auswertung der Aufzeichnungen durch die Spielfeldkameras nicht weiter irreal, kritiklos und unkorrigierbar bleibt.

Fanatismus ist noch einen Schritt weiter von der gesunden Psyche entfernt als das Verhalten von Fußballfans. Noch ein Punkt mehr auf der soeben aufgestellten »Wahnskala«. Man könnte sagen, vier von zehn Punkten sind erreicht. Manche Postings in den sozialen Medien liegen sogar eher bei sechs bis sieben Punkten. Um jedoch tatsächlich wahnkrank zu sein, braucht es neun oder zehn von zehn Punkten. Fanatismus ist die verbissene Begeisterung von Ver-rückten, aber eine Krankheit ist noch immer etwas anderes. Therapieren kann man ihn nicht, denn reiner Fanatismus stellt keine Erkrankung dar. Der Mensch kann schließlich auch reifen, sich besinnen und dann wieder zur Begeisterung zurückkehren. Selbstverständlich gibt es unter den Fanatikern auch Menschen mit psychischen Erkrankungen. Das ist aber selten, denn die überwiegende Mehrzahl von Fanatikern sind einfach unangenehme, aber psychisch gesunde Menschen.

Weltweit erleidet rund ein Prozent der Menschheit im Laufe des Lebens eine Erkrankung aus dem Bereich des Schizophrenie-Spektrums. Etwa ein Drittel gesundet völlig. Die Therapie ist vor allem eine Kombination aus – meist ambulanter, seltener stationärer, von guter Beziehungsgestaltung geprägter – professioneller Psychiatrie, adäquater Psychopharmaka-Therapie und freundlicher Aufklärung über die Erkrankung. Letzteres nennt man heute *Psychoedukation*. Weiters gehören sinn- und freudvolle Beschäftigungsmöglichkeiten und jede Menge sozialtherapeutische und sozialberatende Angebote zur Therapie. Die betroffenen Menschen brauchen Kommunikation, Austausch und ein Klima der Integration und Inklusion – so gut es nur irgendwie geht. Es gibt auch einige gut bewährte kognitiv-verhaltenstherapeutisch orientierte Methoden, auch die Familienintervention ist sinnvoll. Eine Domäne der klassischen tiefenpsychologischen Psychotherapie sind Menschen mit diesen Erkrankungen hingegen nicht. Es gibt auch keinerlei Studien, die etwas anderes belegen würden.

KAPITEL 12: NEUROSEN
VERIRRUNGEN DER SEELE

Die *Neurosen* hatten in der früheren psychiatrischen Nomenklatur, also in der Einteilung psychiatrischer Erkrankungsbilder, einen prominenten Platz. Im Wesentlichen unterschied man in den 1960er-Jahren weltweit zwischen »neurotischen« und »psychotischen« Erkrankungen. Zusätzlich gab es die »Charakterstörungen« – heute der Bereich der Persönlichkeitsstörungen – und »Belastungsreaktionen«, seien es akute oder chronische. Abseits von alldem gab es noch die »exogenen Reaktionstypen«, was nichts anderes als kognitive Symptome bei geistig Behinderten und psychiatrische Symptome bei zumeist schweren körperlichen Erkrankungen bedeutete. Das war es dann im Wesentlichen – ganz falsch war diese Einteilung auch nicht.

Das Konzept der Neurose an sich, unabhängig welchen neurotischen Inhalts, stammt aus der klassischen Psychoanalyse. Es ist das Konstrukt eines strengen Über-Ichs, welches mit den unbewussten, unbefriedigten libidinösen Bedürfnissen in Interaktion gerät und letztlich die dazwischen vermittelnde Einheit des Ichs konflikthaft unter Druck setzt. Der neurotische Konflikt schlechthin. Oder anders formuliert: ein *Es,* das auf Triebbefriedigung pocht, ein Über-Ich, welches Triebverzicht zwecks gefälliger Erreichung von Kulturleistungen befiehlt, und dazwischen ein *Ich,* das einen Kompromiss finden muss, manchmal auch einen faulen. Freuds geniale Erkenntnis, dass dieser Kampf seitens des Es unbewusst geführt wird – womit er auch heute noch zweifellos recht hat –, führte gelegentlich zu einem sprachlichen Missverständnis, indem das *Unbewusste* fälschlicherweise das »Unterbewusste« genannt wurde und gelegentlich sogar noch wird. Es gibt kein »Unterbewusstes«. Aber der Mensch ist kein grundsätzlich rationales Wesen – im Gegenteil, zahlreiche psychodynamische Prozesse starten unbewusst und irrational.

Im Grunde ist dieses Konzept bestechend klar strukturiert und relativ leicht nachvollziehbar, und es entspricht in einem beträchtlichen Ausmaß auch der biologischen Organisation der Gehirnfunktionen. Es ist nur vielleicht ein wenig mechanistisch und wurde von den Psychoanalytikern nach Sigmund Freud auch um den Begriff des *Selbst* erweitert. Noch dazu war das in diesem Modell beschriebene Konfliktkonstrukt im Hinblick auf die bürgerliche Gesellschaft Wiens um 1900 – mit enormer Doppelmoral und Unehrlichkeit im Hinblick auf Religion, Lebensgestaltung und sexuelle Bedürfnisse – ein absoluter Volltreffer. Auch noch vor 50 Jahren galt der Psychiater- und Psychotherapeuten-Spruch: »Jede Zeit hat ihre Neurose« – manchmal ergänzt um den Zusatz: »… und jede Zeit braucht ihre Psychotherapie.«

Gleichzeitig kam es vor rund 50 Jahren zumindest in der westlichen Welt zur sexuellen Revolution – es war wirklich eine revolutionäre Entwicklung. An dieser gesellschaftlichen Veränderung war die Psychoanalyse nicht unbeteiligt, auch andere Psychotherapieformen wie die Körpertherapie nach Wilhelm Reich. Selbstverständlich darf man auch den Einfluss der Erfindung der Antibabypille nicht außer Acht lassen.

Ab den 1970er-Jahren geriet die klassische Neurose immer mehr ins Out – eine wesentliche, wenn nicht essenzielle Grundbedingung, nämlich die geltende Moral und damit das kollektive Über-Ich, veränderte sich entscheidend. Fast könnte man sagen, die Psychoanalyse hat die Neurose besiegt, zumindest auf die moderne Welt Europas, der USA und von Teilen Südamerikas bezogen, und da wiederum besonders auf urbane Soziokulturen zentriert. Die Neurose verschwand zusehends aus den Diagnosekatalogen, mit einiger Verspätung dann auch aus den Lehrbüchern. Im aktuellen amerikanischen Diagnosekatalog – dem schon öfters zitierten DSM-5 – kommt sie überhaupt nicht mehr vor. Im mittlerweile etwa 15 Jahre alten Diagnose-Kodex ICD-10, der in Europa gebräuchlich ist und von der WHO herausgegeben wird, der aber sehr bald von einem neuen abgelöst wird, führt sie ein Schattendasein. Es ist daher wirklich berechtigt, die Frage zu stellen: Wo ist die »gute alte Neurose« hingekommen? Gibt es sie denn überhaupt noch?

In ihrer ursprünglichsten bürgerlich-europäischen Ausdrucksform als Konflikt zwischen Triebbedürfnissen und gesellschaftlichen Moralvorstellungen gibt es sie tatsächlich nur mehr in einigen von strengen religiösen Moralvorschriften – die auch eingehalten werden – geprägten Subkulturen. Aber an dem Satz »Jede Zeit hat ihre Neurose«, vielleicht besser sogar Neurose*n* im Plural, ist einiges zutreffend. Man hat auch schon geglaubt, die Tuberkulose gibt es nicht mehr. Plötzlich ist sie jetzt wieder da, manchmal in durchaus neuer Form.

NEUE ROSEN FÜR DIE WELT

Die aktuellen Neurosen haben andere Triebkonflikte in Stellung gebracht. Zumindest überwiegend. Vielleicht könnte man auch sagen: Jede Zeit hat ihre speziellen Triebkonflikte. Außerdem ist nicht alles so neu, wie es scheint. Viktor Frankl hat in der *Sozialärztlichen Rundschau* im März 1933 bereits die sogenannte *Arbeitslosigkeitsneurose* beschrieben. Erst später hat er den Begriff der *noogenen Neurose* geboren, letztlich eine Form der neurotischen Symptome, die weit stärker von Wertkonflikten und einer existenziellen Frustration als von Triebkonflikten herrühren. Mit *existenzieller Frustration* meinte Frankl den Verlust eines Lebenssinns. Im Grunde waren es diese Überlegungen, die ihn zur Entdeckung und Entwicklung der *Logotherapie* bewogen – eine Therapie gegen das Leiden an einer scheinbaren Sinnlosigkeit des Lebens.

Der Mensch braucht eine Perspektive – und vor allem etwas zu tun. Es geht hier weniger darum, *warum* das so ist, sondern vielmehr darum, *dass* es so ist. Und wenn es nicht so ist, dass der Mensch etwas zu tun hat – am besten etwas Sinnvolles; etwas, dem er selbst einen Sinn und eine Bedeutung zuordnen kann –, dann hat das Konsequenzen: deutlich höhere Drogenraten, mehr Alkohol, mehr Kriminalität, mehr Gewalt, mehr Suizide. Das ist bei arbeitslosen Menschen so – vor allem bei Langzeitarbeitslosen, aber auch bei Asylwerbern. Man kann diese Aufzählung auch noch um »mehr Depression« ergänzen. Nun kann man einwenden, dass gerade Menschen, die langzeitarbeitslos werden, verstärkt zu alledem neigen würden. Im Allgemeinen ist dies nicht bewiesen, doch in bestimmten Altersgruppen kann man diese Entwicklung erkennen.

Die Vorstellung, dass Langzeitarbeitslose, die dann irgendwann in den Bereich der sozialen Mindestsicherung fallen, vor allem ein bequemes und damit zufriedenes Leben führen würden, ist – statistisch nachweisbar – ein großer Unsinn. Selbstverständlich gibt es unter den Betroffenen hie und da auch Bequemlichkeit und Faulheit, aber viel ausgeprägter ist das Gefühl der Aussichtslosigkeit. Es gibt einfach zu wenig Arbeit, weil sich bestimmte Berufe – und hier vor allem die »einfachen« Berufe, die vor allem eines körperlichen Einsatzes und auch einer gewissen Mechanik bedürfen – in einem unglaublichen Wandlungsprozess befinden. Auch gewisse Formen der Büroarbeit werden, ebenso wie handwerkliche Berufe, zunehmend durch elektronische Arbeitskräfte ersetzt. Zudem wandert die Industrie aus Europa in Billiglohnländer ab; auch die Landwirtschaft ist stärker mechanisiert und kommt mit weniger Menschen aus.

Mittlerweile haben diese Probleme einer Jobsuche auch schon die Generation gut bis sehr gut ausgebildeter junger Menschen zwischen 20 und 30 Jahren erfasst. Diese Entwicklung führt Teile Europas in eine zunehmende Perspektivenlosigkeit und steigenden Sinnverlust. Im Sinne von Viktor Frankl ist dieser beängstigende Umstand durchaus als logotherapeutische Herausforderung der Gegenwart zu verstehen. Der in der existenziellen Sinnlosigkeit verfangene, gefangene Mensch ist ein »Unmöglichkeitsmensch«. Eine der Konsequenzen dieser Entwicklung ist die von dem Philosophen Byung-Chul Han in seinem Buch »Müdigkeitsgesellschaft« beschriebene Situation.

Es ist also eine der »Möglichkeiten« eines an Langzeitsinnlosigkeit – nämlich die Sinnlosigkeit seiner Existenz – leidenden Menschen, zu ermüden. Es ist nicht ein Burn-out, sondern ein Burn-in. Man sollte das auch nicht mit einer Depression verwechseln; es ist sozusagen eine *noogene*, depressiv gefärbte Neurose, aber keine Depression. Obwohl eine Depression und auch alle anderen erwähnten psychischen Erkrankungen weitere Folgen sein können. Das Burnout des arbeitsneurotischen Managers ist zwar ein spezifischeres Phänomen, allerdings letztlich mit ähnlichen Konsequenzen. Die zuvor genannte Entwicklung, dass junge Menschen in vielen Teilen Europas zu mehr als 25, teilweise sogar bis zu mehr als 50 Prozent ohne Arbeit sind – geschweige denn ohne sinngebende Betätigung –, ist ein Phänomen, das nicht so bleiben kann und darf.

HASS UND VERBITTERUNG

Die andere »Möglichkeit« neben der depressiv gefärbten Lethargie, dieser Sinnentleerung zu begegnen, ist der aggressiv gefärbte Hass. Frei nach Viktor Frankl bedarf dieser Hass eines Zieles. Ein Triebdruck aus dem Unbewussten ist etwas, das ein Triebziel braucht. Auch wenn es – im Gegensatz zu Frankls Standpunkt und im Sinne von Sigmund Freud oder Konrad Lorenz oder auch Alfred Adler sowie der modernen Aggressionsforschung – einen primären Aggressionstrieb gibt, so ist der Hass die auf ein Objekt fixierte Aggression. Es können auch mehrere Objekte sein, die hier als Triebziele »dienen«. Auch das erlebt man in Europa auf breitester Front. Dazu muss man sich nur dem masochistischen Erlebnis des Lesens hasserfüllter Internet-Postings – verfasst von vor Hass glühenden, dem Menschsein entwurzelten Personen – aussetzen. Leider gilt das auch für alle Formen der Radikalisierung – egal ob pseudoreligiös, politisch oder auch posttraumatisch entstanden.

Eine dritte Variante, die gleichsam eine Kombination der ersten beiden missglückenden Verarbeitungsmöglichkeiten darstellt, ist das vom deutschen Psychiater und Verhaltenstherapeuten Michael Linden 2003 formulierte *posttraumatische Verbitterungssyndrom*. Diese durchaus den Neurosen zuordenbare Störung ist ein Phänomen, das besonders häufig nach größeren sozialen Umbrüchen vorkommt. Verbunden ist diese chronische Verbitterung mit einem erhöhten Aufkommen von Selbst- und Fremdaggressionen, was sie wiederum als mögliche Kombination der beiden erstgenannten Syndrom-Neurosen erscheinen lässt. Selbstverständlich ist die posttraumatische Verbitterungsstörung nicht ausschließlich eine Folge von Außenfaktoren, sondern auch von mangelnder individueller Bearbeitungs- oder Kompensationsfähigkeit. Dennoch: Wie soll sich jemand fühlen, der drei Jahrzehnte lang treu, brav und verlässlich für »seine« Firma gearbeitet hat und plötzlich, kaum 50-jährig, zum Langzeitarbeitslosen mutiert? Das Verbitterungssyndrom ist nicht unbedingt die Störung der ganz Jungen, denn aktuelle Daten zeigen, dass zwei bis drei Prozent der gesamten Bevölkerung darunter leiden.

SEX – LEISTUNGSPFLICHT STATT PRICKELNDES GEHEIMNIS

Neu-Rosen brauchen Neu-Lösungen. Wichtig ist das Auffüllen eines existenziell vorhandenen Gefühls der Leere. Dabei handelt es sich um ein Bildungs-, ein Beschäftigungs- und Arbeitsvakuum, ein konstruktives Begeisterungs-, Respekt- und Vertrauensvakuum und auch eine Leere der Sinne. Allerdings ist das Auftreten gegen diese Hüllen des Vakuums völlig sinnlos, wenn nicht Handlungen zum Auffüllen dieser Leerräume folgen.

Es ist erstaunlich, wie sich innerhalb eines Jahrhunderts dieses Bild des neurotischen Konflikts gewandelt hat. Aus »viel zu wenig« wurde »viel zu viel«. Mit der Konsequenz, dass dieses »viel zu viel« einen derartig neurotisierenden Druck ausübt, dass zum Beispiel Störungen der Sexualität in Summe überhaupt nicht weniger wurden. Aus der oft verborgenen Libido, aus einem prickelnden »Geheimnis« entwickelte sich eine kalte Leistungspflicht – oft fern jedes erotischen Gefühls –, der sich vor allem Männer, aber auch Frauen zu stellen haben. Dahinter steht eine massive, ver-rückte Kommerzialisierung, also ein Industriezweig der besonderen Art. Interessant ist, dass Viktor Frankl bereits vor 40 Jahren schrieb: »Gegen Heuchelei im Sexualleben sind wir alle; aber wir müssen auch gegen jene Heuchelei auftreten, die Freiheit sagt und Geld meint.«

Wenn man sich vor Augen führt, dass sich bereits 15-jährige Mädchen die Schamlippen verkleinern lassen; dass 25-Jährige, die noch nicht geboren haben, vom dringenden Wunsch beseelt sind, sich ihre Vagina enger »schneidern« zu lassen; dass sich junge, 20-jährige Männer ihren Penis, der in Erektion 18 Zentimeter erreicht, in einer Operation auf 24 Zentimeter Länge verlängern lassen; und wenn eines der wichtigen Themen junger Frauen die Brustvergrößerung, -verkleinerung oder -hebung ist – dann merkt man: In dieser Gesellschaft stimmt vieles nicht. Auch, dass potente junge Männer Viagra konsumieren, um eine Dauererektion zu erreichen. Manchmal auch, um in den »Club der 12-Stunden-Nonstop-Kopulierer« aufgenommen zu werden.

DIE MICHAEL-JACKSON-NEUROSE

Michael Jackson war nicht nur eines der ganz großen Musik- und Tanzgenies der letzten Jahrzehnte – er war auch ein leidender Mensch. Möglicherweise sein ganzes Leben hindurch. Was neben seinem tragischen Tod und einigen fragwürdigen Eskapaden in seinem Beziehungsleben in der allgemeinen Berichterstattung aber unterging, ist der Umstand, dass er unter anderem an einer schweren Variante der sogenannten *Dysmorphophobie* litt. Das ist ein nur schwierig einzuordnendes Krankheitsbild, bei dem der betroffene Mensch mit seinem körperlichen Erscheinungsbild in höchstem Ausmaß unzufrieden ist. Es ist ein innerer Konflikt zwischen dem, wie man ist, und dem, wie man sein möchte.

Die Zahl der operativen Eingriffe, die Michael Jackson an sich vollziehen ließ, um einem surrealen persönlichen Ideal zu entsprechen – oder um zumindest nicht so zu sein, wie er war –, ist nicht bekannt. Es müssen jedoch sehr viele gewesen sein. Dies ist auch der prototypische Verlauf der Operations- und Umgestaltungs-Leidensgeschichte von dysmorphophoben Menschen. Sobald die erste nicht indizierte, also nicht medizinisch angebrachte Operation getätigt wird, ist sie sicherlich nicht die letzte. Dieser Umstand bedeutet, dass bereits die erste Operation bei einem dysmorphophoben Menschen einem »Kunstfehler« entspricht. Nicht, weil sie schlecht gelungen ist, sondern weil weitere folgen werden. Weil sie folgen *müssen*.

Mit der Brustverkleinerung bei einer Frau, die unter ihrem extrem großen Brustumfang leidet, hat das nichts zu tun. Es bedarf keiner neurotischen Fixierung, um den Wunsch zu haben, dies zu verändern. In einem solchen Fall liegen sowohl gesundheitliche als auch kosmetische und damit auch psychodynamische Gründe in ausreichendem Maße vor. Die skurrile Umgestaltung eines an sich wohlgestalteten, nicht dysmorphen Menschen ist jedoch etwas völlig anderes. Selbstverständlich werden solche gesellschafts-psychodynamischen Prozesse durch die Kreierung eines oder mehrerer absurder Pseudo-Schönheitsideale unserer Zeit auch gesteuert. Sie fallen allerdings nicht bei allen Menschen auf fruchtbaren Boden.

Die meisten akzeptieren in aller Gelassenheit den langsamen Alterungsprozess ihres Körpers und verzichten darauf, ihre Falten durch das Nervengift *Botox* reduzieren zu lassen. Botox, der Stoff, aus dem die Anti-Falten-Träume vieler mit ihrem Aussehen unzufriedener Menschen resultieren, ist an sich eine Substanz, die bei schweren neurologischen Erkrankungen, wie hartnäckigen Schiefhälsen oder Muskelverzerrungen gravierender Art, eine hervorragende Hilfe darstellt. Doch der immer massivere Einsatz für die Lippen 18- bis 80-Jähriger, zumeist bei Frauen; das Planieren jedes Fältchens bis zur absoluten Erstarrung des Gesichtes ist ein ungeheuerlicher Neurotizismus einer ver-rückten Zeit.

Schlimm, dass Menschen diesen Unsinn mitmachen. Noch schlimmer und eine Verleugnung des hippokratischen Eides ist aber, dass Ärzte sich für einen derartigen Unfug zur Verfügung stellen. Die Schönheitsneurose der heutigen Zeit wird dadurch zur Folge eines sinnentleerten existenziellen Vakuums.

DER MENSCH IST, WAS ER ISST

In Büchern und wissenschaftlichen Untersuchungen, die sich ausführlich mit dem Darm beschäftigen, erfährt man auch, wo das Ich angeblich seinen Sitz hat: Wenig überraschend wird hier eine Hirnregion vermutet, die sogenannte *Insula*, ein Nervenzellgebilde der Großhirnrinde, das sich im Inneren und etwa auf mittlerer Höhe des Gehirns befindet. Tatsächlich ist es so, dass diese Hirnregion Informationen aus verschiedensten Körperbereichen zugespielt bekommt. Auch aus dem Gehirn selbst. Diese Informationen kann man auch »Bilder« nennen, und vermutlich kommen zu diesen inneren auch äußere Bilder, also Wahrnehmungen der Umwelt, dazu. Dieser Bereich der Inselrinde ist ein Knotenpunkt der Informationsaufnahme. Allerdings bedeutet das noch lange nicht, dass dies der Ort der Informationsbewertung wäre. Sogar wenn es die Zentrale der Informationsverarbeitung zwecks Weitersendung der verarbeiteten Informationspakete wäre, ist das Ich im psychotherapeutischen Sinn jene Struktur der Seele, die aus diesen Informationen Schlüsse zieht, Handlungen beschließt. Und das ist etwas grundlegend anderes. Auch wenn Forscher einst meinten, dass »die Insula der Ort ist, an dem unser Ich entsteht«, so ist das ein pures Konstrukt.

Noch zweifelhafter ist die Behauptung, dass serotoninaktive Antidepressiva möglicherweise vor allem über den Darm wirken könnten. Richtig ist, dass es auch im Verdauungstrakt serotoninaktive Nervenzellen gibt. Und es stimmt auch, dass diese auf die genannten serotoninaktiven Antidepressiva reagieren können. Und dass sie dies sogar häufig tun, was aber nicht mehr oder weniger bedeutet, als dass sich der Umsatz an Serotonin auch an diesen Nervenzellen erhöht. Die Folge davon ist eine stärkere Aktivierung der Darmbewegungen, im Idealfall eine Linderung der Verstopfung bei Depressiven – im Extremfall eine gar nicht so seltene Nebenwirkung vieler serotoninaktiver Antidepressiva, mit unangenehmen Symptomen wie Durchfall, eventuell auch Übelkeit. Wobei Übelkeit ebenso aus der Aktivierung einer bestimmten Gehirnregion – quasi dem Brechzentrum – resultieren kann. Den Schluss daraus zu ziehen, dass dieses Mehr an Serotonin dabei in irgendeiner Form ins Gehirn gelangen würde, ist nicht nur gewagt, es ist ein Irrtum. Eine falsche Behauptung, genauso wie die unzähligen Tipps in Bezug auf »serotoninreiche« Nahrungsmittel, die antidepressiv wirken würden. Kein Millionstel Gramm dieses Serotonins gelangt an eine Gehirnzelle – schon gar nicht von einer zur nächsten!

Nach diesem kleinen Umweg vom Gehirn zum Darm nun zu einer der großen Neu-Rosen der Gegenwart: dem Neurotizismus über das »richtige« Essen. Die Zeit, in der Sokrates einst meinte: »Wir leben nicht, um zu essen; wir essen, um zu leben«, die ist längst vorbei. Auch wenn es stimmt, dass unsere Nahrung vorwiegend aus industrialisierten Lebensmitteln besteht, Allergien höchstwahrscheinlich auch deshalb im Zunehmen begriffen sind, dass Antibiotika in der Tierzucht in einem erschreckend heftigen Ausmaß eingesetzt werden und dass verschiedene Formen der chemischen Bearbeitung von Lebensmitteln fragwürdig sind, ist der gegenwärtige Hype um das Thema Essen trotzdem äußerst merkwürdig.

Ist er das Zeichen einer Überflussgesellschaft? Vermutlich ja, denn offenbar reagiert die menschliche Seele auf ein Überangebot meist neurotisch. Seitdem die Menschheit existiert, war sie immer wieder Hungerkatastrophen ausgesetzt. Zum Beispiel war Hunger der Grund für die irische Auswanderungswelle nach Amerika im 19. Jahrhundert. Rund ein Achtel der irischen Bevölkerung ist damals im Rahmen der Kartoffelpest durch Hunger verstorben – mehr als eine Million Menschen. Auch heute hungern mehr als 800 Millionen Menschen. Einer von neun Menschen weltweit hungert. Laut einem WHO-Bericht aus dem Jahr 2013 ist Hunger noch immer das größte Gesundheitsrisiko. Es sterben jährlich mehr Menschen an Hunger als an Aids, Malaria und Tuberkulose zusammen.

Nicht so jedoch in der »Ersten Welt«, die gleichzeitig zum Teil der Verursacher der Hungersnot dieser 800 Millionen Menschen ist. Angesichts einer erdrückend großen Auswahl an Lebensmitteln finden aufgrund unserer *noogenen* Neurose unendliche Diskussionen über das »richtige« Essen statt. Und neben einer weltumspannenden Lebensmittelindustrie – die uns mit enormen Werbebudgets vor allem zuckerhaltige Nahrungsmittel und solche mit versteckten Fetten schmackhaft macht – ist ein neuer Industriezweig entstanden: jener des gesunden Essens und der immer fantasievolleren, oft auch seltsameren Diäten. Die »Abnehm-Apps« werden immer skurriler, die Diät-Regale in den Buchhandlungen immer größer, die Unzufriedenheit der Menschen mit ihrem Gewicht wird immer massiver.

Ein neues Krankheitsbild hat sich geformt: die *Orthorexie*, die Neurose vom »richtigen« Essen. Schwer an *Orthorexie* Erkrankte beschäftigen sich fast ausschließlich mit diversen Fragestellungen zum Thema »gesundes Essen«. Das ist dann Ausdruck jenes Zustandes, der statt eines hungrigen Magens ein existenzielles Vakuum füllt. Eine geradezu klassische Problemverschiebung. Und zwar bei all jenen an sich gesunden Menschen, für die die Frage des ultimativ »richtigen« Essens zur zentralen Frage des Seins geworden ist: Roh- und Mischkost, paleotarisch, vegan oder vegetarisch, low-carb oder high-carb, low-fat, high-protein, Hollywood-Diät, Turbo-Diät, Wunder-Diät …

Manche dieser Diskussionen werden mit der fanatischen Kraft von Glaubenskriegen geführt. Geht es vielleicht auch hier um den individuellen Lebenssinn? In der Logotherapie würde die therapeutische Antwort *Dereflexion* genannt, verbunden mit der Frage, was es denn sonst noch Wichtiges im Leben gibt. Und sie würde im Fall verschiedener Neurosen des Essens den Ausstieg aus dem Kampf um das einzig »richtige« Essen, die Abkehr von der Fixierung auf immer neue Diäten bedeuten. Der Kampf gegen die Kilos bringt die Kilos sozusagen – nicht immer, aber oft. Im Gegensatz dazu sind Schulen voll von Junkfood- und Softdrink-Automaten. Mit chemisch angereicherten Snacks und Limonaden, in denen kaum irgendein natürlicher Inhaltsstoff ist.

All das ist das Resultat eines Lebenssinn-Vakuums. Verirrungen der Seele auf der Suche nach dem Sinn.

KAPITEL 13: PSYCHE UND GESELLSCHAFT
ATEM DES LEBENS

Wie entwickelt sich die menschliche Psyche, sowohl individuell als auch gesellschaftlich? Zum einen geschieht dies entlang der individuellen Gehirnentwicklung, die zweifelsohne genetische, also ererbte Komponenten aufweist, und zum anderen entlang der durch die äußere Umwelt bedingten Erfahrungen, die ein Mensch in seinem Leben von Geburt an macht. Und sogar schon davor als Embryo. Es trifft also eine biologische Struktur – nämlich das individuelle Gehirn und in Wirklichkeit der ganze Mensch – auf Umweltfaktoren, vor allem auf die Menschen in unmittelbarer Nähe und die sozialen Rahmenbedingungen. Aus diesem Wechselspiel des Innen und Außen entsteht letztlich ein Kreislauf – die Struktur prägt die Funktion und die Funktion prägt die Struktur. Das Resultat daraus ist zwar noch nicht ganz der »Atem des Lebens«, also die Psyche, aber es ist mehr als das bloße Verhalten. Es sind auch Fertigkeiten, Fähigkeiten, Interessen, Vorgangsweisen, Haltungen, Weltwahrnehmungen und anderes mehr.

VOM EINZELLER ZUM HOMO SAPIENS

Der Entwicklung der individuellen Psyche steht die Entwicklung des physischen Apparates des Wesens Mensch, dieses besonders weit entwickelten Menschenaffen und Säugetiers, gegenüber. Diese Form der Entwicklung nennt man *Phylogenese*, die stammesgeschichtliche Entwicklung des Menschen – sie ist nicht in sieben Tagen geschehen. Die Evolution vom Einzeller bis zum

Homo sapiens, zum wissenden Menschen, hat mehrere Millionen Jahre gedauert – vom Stammhirn, das bis zu den Reptilien zurückreicht, bis zur überdimensionalen Großhirnrinde, die beim Menschen über die gesamte Entwicklungszeit der Spezies gewachsen ist.

Jeder Mensch vollzieht – von seiner Zeugung bis zur Zeit des Erwachsenwerdens – diese Stammesgeschichte des Tieres Mensch in sich nach. Bis zu seiner Gehirnreifung mit etwa 25 Jahren, vermutlich auch noch länger, manchmal lebenslang. Und Frauen vermutlich ein bisschen schneller, schon ein wenig früher. Da sie diejenigen sind, die das Weiterbestehen des Menschengeschlechtes sichern, ist das eine weise Entscheidung von Mutter Natur. Diese phylogenetische Entwicklung von Millionen Jahren im einzelnen Menschen ist ausführlich, umfassend und schlüssig bewiesen. Doch der Homo sapiens will auch Klarheit darüber, was die Psyche betrifft.

Psyche. Was ist das überhaupt? Ein sehr abstrakter Begriff, den vermutlich jeder unterschiedlich interpretiert. Hier der Versuch einer Definition, oder zumindest einer Beschreibung: *Psyche* ist ein altgriechisches Wort und mit »Atem des Lebens« übersetzbar. Psyche ist auch eine mythologische weibliche Figur der Antike von erstaunlicher Dynamik und Interaktion mit Amor, dem römischen Gott der Liebe. Insgesamt gestaltet sich die Beziehung dieser beiden, samt den Einflüssen der eifersüchtigen Venus, Amors Mutter, sehr abwechslungsreich und geht – selten genug in der antiken Götterwelt – gut aus. Jupiter, der oberste Gott, wird großzügig, Venus verzeiht gerade noch, dass Psyche, ihre Schwiegertochter, so schön ist, und Psyche wird zur unsterblichen Göttin – Nektar und Ambrosia machen es möglich. Psyche mag man eben, und außerdem ist damit klar, dass bereits in der antiken Götterwelt wirksame Medikamente für die Psyche zur Verfügung standen.

Darüber hinaus gibt es die gemeinsame wunderschöne Tochter von Psyche und Amor: Voluptas, die Göttin der Wollust und der Lebenslust. Bei den Römern war sie eng verwandt mit Volupia, der Göttin des Wohlbefindens. In der griechischen Antike hieß Amor Eros, Psyche genauso Psyche, und Voluptas war die Göttin Hedone. Demgemäß war Hedonismus die Kunst des

Wohlbefindens. Das dürfte sich inzwischen verändert haben. Bis zur Theorie der *Libido* als zentraler Kraft der Psyche – also als zentraler Psychodynamik – hat es etwa 2000 Jahre gedauert. Vielleicht hat das damit zu tun, dass im siebten Jahrhundert die Wollust zu einer der sieben Todsünden der christlichen Theologie wurde. Das hatte dann nicht nur im Mittelalter einiges an grauenvollen Konsequenzen: Gewalt zumeist von Männern, sehr oft gegen Frauen – auch das ist eine Art der Psychodynamik. Die Täter – man kann sie nicht anders nennen – galten im Sinne des vorherrschenden Zeitgeistes als völlig normal.

Daran ist deutlich erkennbar, dass der jeweilige allgemeine Zeitgeist bestimmt, was gerade normal ist. Und spätestens hier drängt sich die Assoziation zu einem Zitat von Friedrich Nietzsche auf: »Der Irrsinn ist bei Einzelnen etwas Seltenes – aber bei Gruppen, Parteien, Völkern, Zeiten die Regel.« Das hat durchaus auch einen hohen Gegenwartsbezug.

PFERD UND REITER

Dadurch ist zwar noch immer nicht klar, was die Psyche ist, aber man erkennt, dass sie offenbar mit Lebenslust, Erotik und Sexualität zu tun hat. Mit Weiblichkeit und Leiblichkeit, von der große Kraft ausgeht. In der Antike war sie positiv besetzt, erst später ist sie in Verruf gekommen und wurde bekämpft. Heute wird »Psyche« aber sehr oft als Synonym für »Seele« verwendet. Das ist nur eine bedingt glückliche Lösung – die Problematik wird deutlicher, wenn man die englischen Begriffe *soul* und *mind* betrachtet, die jeweils eine andere Sprachbedeutung haben. Interessant ist auch die Tatsache, dass das aktuelle, über 2000 Seiten starke klinische Wörterbuch der Medizin namens »Pschyrembel« – Tausenden Medizinstudenten und auch ausgebildeten Ärzten im deutschsprachigen Raum eine bekannte Hilfe – bei »Psyche« auf »Seele« verweist. Mit folgender Erklärung: »Psyche, innere trotz des Wechsels der Lebensvorgänge gleichbleibende Lebenseinheit des Menschen, die dem unmittelbaren Erleben und der Gesamtheit der geistig-seelischen Funktionen (fühlen, denken, wollen) zugrunde liegt …« Das ist keine Meisterleistung der Definition; der »Pschyrembel« ist in Tausenden anderen Begriffen der Medizin ungleich präziser. Man erkennt allein daran, wie schwer man sich mit der Erklärung des seelischen Lebensatems tut. Die Seele ist ein wahrhaft weites Land. Und für weite Länder braucht man Landkarten – oder heute Google Earth.

Eugen Bleuler, einer der ganz großen Psychiater Europas am Ende des 19. und während der ersten drei Jahrzehnte des 20. Jahrhunderts, schrieb in seinem »Lehrbuch der Psychiatrie« 1916: »Die vulgäre dualistische Auffassung des Verhältnisses von Psyche und Körper, nach der die beiden so wesensverschieden seien, dass sie so gar nicht aufeinander einwirken können, ist naturwissenschaftlich nicht haltbar. Wir betrachten die Psyche aus einem Komplex von Hirnfunktionen, der sich selber gleichsam von innen wahrnimmt.« Man könnte also sagen: Psyche – im psychiatrischen Sinn – bedeutet die Gesamtheit der Funktionen des Wahrnehmens, des Fühlens, des Denkens und auch des Wollens.

In der psychiatrischen Systematik gibt es außerdem die Unterteilung der psychischen Gesamtleistung eines Individuums in die Funktionen *Noopsyche* – verkürzt: »Verstand« – und *Thymopsyche* – verkürzt: »Gefühl«. Dieses Pferd-Reiter-Modell mit *Gefühlshirn*-Leistungen wie Stimmung, Biorhythmus, Befindlichkeit und Antrieb sowie *Denkhirn*-Leistungen wie Orientierung, Gedächtnis und Werkzeug- und Intelligenzleistungen, ergänzt um die besonders anspruchsvolle Leistungsform der Persönlichkeitsleistungen, entspricht etwa dem Modell der Wiener psychiatrischen Schule an der Wiener Universitätsklinik der 1980er- und 1990er-Jahre. Aktuelle Erkenntnisse der psycho-neurowissenschaftlichen Forschung belegen dieses Modell: Es hat eine hirnanatomische Entsprechung, denn es gibt diese Strukturen und zuordenbaren Funktionen wirklich. Das »Pferd« ist gleichsam der entwicklungsgeschichtlich ältere Hirnanteil, gleich hinter der Nase und in enger Verbindung mit ihr. Es riecht jemand angenehm für uns – oder auch nicht. Das ist eine Leistung des Gefühlshirns, nicht der Großhirnrinde, des Denkhirns, des »Reiters«. Das Pferd in uns riecht, was es zu riechen gibt. Der Reiter in uns kann uns mitteilen, dass wir es uns gerade nicht erlauben dürfen, diesen Menschen als unangenehm riechend zu empfinden. Dass es besser ist, die Hufe nicht auszufahren, sondern uns vorsichtig wegzubewegen. Zaumzeug und Zügel sind wichtige Hilfsmittel, und ein guter Sattel ist auch bei Spitzenreitern kein Nachteil. Auch diese Strukturen und Funktionen gibt es im menschlichen Gehirn. Im bildhaften Sinn gemeint, aber mit modernen Mitteln der Bildgebung bewiesen.

Die menschliche Psyche, dieses Gespann aus Pferd und Reiter, samt allem, was dazugehört, ist also etwas auch durchaus Körperliches. Ganz und gar nicht nur abstrakt. Generell bereiten abstrakte Begrifflichkeiten, die so unglaublich vage bleiben, dass sie nicht fassbar – auch im Sinne von »anfassbar« – sind, dem Menschen große Schwierigkeiten. Man denke hier beispielsweise nur an den Begriff Liebe. Überdies: Wenn das Pferd durchgeht, hat es ein Reiter nicht leicht; eine Reiterin auch nicht. Und wenn der Reiter, die Reiterin, die Zügel zu straff hält, dann leidet das Pferd und blockiert vor dem nächsten Hindernis, das ansonsten leicht und mit Genuss übersprungen wird. Ganz besonders geschickte Pferd-Reiter-Gespanne reiten einfach daran vorbei. Auch das ist eine gute Lösung, um weiterzukommen …

AGGRESSION ALS TRIEB DES VERHALTENS

War die Definition von Psyche schon nicht einfach, so wird es beim ebenso abstrakten Begriff *Aggression* auch nicht leichter. Dazu kommt, dass sich die Menschheit als Ganzes mit der Entstehungsgeschichte, dem Werdegang und dem Wesen von Aggression noch zu wenig beschäftigt hat – was umso erstaunlicher ist, da in diesem Bereich ein reales Bedrohungspotenzial beträchtlichen Ausmaßes letztlich für die gesamte Menschheit liegt. Jacques Lacan, ein französischer Psychoanalytiker des 20. Jahrhunderts, meinte einst: »Das zentrale Verständnis der Menschen ist das Missverständnis.« Und Missverständnisse sind ein häufiges Element von Konflikten.

Zurück zur Aggression: Es ist bemerkenswert, in welchem Umfang sich österreichische Wissenschaftler mit dem Phänomen der Aggression auseinandergesetzt haben. Man denke nur an Sigmund Freud und Alfred Adler, aber auch an Konrad Lorenz, Friedrich Hacker und Viktor Frankl. Am besten, man zäumt das Pferd von hinten auf und erklärt vorerst, was Aggression *nicht* ist: Aggression ist nicht gleichzusetzen mit Gewalt – nicht jede Aggression ist Gewalt, aber jede Gewalt ist Aggression. Dies ist die dritte von Friedrich Hackers »25 Thesen zur Gewalt«. Die vierte These lautet: »Gewalt ist ansteckend wie Cholera; sie verdankt ihre Virulenz dem Schein der Rechtfertigung, der sie epidemisch macht.« Die fünfte: »Gewalt ist auch, was sich als Gegengewalt gerechtfertigt fühlt.«

Aggression ist – und hier sind sich Psychoanalytiker, Psychiater und Psychotherapeuten sowie verhaltensbiologische Forscher mittlerweile einig – ein primär angelegter Trieb des menschlichen Verhaltens. Man könnte sie daher nach Konrad Lorenz auch einen »Instinkt« nennen. Hervorragende Beiträge dazu kommen auch von Desmond Morris, einem der wichtigsten Verhaltensforscher – wenngleich auch populärwissenschaftlich tätig – des vergangenen Jahrhunderts, der unter anderem Bücher wie »Das Tier Mensch« und »Der nackte Affe« geschrieben hat.

Das Thema »Aggressionstrieb« führte auch zu einer heftig ausgetragenen Kontroverse zwischen Sigmund Freud und Alfred Adler. Freud negierte den Aggressionstrieb sehr lange, während Adler die Angst im Wesentlichen auf die Unterdrückung des Aggressionstriebes zurückführte und diesem Umstand eine Hauptrolle bei der Neurose – und überhaupt im Leben – zuordnete. Freud erkannte erst 1920 einen Aggressionstrieb an und brachte ihn in seinen späteren Werken wie »Jenseits des Lustprinzips« und noch deutlich später in seinem Briefwechsel mit Albert Einstein in einen dialektischen Triebzusammenhang. Dieser unter dem Titel »Warum Krieg?« erschienene Austausch zwischen Freud und Einstein ist wirklich ein grandioses Werk. Darin schreibt Freud: »Wir nehmen an, dass die Triebe des Menschen nur von zweierlei Art sind, entweder solche, die erhalten und vereinigen wollen – wir heißen sie erotische, ganz im Sinne des

188

Eros, im Symposium Platons, oder sexuelle mit bewusster Über-
dehnung des populären Begriffs von Sexualität –, und andere, die
zerstören und töten wollen; wir fassen diese als Aggressionstrieb
oder Destruktionstrieb zusammen. Sie sehen, das ist eigentlich
nur die theoretische Verklärung des weltbekannten Gegensatzes
von Lieben und Hassen, der vielleicht zu der Polarität von An-
ziehung und Abstoßung eine Urbeziehung unterhält.«

Freud ist auch überzeugt davon, dass es hier nicht um »Gut
und Böse« geht – der eine dieser Triebe sei ebenso unerlässlich
wie der andere; aus dem Zusammen- und Gegeneinander-Wir-
ken der beiden gehen die Erscheinungen des Lebens hervor.
Dieser Destruktionstrieb wirke innerhalb jedes Menschen, mit
dem Bestreben, das Leben zum Zustand der unbelebten Mate-
rie zurückzuführen. Eine Art Todestrieb. Als eigentlicher Kul-
turpessimist schreibt Freud an Einstein aber auch überraschend
optimistisch: Es sei vielleicht »keine utopische Hoffnung«, dass
kulturelle Entwicklung und berechtigte Angst vor den Wirkungen eines Zukunftskrieges »dem Kriegführen in absehbarer
Zeit ein Ende setzen« werde. Die unmittelbare Zukunft war jedoch leider nicht so, wie es Sigmund Freud annahm oder er-
hoffte. »Der ideale Zustand wäre«, schreibt er, »natürlich eine
Gemeinschaft von Menschen, die ihr Triebleben der Diktatur
der Vernunft unterworfen haben.« Da dies aber nicht der Realität entspreche, sei es nach Freud »zur indirekten Bekämpfung
der Kriegsneigung« notwendig, eine gleichsam elitäre Schicht
»selbstständig denkender, der Einschüchterung unzugänglicher,
nach Wahrheit ringender Menschen zu erziehen, denen die
Lenkung der unselbstständigen Massen zufallen würde«. Eine
Aussage, die durchaus bedrohlich klingt. Die heutige Psychiatrie
kann jeder Form von Diktatur – auch einer Diktatur der Vernunft – absolut nichts abgewinnen.

BRUTALISIERUNG DER MODERNEN WELT

Friedrich Hacker, einer der genannten großen Aggressionsfor-
scher – in Wien geboren, Schüler im Gymnasium Stubenbas-

tei –, studierte in seiner Heimatstadt Medizin und besuchte auch noch einige Vorlesungen Sigmund Freuds. 1938 konnte er gerade noch rechtzeitig aus Österreich flüchten. Er wurde später einer der erfolgreichsten Psychiater der USA und Sachverständiger bei US-Bundesgerichten. Bereits 1945 gründete er in Beverly Hills die »Hacker Psychiatric Clinic«. Sehr bald vertrauten sich Hollywood-Stars dem Psycho-Arzt aus Wien an, darunter Judy Garland und Robert Mitchum, die mit ihren Alkohol- und Drogenproblemen seiner Behandlung bedurften. Mit spektakulären, auch medienwirksamen Erfolgen – etwa jenem, die seit dem sechsten Lebensjahr erblindete Legende der Soul-Musik Ray Charles von der Heroinsucht zu befreien – wurde Friedrich Hacker weltberühmt. Ab den späten 1950er-Jahren zog es ihn wieder häufig nach Wien. Nicht nur, um beim Heurigen Wienerlieder zu singen (und das gar nicht schlecht). 1976 gründete er hier das Institut für Konfliktforschung und wurde erster Präsident der Sigmund-Freud-Gesellschaft. Hacker ist auch zu verdanken, dass Freuds Wohnung in der Berggasse 19 erhalten blieb. Und er hat viel dazu beigetragen, dass die Psychoanalyse und die Verhaltensforschung in ihren Versuchen der Interpretation von Aggression zusammenfanden.

Die Verfolgung und Ermordung Hunderttausender psychisch kranker und behinderter Menschen während der Nazizeit war das ultimative Maximum der aggressiven Abwehrreaktion – es war der Krieg gegen die »Minderwertigen«. Ein unfassbares Geschehen, dem die Verfolgung und Vertreibung, vereinzelt auch die Ermordung österreichischer Psychiater vorausging. Die österreichische – und auch die deutsche – Psychiatrie der Gegenwart stellt sich diesem finstersten Kapitel ihrer Geschichte, was in Form von Gedenkstätten, Gedenkveranstaltungen und konstanter historischer Bearbeitung sowie auch in den Satzungen der psychiatrischen Fachgesellschaften beider Länder mit einer »Nie wieder«-Präambel dokumentiert ist.

Zurück zu Friedrich Hacker: 1971 erschien sein Buch »Aggression. Die Brutalisierung der modernen Welt« mit einem Vorwort von Konrad Lorenz. Ein aufregendes Buch, in dem Hacker – selbst Psychoanalytiker – in höchst konstruktiver Weise Kritik an der freudschen Trieblehre formuliert. Ohne aggressiven

Unterton und ohne Absicht, diese Trieblehre grundsätzlich demontieren zu wollen. Die Essenz dessen ist: Aggression ist ein bestimmtes Verhalten mit dem Zweck, einen Streit zwischen Individuen offensiv zu schlichten. Hacker leitet menschliche Verhaltensweisen aus der Entwicklungsgeschichte des Menschen ab und beschreibt auch, dass demgegenüber bei Tieren sehr vieles über Drohgebärden und ritualisierte Kämpfe ohne Vernichtung der jeweils anderen Art abläuft – zumindest bei Primaten –, dass die Anwendung von tödlicher Gewalt bei Tieren also eigentlich einem Versagen des Triebes Aggression gleichkommt.

Hacker beschreibt weiters, dass Aggression zur Durchsetzung eigener Vorstellungen alltäglich ist. Gewalttätigkeit wie das Zusammenschlagen von Passanten durch eine Straßengang, Attentate an unbeteiligten Menschen durch Terroristen oder die gegenseitige Vernichtung von Völkern in Kriegen seien hingegen ganz andere Kategorien menschlichen Verhaltens. Die symbolische Jagd habe in diesen Fällen ein äußerst und ausschließlich destruktives Ziel. Keineswegs sei das »normales« menschliches Aggressionsverhalten. Die pure Gewalt um ihrer selbst willen, der völlig zügellose Trieb, bei dem es nur darum geht, zu verletzen, missbrauchen, erniedrigen, stechen, schlagen, vergewaltigen, quälen und morden – von der Demütigung bis zur völligen Vernichtung eines anderen Individuums –, sei etwas völlig anderes. Diese Art von Verbrechen richtet sich nicht nur gegen Fremde, sondern kann als völlig fehlgeleitete grenzenlose Aggression jeden treffen. Das geschieht auch tagtäglich – Gewalttaten innerhalb von Familien und innerhalb von sozialen Gruppen ebenso wie außerhalb davon, im Irgendwo. Allerdings: Mit Ausnahme des Krieges geschehen die meisten schweren Gewalttaten noch immer in der Familie.

Der Aggressionstrieb, der nicht mit »gut« oder »böse« zu bewerten ist und der prinzipiell nicht die Zerstörung eines Subjektes zum Ziel hat, ist ein Trieb, der auch konstruktiv zur Klärung von Situationen beitragen kann. Gewalt jedoch kann das nie. Selbstverständlich ist aggressives Verhalten, wie alle Verhaltensformen, ein erlernbares Benehmen. Und wenn es *erlernbar* ist, ist es in beide Richtungen erlernbar – also auch als Abnahme von aggressivem Verhalten, quasi *verlernbar*.

Aggression ist jedenfalls keine Krankheit und auch nur selten Folge oder Ausdruck einer Erkrankung. Sie kann gegen andere gerichtet sein – dann ist es Fremdaggression –, kann aber auch gegen einen selbst gerichtet sein – als Autoaggression. Sie braucht als Motor auch Antrieb und ist im Grunde permanent vorhanden. Diesen Trieb über Kontrollfunktionen des Stirnhirns »im Griff« zu haben – der Reiter lenkt das Pferd –, ist eine hohe Form, möglicherweise sogar eine der höchsten Formen der Persönlichkeitsleistung. Suchtmittel, vor allem Alkohol, aber auch andere Substanzen wie Kokain und Amphetamine, stärken das Pferd und schwächen den Reiter. Aggressive Erfahrungen am eigenen Leib und Leben und an jenem der eigenen Familienmitglieder, der eigenen Gruppe, sind nachhaltig in uns gespeichert und können über epigenetische Prozesse sogar an die nächste Generation weitergegeben werden. Wobei die Fortsetzung aggressiver Verhaltensweisen, Denkmodelle und Wertanschauungen bei der jeweils nächsten Generation wahrscheinlich noch eine weit größere Rolle spielt. Laut Hacker ist Aggression eine Grundverhaltensform, die durch Schmerz, Angst, Wut, Provokation, Bedrohung der Rangordnung, innere und äußere Reize ausgelöst, verstärkt oder vermindert und durch Lernerfahrung entscheidend beeinflusst werden kann. Und die vor allem gesellschaftlich gefördert oder gebremst wird.

1988 wurde Friedrich Hacker – der es immer verstand, komplizierte Details unseres Seelenlebens verständlich zu erklären – als Gast in der Diskussionssendung *Club 2* zum Thema Jugend und Aggression während der Live-Sendung von Skinheads attackiert. Unter dem Titel »Hau' ma's z'samm – Jugend und Gewalt« ist diese Sendung weiterhin in der Online-Mediathek des ORF zu sehen. Hacker machte darin keinen Hehl aus seinem Ärger, dass nicht zur Reflexion befähigte Personen eine Bühne für ihre Ansichten erhielten. Er verstarb im Jahr 1989 als Teilnehmer einer Live-Diskussion im ZDF an einem Herzinfarkt. Das Thema dieser Sendung, »Die Republikaner«, eine Vorläuferbewegung der heutigen AfD rund um den rechtsextremen Politiker Franz Xaver Schönhuber, wühlte Hacker einmal mehr ebenso auf wie die Aussagen eines teilnehmenden Neonazis. In memoriam Friedrich Hacker daher zum Abschluss dieses Kapitels der vorletzte Absatz aus seinem Buch »Aggression«: »Im Namen einer universalen, jeden Einzelnen einschließenden Menschlichkeit der Zukunft richtet die Aggressionsforschung ihren Appell an jedes Individuum, in sich und in seiner legitimierenden Gruppe oder Weltanschauung die eigene Aggression zu kennen und anzuerkennen.«

KAPITEL 14: THERAPIEN
JA ZUM LEBEN SAGEN

PSYCHOPHARMAKA

Es gibt viele Medikamente, die auf die Psyche wirken, aber es würde viel zu weit gehen, all jene, die Wirkung auf psychische Funktionen haben, anzuführen. Arzneien können wie erwünscht, erhofft oder erwartet wirken, doch es können auch Nebenwirkungen auftreten. In der Medizin spricht man dann von *unerwünschten Arzneimittelwirkungen (UAW)*. Eine ganze Reihe von Medikamenten, die mit der Psyche gar nichts zu tun haben und aus anderen Gründen eingenommen werden, sind in der Lage, solche UAWs im Bereich der Psyche zu verursachen. Es gibt beispielsweise Mittel gegen erhöhten Blutdruck, die eine depressiv machende – *depressiogene* – Wirkung bzw. Nebenwirkung haben können, allerdings nicht müssen. Darüber hinaus haben manche Medikamente *anticholinerge* Wirkung, das heißt, dass sie den Acetylcholin-Stoffwechsel ungünstig beeinflussen. Das spielt bei alten, ganz besonders bei bereits an Demenz erkrankten Menschen eine wichtige Rolle, da allein durch diesen anticholinergen Effekt bei diesen ohnehin gefährdeten Patienten akute Verwirrtheitszustände ausgelöst werden können. Nicht wenige Antibiotika zählen ebenfalls dazu. Aber: All diese Medikamente sind keine Psychopharmaka! Wenn sie überhaupt auf die Psyche wirken, dann sind es ungünstige, unbeabsichtigte, unerwünschte Wirkungen.

Als Psychopharmaka bezeichnet man Medikamente, die gezielt eine oder mehrere günstige Wirkungen auf die Psyche haben – oder zumindest haben sollen. Psychopharmaka sind Medikamente wie andere Medikamente auch. Nicht mehr und nicht weniger. Auch die Geschichte der Psychopharmaka ist genauso wie die aller Arzneien. Schon zu Urzeiten haben Menschen Medikamente – oder besser: Substanzen – gegen psychische Leidenszustände »entwickelt«. Genauso wie Substanzen gegen Schmerzen, gegen Entzündungen, gegen körperliche Schwächezustände, zur Stärkung und so weiter. Naturgemäß waren Medikamente ursprünglich durchgehend pflanzliche Mittel. Das galt auch schon vor Jahrtausenden für psychische Leidenszustände wie Angst, Nervosität oder Schlaflosigkeit, genauso wie für sogenannte »körperliche« Zustände.

Die Aufsplittung in »körperliche« und »seelische« Zustände ist eine entbehrliche Erfindung der Neuzeit, ursprünglich gab es diese virtuelle Trennung nicht. Insofern war der antike Mensch weiser als jener der Gegenwart, der immer wieder bemüht ist, das Psychische von allem anderen abzuspalten. Sowohl der Umstand, dass verschiedenste körperliche Erkrankungen, zum Beispiel Schilddrüsenerkrankungen, häufig auch eine ausgeprägte psychische Symptomatik aufweisen, als auch die Tatsache, dass beispielsweise bei Depressionen mittleren Schweregrades körperliche Funktionen in beträchtlichem Ausmaß verändert sind (Appetit, Stoffwechsel, Schlaf, Immunabwehr etc.), verdeutlicht, dass diese Trennung in »Psyche« und »Soma« absurd ist. Auch der Umstand, dass Angstpatienten mit einem entsprechend erhöhten *Sympathikotonus* – also einer vegetativen Veränderung – reagieren, dass sie in Panik zittern, der Herzschlag ein wenig schneller und stark klopfend empfunden wird, der Blutdruck etwas steigen kann – alle diese Zeichen oder Symptome belegen, dass der Mensch immer als Ganzes zu betrachten ist.

Psychopharmaka sind nicht nur Mittel wie andere auch, sie unterscheiden sich auch in ihrer Effektivität nicht von anderen Medikamenten. Das heißt: Alle Medikamente können wirksam, wenig wirksam oder unwirksam sein und Nebenwirkungen haben. Psychopharmaka sind in Summe zwar wesentlich besser als ihr Ruf, aber dennoch gilt: Richtig eingesetzte Medikamente sind ein Gewinn für die Menschheit; falsch eingesetzte Medikamente sind nicht nur kein Gewinn, sondern ein gravierender Nachteil. Das gilt für alle Arzneien, nicht nur für Psychopharmaka. Und der berechtigte Hinweis, dass die pharmazeutische Industrie gewinnorientiert ist, betrifft jede Art von Medikament – auch hier unterscheiden sich Psychopharmaka nicht von anderen Heilmitteln.

DER SIEGESZUG VON VALIUM

Zu Zeiten der k.u.k. Monarchie im ehemaligen Abbazia geboren, entdeckte Leo Sternbach, der Sohn eines Apothekers, 1963 die Substanz *Diazepam*, besser bekannt als Valium. Seitens der Weltgesundheitsorganisation wurde es 14 Jahre später in die Liste der unentbehrlichen Medikamente aufgenommen. In dem legendären Song der Rolling Stones »Mother's Little Helper« wurde sein Missbrauch oder zumindest unrichtiger Gebrauch kritisch besungen.

Alle Medikamente haben einen ursprünglichen und weltweit identen Namen sowie zusätzlich verschiedenste Handelsnamen. Aus der Grundstruktur der Substanz von Diazepam wurden unzählige Medikamente ähnlicher Art weiterentwickelt. Die gesamte Gruppe dieser Substanzen wird als *Benzodiazepine* bezeichnet. Alle davon haben muskelentspannende, beruhigende bis schlafmachende Wirkung in unterschiedlicher Ausprägung. Das bedeutet, dass die eine Substanz mehr muskelentspannend, die andere mehr angstlösend und beruhigend und die nächste vor allem schlaffördernd ist. Nicht nur während des Alkoholentzugs sind diese Medikamente heute noch lebenswichtig, auch vor jeder Operation werden sie verabreicht. Akute Angst ist eines der grauenhaftesten Gefühle, die Menschen quälen können. Dagegen wirken die Diazepam-Mittel immer noch stärker als jede andere Form von Medikation.

Im Wesentlichen resultiert die Wirkung aus einer erhöhten Ausschüttung eines beruhigenden Gehirn-Stoffwechsel-Produktes, der sogenannten *Gamma-Aminobuttersäure (GABA)*. Zum größten Vorteil dieser Medikamentengruppe gehören neben ihrer verlässlichen Wirkung die relativ geringen möglichen Nebenwirkungen – indizierte Anwendung und richtig dosierte Gabe natürlich vorausgesetzt. Der entscheidende Nachteil ist die Gewöhnung an die Substanz, aus der allzu oft eine

197

schwere Sucht wird. Es ist ein großer Vorteil für die Menschheit, dass es Diazepam und seine verwandten Medikamente gibt – andererseits ist es ein großer Nachteil, wie inkompetent und folglich unrichtig oft damit umgegangen wird.

ANTIDEPRESSIVA

Der Beginn der Erforschung antidepressiver Substanzen fand in den späten 1950er-Jahren in der Schweiz statt. Zweifellos hat das mit den zahlreichen Pharmakonzernen zu tun, die in der Schweiz ansässig sind. Die Abwicklung der medizinischen Forschung in der Nachkriegszeit weist einige ethische Defizite auf. Es wurden zwar mehrere Medikamente entwickelt, die vor allem bei schwer depressiven Zustandsbildern signifikante Verbesserungen zustande brachten. Die Antidepressiva dieser Generation – man nennt sie die erste Generation dieser Medikamente – haben aber neben unbestreitbaren, deutlichen Wirkungen auch ein relativ hohes Potenzial an Nebenwirkungen.

Etwa zehn Jahre später war die zweite Generation dieser Mittel entwickelt und im Einsatz, bei der eine andere chemische Grundstruktur und die neue Betonung einer speziellen Teilwirkung – zum Beispiel die Schlafförderung – im Vordergrund stand. Ende der 1980er-Jahre kam schließlich die aus den USA stammende Substanz *Fluoxetin*, die dritte Generation von Antidepressiva, auf den Markt. Diese Medikamente, die vor allem über die Erhöhung des Serotoninstoffwechsels wirken, haben – auch aufgrund ihrer deutlich geringeren Nebenwirkungen im Vergleich vor allem zur ersten Generation – allerdings eine Verbreitung nach sich gezogen, die fragwürdig ist. Ihre beiden entscheidenden Wirkungsansatzpunkte sind die Antriebsförderung und die Angstminderung. In Kombination mit den relativ geringen Nebenwirkungen führte dies zu einer kritiklosen Verwendung durch breite Bevölkerungskreise, vor allem in den Vereinigten Staaten. Es gab kaum einen amerikanischen Kinofilm, in dem nicht sowohl der jeweilige Mafiapate als auch die Polizeiagenten ihr schwieriges Leben mit Fluoxetin zu verbessern versuchten.

Dieser Missbrauch hat mit dem eigentlichen Verwendungs-
zweck für einen an relevanten Depressionen oder schweren
chronischen Ängsten und Panikattacken leidenden Menschen
nichts zu tun. Auch hier ist der entscheidende Unterschied, dass
nicht die Mittel das Übel sind, sondern deren unreflektierte,
unsachgemäße Anwendung. Dementsprechend werden diese
Medikamente von der WHO auch weiterhin in der Liste der unentbehrlichen Medikamente der Menschheit angeführt, sowohl
jene aus der ersten als auch die aus der zweiten und der dritten
Generation.

Mittlerweile ist vor etlichen Jahren die Epoche der vierten
Generation von Antidepressiva angebrochen, die wieder zur
Beeinflussung nicht nur des Serotoninstoffwechsels, sondern
auch des Noradrenalin- und Dopaminstoffwechsels zurückkehrt – ähnlich wie bei der ersten Generation. Allerdings sind
die Nebenwirkungen der vierten Generation wesentlich geringer. Die Entwicklungszeiten für neue Medikamente sind jetzt
weit länger: Früher brauchte es 1000, dann 10 000 neue Formeln
für ein neues Präparat, heute eine Million. Das große Geschäft
in der Pharmabranche bringen heute vor allem Antikrebsmit-
tel. Auch die Blutfettsenker und die blutdrucksenkenden Mittel
verkaufen sich hervorragend. Verglichen damit hinkt die Entwicklung neuer Substanzen mit antidepressiver Wirkung nach.
Es ist der Pharmaindustrie teilweise zu mühsam, um die Kas-
senbezahlung von bereits durch alle Überprüfungskommissio-
nen zugelassene Psychopharmaka jahrelang zu streiten. Da ist
der »Nachbau« eines 30 Jahre alten Mittels in Form eines bil-
ligen Generikums wesentlich günstiger und lukrativer. In der
Diabetes-Behandlung wäre so etwas undenkbar. Das Stigma, das
an den psychischen Erkrankungen haftet, ist auch in der (man-
gelnden) Kostenübernahme durch die Krankenkassen präsent.

Man kann gegen alle diese pharmazeutischen Entwicklungen
negativ eingestellt sein und mit religiös-sektiererischem Eifer
dagegen wettern – man kann es aber auch pragmatisch sehen,
wie der Arzt und Herzspezialist Bernard Lown, der mehr Menschenleben gerettet hat als jeder andere. Dieser Internist und
Kardiologe hat praktisch alle Fehler der Kardiologie im Bereich
der Therapie des Herzinfarkts und der herzstärkenden Medika-

mente korrigiert. Darüber hinaus hat er vor mehr als 40 Jahren ein System der Beurteilung der Herzrhythmusstörungen und ihrer Gefährlichkeit erfunden, das immer noch Gültigkeit hat. Der Medizinnobelpreis wurde ihm vorenthalten, den Friedensnobelpreis für sein Engagement für atomare Abrüstung erhielt er 1985. In seinem Buch »Die verlorene Kunst des Heilens« schreibt Lown, heute 95 Jahre alt, in unbefangener Weise, was Depression bei kardiologischen Patienten bedeutet und wie das Risiko für einen Wiederholungsinfarkt steigt, wenn die Depression nicht erkannt und behandelt wird. Sein Resümee: »Glücklicherweise haben Neurochemie und Psychopharmakologie tief reichende Erkenntnisse erbracht und sehr wirksame Medikamente geliefert. Allerdings gibt es kein Allheilmittel.«

ELEKTROSCHOCK UND ELEKTROKRAMPFTHERAPIE

Bernard Lown, der Sohn eines litauischen Schuhmachers, war auch der Erfinder der *elektrischen Kardioversion*. Mittels elektrischem Strom wird dabei eine absolut lebensrettende Maßnahme bei schnellen Rhythmusstörungen der Herzkammern möglich. Das entsprechende Gerät dazu heißt *Defibrillator* und findet sich heute in den meisten Büros, auf fast jedem Tennisplatz und in jeder Schwimmhalle. Allein diese Erfindung hat inzwischen mehr als einer Million Menschen das Leben gerettet.

Der Unterschied zum Elektroschock, zur Elektrokrampftherapie, ist dabei nur der Anwendungsort – im einen Fall wird dem Herzen, im anderen Fall dem Gehirn ein Stromschock gegeben. Der Elektroschock des Gehirns ist eine Methode, die unzähligen Schwerstdepressiven, die auf keine andere Therapie mehr ansprechen, das Leben retten kann. Die gesellschaftliche Beurteilung dieser beiden an sich sehr ähnlichen Methoden könnte freilich unterschiedlicher nicht sein. Allerdings waren die Motive der Anwendung am Herzen ethisch immer einwandfrei, was man bei der Anwendung am Gehirn wahrlich nicht behaupten kann.

ARZNEIEN GEGEN PSYCHOSEN

In den 1960er-Jahren wurden auch die ersten Mittel gegen psychotische Erkrankungszustände entwickelt und angewandt. In der historischen Rückschau ist das zumindest aus psychiatrischer Sicht mit kaum einem anderen Paradigmenwechsel vergleichbar und mit geradezu revolutionären Folgen verbunden. Mit diesen Medikamenten – damals *Neuroleptika*, heute *Antipsychotika* genannt – begann eine Zeit des humanistischen und sozialen Aufbruchs. Ein weiterer Grund für diese Befreiung war die Entwicklung und Anwendung von verschiedensten Formen der Soziotherapie, manches davon auch von psychotherapeutischen Gedanken bestärkt. Waren diese beiden Grundpfeiler auch die entscheidenden Triebfedern der Veränderung, so wäre diese dennoch ohne die zur Verfügung stehenden antipsychotischen Medikamente kaum gelungen.

In den Jahren und Jahrzehnten davor waren die Methoden der psychiatrischen Behandlung für akut und vor allem chronisch psychotische Menschen ganz andere gewesen: die »Insulin-Koma-Therapie«, der Elektroschock und eine in verschiedenen Staaten völlig enthemmte Psychochirurgie. Dabei muss angemerkt werden, dass die Anwendung dieser Methoden bei chronischen Psychosen im Wesentlichen völlig erfolglos war, nicht jedoch bei vereinzelten, äußerst seltenen, aber berechtigten Indikationen bei schwersten Depressionen und Zwangserkrankungen. Auch der Elektroschock auf das Herz, also der Defibrillator, ist bei Vorhofflimmern oder chronischer Herzschwäche sinnlos und gefährlich. Ebenso kann man Rheuma oder Diabetes nicht operativ kurieren. Daher wird das auch nicht praktiziert. Bei der psychiatrischen Behandlung von an Psychosen erkrankten Menschen ist das im übertragenen Sinne aber sehr wohl geschehen. Und zwar in großer Zahl: sinnlose Elektroschocks gegen chronische »Schizophrenien« und Psychochirurgie bei allen möglichen Erkrankungen.

Erst mit den antipsychotischen Medikamenten der zweiten Hälfte des vergangenen Jahrhunderts ist eine Art Gleichstand in den psychiatrischen Behandlungsmöglichkeiten – verglichen mit den internistischen – eingetreten. Mittlerweile gibt es die zweite Generation dieser Medikamente. Diese hat zwar nicht annähernd so viel gebracht wie ursprünglich erhofft, aber dennoch bedeutet auch sie einen massiven Fortschritt.

Der alles entscheidende Fortschritt dieser Medikationen ist, dass die meisten Patienten mit chronischen Psychosen den Großteil ihrer Lebenszeit nun nicht mehr in den psychiatrischen Abteilungen der Krankenhäuser oder in psychiatrischen Kliniken verbringen müssen. Viele Menschen, denen es heute möglich ist, ihr Leben außerhalb von Krankenhausabteilungen zu gestalten, nehmen derartige Medikamente in Tablettenform ein und kommen damit gut zurecht. Für jene Patienten, bei denen keine verlässliche Einnahme gewährleistet ist, gibt es auch die Möglichkeit von Injektionen, deren Wirkung mehrere Wochen anhält. Viele Patienten können dieser Behandlungsmethode etwas abgewinnen und stimmen ihr zu – das ist die Voraussetzung für eine solche Behandlungsform.

In individuell unterschiedlicher Weise haben antipsychotische Medikamente natürlich auch Nebenwirkungen. Trotzdem gibt es Patienten, die mittlerweile mehr als 80 Jahre alt sind und seit fast 50 Jahren derartige Substanzen einnehmen, ohne dass bei entsprechend vorsichtiger Dosierung relevante Nebenwirkungen aufgetreten wären. Der Satz des Paracelsus aus dem Beginn der Neuzeit bleibt weiterhin die entscheidende Maxime: »Allein die Dosis bestimmt, ob etwas ein Gift ist.«

VORBILD AUSTRALIEN

Bipolare Erkrankungen und die Substanz *Lithiumcarbonat* sind eng mit dem berühmtesten Arzt Australiens, John Frederick Joseph Cade, verbunden. Er war derjenige, der in einem nördlich von Melbourne gelegenen, kleinen, nicht-universitären psychiatrischen Spital zufällig die antimanische Wirkung eines Lithiumsalzes, nämlich Lithiumcarbonat, entdeckte. Lithiumcarbonat ist eine natürliche Salzverbindung, wie etwa auch Natriumchlorid, also Kochsalz. Cades Fund war 1949, und es dauerte beinahe zwei Jahrzehnte, bis diese hochwirksame australische Entdeckung die restliche Welt der Wissenschaft erreichte. In der weiteren Folge stellte sich die Lithiumtherapie sowohl bei manischen als auch bei depressiven Phasen als effektive Behandlung heraus. Der Psychiater John Cade wurde zu einem international anerkannten Mediziner, und sein Artikel aus dem Jahr 1949 im *Medical Journal of Australia* ist der meistzitierte Artikel der australischen Medizin überhaupt.

Nach einem Aufenthalt in England reformierte Cade die australische Psychiatrie grundlegend und führte die Gruppentherapie und verschiedene andere therapeutische Angebote ein. Besorgt über die hohe Zahl Alkoholkranker erneuerte er auch die Therapie für diese Patientengruppe und setzte mehr auf Prävention und frühzeitige, freiwillige und ambulante Behandlung. Auch die Therapie für Menschen mit fortgeschrittener Alkoholkrankheit und entsprechenden Gehirnveränderungen mit hohen Dosen Vitamin B1 und damit die Verhinderung der Alkoholdemenz geht auf ihn zurück. Mit der Lithiumtherapie war in der Behandlung von Menschen mit wechselnden manischen und depressiven Phasen ein unglaublicher Fortschritt gelungen, auch heute noch ist sie eine Art »Goldstandard« in diesem Bereich. Erst deutlich später wurden mehrere neue die Stimmung stabilisierende Medikamente entwickelt und angewandt. Heute sind neben Lithium immerhin zwei weitere Medikamente aus dieser Gruppe in der WHO-Liste der unentbehrlichen Arzneimittel angeführt.

John Cade war und ist bis über seinen Tod im Jahr 1980 hinaus in Australien sehr populär. Vielleicht ist das mit ein Grund, warum die Psychiatrie auf diesem Kontinent nicht annähernd so stigmatisiert ist wie in anderen Teilen der Welt. Die Folge davon ist, dass Erkrankungen der Seele in Australien nicht anders gesehen werden als körperliche. Mit dieser Selbstverständlichkeit ist längst eine hervorragende Integration der Psychiatrie in das Gesundheitswesen gelungen. Die Internetplattform »beyondblue«, die im Auftrag der australischen Regierung mit hohem Aufwand gestaltet wurde und weiterhin ausgebaut wird, ist die vielleicht beste Informationsgrundlage zum Thema psychische Erkrankungen weltweit, allerdings auf Angsterkrankungen und Depressionen begrenzt.

RITA UND DIE STIMULANZIEN

Methylphenidat, das weltweit gebräuchlichste Mittel bei ADHS-Medikamenten, wurde in den 50er-Jahren des vergangenen Jahrhunderts auf den Markt gebracht. Der Entwickler war ein Angestellter einer Schweizer Pharmafirma, und der Name eines heute sehr geläufigen Medikamentes trägt den Vornamen seiner Frau: Sie hieß Marguerite, genannt Rita – daher der Handelsname *Ritalin*. Angeblich spielte Rita nach Einnahme dieses Medikamentes besser Tennis.

Die grundsätzliche Wirkung dieser Substanz ist, dass sie sowohl körperlich als auch psychisch leistungssteigernd ist. Aufgrund der chemischen Nähe zu den Amphetaminen ist dies auch nicht verwunderlich. Diese Wirkung kommt durch eine Erhöhung des Dopamin- und des Noradrenalinstoffwechsels in bestimmten Neuronen-Verbänden, also zusammenwirkenden Strukturen von Gehirnzellen, zustande. Die Wirkung bei Menschen mit ADHS kann sinnvoll sein, da sie gerade in diesen Bereichen des Stirnhirns und auch in anderen Gehirnzentren eine Förderung des Noradrenalin- und Dopaminstoffwechsels benötigen. Das Medikament fördert die Aufmerksamkeit und die Konzentration. Die Verwendung bei Menschen, die dieses Problem nicht haben, stellt einen glatten Missbrauch dar. Mittlerweile ist dieser jedoch – vor allem bei Studenten – alles andere als selten.

Die Verwendung der Substanz als Medikament setzt viele Dinge voraus, die leider sehr häufig nicht eingehalten werden. Das beginnt bei einer sorgfältigen und exakten Diagnosestellung, ob überhaupt ADHS vorliegt, und geht weiter mit der klaren Vorgabe, dass die Einstellung nur im Rahmen einer therapeutischen Gesamtstrategie zu erfolgen hat. Verwendet werden darf das Medikament bei Kindern ab einem Alter von sechs Jahren, und das nur dann, wenn sich andere therapeutische Maßnahmen als unzureichend erwiesen haben.

Auch für die Stimulanzien-Therapie gilt also, dass die Anwendung häufig nicht so erfolgt, wie es die Regeln vorgeben. Die möglichen Nebenwirkungen sind unter anderem Schlaflosigkeit beziehungsweise Schlafstörungen, Appetitmangel und Herzklopfen. Teilweise resultiert das auch aus zu hohen und zu rasch gesteigerten Dosierungen, ebenso aus nicht vorhandener Behandlungsindikation. Aber: Die Substanz ist eine Chance für deutlich von ADHS Betroffene, jüngere ebenso wie ältere. Die unseriöse Form der Anwendung ist freilich ein häufiges Übel und völlig kontraproduktiv, die Überleitung in eine Suchterkrankung wird zur Katastrophe.

PSYCHOTHERAPIE UND PSYCHOANALYSE

Studien der WHO, in denen die Häufigkeit von psychischen Störungen erhoben wird, zeigen, dass jährlich etwa fünf Prozent der Bevölkerung Psychotherapie beanspruchen, teilweise sogar weniger, je nach Staat und Region. Demgegenüber geht die WHO davon aus, dass jährlich etwa zehn Prozent der Bevölkerung eine Psychotherapie brauchen würden. Dieser Wert von zehn Prozent wurde empirisch wiederholt bestätigt, wobei es vor allem um Depressionen und Angststörungen geht. Depressionen werden allmählich zur Krankheit Nummer eins. Akute Belastungsreaktionen scheinen ebenfalls häufiger zu werden und münden oft in ein depressives Zustandsbild.

Die Einschätzung von psychischen Störungen verlangt spezifisches Wissen und Erfahrung, denn nur gut klinisch ausgebildete Psychotherapeuten leisten solide und seriöse Arbeit. Die Zahl der Angebote, die bei seelischen Problemen Hilfe versprechen, ist unüberschaubar groß geworden, wobei auch immer öfter sehr fragwürdige Methoden angeboten werden. In den deutschsprachigen Ländern hat sich allmählich eine kaum zu überblickende Vielfalt psychotherapeutischer Ansätze entwickelt, deren Bewertung auch für den Fachmann schwierig ist. Unseriöse oder zumindest nicht überprüfte Verfahren werden dabei ebenso angeboten. Auch in der Auswahl der hier vorgestellten Verfahren gibt es teilweise einen Mangel an Wirksamkeitsnachweisen, aber zumindest Tradition und klinische Erfahrung.

Ähnlich wie die Historie der Suche nach Substanzen, die die Psyche günstig beeinflussen, reicht auch die Geschichte der Psychotherapie bis in die Steinzeit zurück. Die Einwirkung auf seelische Leidenszustände durch Worte und Rituale, durch Zauber und Magie, die sich etwa von einem weisen Schamanen auf den Leidenden überträgt, ist ein ewiges Thema der Menschheit. Grundsätzlich beziehen alle relevanten Psychotherapie-Methoden und durchaus unterschiedlichen Schulen anthropologische Ansätze und Gedanken über die Entwicklungsgeschichte der Menschheit in ihre Überlegungen mit ein. Das gilt auch für jene Therapierichtungen, die nicht zu den tiefenpsychologischen gerechnet werden. Noch mehr gilt es aber für jene tiefenpsychologischen Richtungen, die ihre jeweiligen Konstruktionen von der Wirklichkeit des Menschseins und den Verirrungen am Weg zu einer günstigen, dem Individuum entsprechenden und gesunden Entwicklung ableiten. Nicht bei allen Psychotherapierichtungen ist der Fokus prinzipiell die Gesundung eines erkrankten Individuums, beispielsweise kann es auch um die Wirksamkeit einer Botschaft beim Empfänger gehen.

Die großen klassischen Psychotherapieschulen aber haben ihre jeweilige Geburt in der Arbeit mit psychisch erkrankten Menschen erlebt. Sowohl die tiefenpsychologischen Schulen als auch die *humanistischen Psychotherapien* haben eine unbestreitbare Nähe zur Gedankenwelt der Philosophie. Das ist auch gut so, denn Naturwissenschaft alleine kann weder den ganzen Menschen noch den Menschen ganz erklären. In der naturwissenschaftlichen Beweisführung von Wirksamkeit versus Unwirksamkeit ist dies allerdings ein relevanter Nachteil, vor allem wenn die Therapien von der Öffentlichkeit und als Solidarleistung aller bezahlt werden.

Die Vielfalt der psychotherapeutischen Methoden lässt sich in drei grundsätzliche Richtungen unterteilen: die tiefenpsychologischen Schulen, die Verhaltenstherapien und die humanistischen Psychotherapien. Die neuzeitliche Psychotherapie im eigentlichen Sinn begann mit Sigmund Freud. Das Leben und Werk Freuds und die zentralen Thesen der Psychoanalyse sind schon so oft interpretiert, beschrieben, idealisiert, auch entwertet und verurteilt worden, dass es keiner neuen Interpretationen bedarf. Der in Wien geborene Psychiater, Psychoanalytiker, Neurowissenschaftler und Nobelpreisträger Eric Kandel hat in seinem Buch »Das Zeitalter der Erkenntnis« eine Zusammenfassung von enormer Verdichtung geschaffen. Es geht darin unter anderem um drei absolut zentrale Erkenntnisse Sigmund Freuds: Erstens, der Mensch ist kein rationales Wesen, sondern von irrationalen unbewussten psychischen Prozessen getrieben. Zweitens, der erwachsene Charakter – inklusive seiner unbewussten Sexualität und Aggression – kann bis in die Gedankenwelt seiner Kindheit zurückverfolgt werden. Drittens, kein mentales Ereignis geschieht zufällig, sondern es hält sich an wissenschaftliche Gesetzmäßigkeiten und folgt Prinzipien psychischer Vorbestimmtheit.

All das mag heute selbstverständlich klingen – an der Stufe vom 19. zum 20. Jahrhundert waren diese Erkenntnisse aber so revolutionär wie später die Relativitätstheorie. Wenngleich Sigmund Freud in seinem Verständnis – vor allem der weiblichen Sexualität – auch gravierende Fehler unterlaufen sind, die spätere Analytikerinnen und Analytiker zu Recht moniert und korrigiert haben, so waren die genannten drei Erkenntnisse ein enormer Paradigmenwechsel, der bis heute Gültigkeit hat.

In der unmittelbaren psychotherapeutischen Arbeit geht jede der tiefenpsychologischen Therapierichtungen von ganz bestimmten Triebansprüchen und daraus resultierenden Konflikten im Mensch-Sein und -Werden aus. Die Bewältigung – auf welchem Niveau auch immer – der psychischen Konflikte ist eng mit den sogenannten Abwehrmechanismen verbunden. Wenngleich der jeweilige zentrale Triebanspruch in den unterschiedlichen tiefenpsychologischen Psychotherapierichtungen jeweils ein anderer ist, so werden die psychischen Mechanismen zur Konfliktabwehr zumindest ähnlich aufgefasst. Die Entdeckung dieser Mechanismen wurde von Sigmund Freud begonnen und von seiner Tochter Anna fortgesetzt. Anna Freud war eine von ihrem Vater ausgebildete – und daher auch von ihm analysierte – exzellente Psychoanalytikerin. Dass diese Vater-Tochter-Psychoanalyse-Situation abseits der psychoanalytischen Ausbildungsgrundsätze stand und steht, ist selbstverständlich – man analysiert Familienmitglieder nicht, da der eigene psychische Interpretationsanteil zu groß ist. Dennoch war auch Anna Freud eine bedeutende Analytikerin und vor allem im Bereich der Kinderpsychoanalyse höchst produktiv.

ABWEHR UND BEWÄLTIGUNG

Der psychoanalytischen Lehre zufolge ist der Mensch nicht fähig oder gewillt, verschiedene triebhafte Inhalte, Ängste, nicht akzeptierte Wünsche oder Gedanken bewusst werden zu lassen. Zur Bewältigung der daraus entstehenden inneren Konflikte und zum Schutz des inneren Gleichgewichts dienen die von Anna Freud ausformulierten Abwehrmechanismen. Vielen dieser ist gemein, dass sie unbewusst geschehen, eine Selbsttäuschung darstellen und der Angstabwehr dienen:

Identifikation: Selbsterhöhung, Abwehr von Minderwertigkeitsgefühlen oder Angstabwehr durch Identifikation mit ranghöheren Personen, Ideensystemen oder Unterdrückern. Beispiele: religiöser Fanatismus, aber auch das *Stockholm-Syndrom*.

Introjektion: die Übernahme, Verinnerlichung fremder Wertvorstellungen oder Verhaltensweisen, meist zur Abwehr von Angst.

Kompensation: Verschleierung von Schwächen durch Überbetonung von Stärken, auch um Minderwertigkeitsgefühle auszugleichen. Beispielsweise ein in seiner Eigenwahrnehmung oder tatsächlich wenig attraktiver Schüler, der durch ganz besondere schulische Leistungen glänzt, das sogenannte *Strebersyndrom*.

Konversion: Übertragung unerwünschter Triebregungen, Ängste oder Wünsche in körperliche Veränderungen. Beispielsweise das Ohnmächtig-Werden vor einem befürchteten oder mit Aufregung behafteten Ereignis.

Projektion: Übertragung eigener Fehler oder nicht akzeptierter Wünsche auf andere Personen. Zum Beispiel: Eine verheiratete Frau begehrt den besten Freund ihres Mannes. Sie unterstellt ihm, in sie verliebt zu sein und absichtlich immer wieder ihre Nähe zu suchen.

Rationalisierung: Rechtfertigung des eigenen Verhaltens oder nicht eingestandener Wünsche vor sich selbst und anderen durch eine logische oder akzeptable Erklärung. Beispiel: Ein Chef stellt die hübschere Bewerberin ein und redet sich ein, dies geschehe aufgrund der besten Qualifikation jener Kandidatin.

Reaktionsbildung: Verkehrung von angstbesetzten, nicht akzeptierten Wünschen ins Gegenteil. Beispiel: Eine Person akzeptiert die eigenen homosexuellen Neigungen nicht und verurteilt daher Homosexualität.

Regression: überwiegend unbewusster Rückfall in eine frühere Entwicklungsstufe der eigenen Persönlichkeitsentwicklung, die eine primitivere Reaktion erlaubt. Beispiel: Ein vierjähriges Kind bekommt ein jüngeres Geschwisterchen, welches als Konkurrent um die Aufmerksamkeit der Eltern erlebt wird. Plötzlich beginnt das Kind wieder einzunässen und verlangt nach dem Fläschchen.

Sublimierung: das Kompensieren unterdrückter Triebregungen durch gesellschaftlich anerkannte, insbesondere intellektuelle oder künstlerische Tätigkeiten. Zahlreiche wissenschaftliche Erkenntnisse und auch künstlerische Ereignisse dürften darauf zurückgehen, sind allerdings anders kaum möglich.

Verdrängung: Verschiebung triebhafter oder nicht akzeptierter Wünsche ins Unbewusste, welche durch Fehlleistungen oder Träume wieder zutage treten können. Verdrängung geschieht zwar sehr häufig, ist aber auch ein notwendiger psychischer Mechanismus.

Verleugnung: Nichtanerkennung von real existierenden Tatsachen. Beispiel: das absolute Negieren einer bewiesenen Erkrankung, wie zuckerreiche Kost trotz Diabetes.

Vermeidung: bewusste oder auch unbewusste Vermeidung von angstbesetzten Situationen, wie etwa bei Angststörungen.

Verschiebung: Übertragung von feindseligen Gefühlen meist gegenüber wichtigen Personen oder Autoritäten auf andere, weniger angstbesetzte Objekte. Beispiel: ein Kind, das von seiner leiblichen Mutter vernachlässigt wurde und seinen Ärger darüber nicht an ihr, sondern an seiner bemühten Stiefmutter auslebt.

Im Laufe der Jahrzehnte kam die Beschreibung und Betonung weiterer wesentlicher Abwehrmechanismen unter anderem von Otto F. Kernberg und Melanie Klein, einer Pionierin der Kinderpsychoanalyse, dazu. Klein ging davon aus, dass Kinder ihre inneren Konflikte im Spiel oder beim Zeichnen ausdrücken. Der Abwehrmechanismus der *Spaltung* soll demzufolge die unreife Persönlichkeit – die auch im Erwachsenenalter häufig vorkommt – vor unbewältigten, nicht integrierbaren

Konflikten durch eine Spaltung der Weltwahrnehmung in ganz böse und ganz gute Anteile schützen – eine extreme Polarisierung, eng mit Prozessen von Idealisierung und Entwertung verknüpft, als gesellschaftlicher Mechanismus ein gefährliches Phänomen. Dazu passt auch die *projektive Identifikation*, bei der ein unangenehmer – zum Beispiel aggressiver, unbewusster – Anteil nicht nur in jemanden anderen projiziert wird, sondern auch bei jener Person, in die hineinprojiziert wurde, hervorgerufen wird. Das heißt, der Analytiker – aber auch andere empathiefähige Menschen – spürt die abgespaltene Aggression des Patienten bei sich selbst. Diesen Prozess nennt man auch *Gegenübertragung*.

Wenngleich die Psychoanalyse von bedeutenden Philosophen, beispielsweise dem Exil-Wiener Sir Karl Popper, als ein geschlossenes Gedankensystem mit hoher Neigung zur Welterklärung kritisiert wurde, so demonstriert sie in der Gegenwart auch ihre Anwendbarkeit beim prinzipiellen Verstehen neuropsychologischer Strukturen und Prozesse, wie die aktuellen Forschungen des südafrikanischen Psychoanalytikers Mark Solms zeigen.

Aus der Psychoanalyse kommende tiefenpsychologische *Fokal-* oder *Kurzzeittherapien* gibt es heute in großer Zahl. Sie können auf 20 bis 50 einstündige Sitzungen begrenzt sein. Eine Persönlichkeitsstörung von relevantem Ausmaß ist damit psychoanalytisch freilich nicht therapierbar. Der Streit der Fachleute, ob diese Therapieformen im Vergleich zur klassischen Langzeitanalyse ein mehr oder weniger tauglicher Kompromiss sind, ist für Außenstehende oft irritierend. Man kann ihn aber auch als lebendige und engagierte Diskussion betrachten. Die *klassische* Psychoanalyse – zum Beispiel bei Freud persönlich – war zwar üblicherweise hochfrequent, also an vier bis fünf Tagen wöchentlich jeweils eine Stunde, aber sie dauerte nicht viele Jahre, wie etwa dem autobiografischen Bericht des amerikanischen Psychiaters Joseph Wortis zu entnehmen ist. Er war – ohne psychisch erkrankt zu sein – bei Sigmund Freud in Analyse und stimmte einer posthumen Veröffentlichung seiner Aufzeichnungen unter dem Titel »Meine Analyse bei Freud« zu. Die jahrzehntelange psychoanalytische Begleitung hingegen, wie sie viele Amerikaner, zum Beispiel Woody Allen, in Anspruch nehmen, ist bei uns eher selten und nicht die übliche Form psychoanalytischer Therapie.

Die Domäne der tiefenpsychologischen Methoden ist der psychisch weitgehend gesunde Mensch und ein schwieriger, ihm nicht lösbar erscheinender Konflikt, der möglicherweise zu psychischer Krankheit führt, gemeinsam mit verschiedenen Varianten der narzisstischen Persönlichkeitsstörung, solange sie nicht den Schweregrad einer Borderline-Störung erreichen. Hier steht eine von Otto F. Kernberg entwickelte spezielle Psychotherapie zur Verfügung – eine der wenigen standardisierten tiefenpsychologischen Methoden, die entsprechend evaluiert und als gut wirksam belegt ist.

Die *Technik* der Psychoanalyse unterscheidet sich von anderen Formen tiefenpsychologischer Therapien sowohl durch eine deutlicher ausgeprägte Zurückhaltung, die *Abstinenz* des Analytikers, als auch durch eine stärkere Beachtung der sogenannten Gegenübertragung, also dessen, was der Analysierte beim Analytiker auslöst. Das *Setting*, die Gestaltung der Körperpositionierung des Patienten, ist vor allem bei der klassischen Analyse weiterhin – wie in Freuds Ordination in der Wiener Berggasse 19 – das entspannende Liegen auf einer Couch. Der Analytiker sitzt dahinter, ohne Augenkontakt. Dies ist für manche Patienten unangenehm, zum Beispiel bei Vorliegen eines Borderline-Syndroms, daher wird auch die vis-à-vis sitzende Positionierung angewandt. Die technischen Werkzeuge sind in der Einzelanalyse unter anderem die freie Assoziation, die Traumbearbeitung und die Interpretation diverser vom Analysanden formulierter Erzählungen. In gruppenanalytischen Therapieformen geht es weit mehr um die Interpretation von Gruppendynamik in Relation zum Individuum. Zentrale Triebkonflikte sind in der Psychoanalyse aus dem unbewussten Wunsch nach Sexualität und aus unbewusster Aggression heraus entstehend.

INDIVIDUALPSYCHOLOGIE

»Der Mensch will Macht und Anerkennung« – so lautet die verkürzte Darstellung des zentralen Triebkonfliktes in der Individualpsychologie. Ihr Gründer, Alfred Adler, war von seiner medizinischen Ausbildung her – im Gegensatz zu Freud – nicht Psychiater, sondern als Augenarzt und Allgemeinmediziner tätig und kam aus einfacheren Verhältnissen. Er kannte das Elend der Arbeiterschaft und hatte auch starke sozialmedizinische Bestrebungen. Dieser Interessenlage entsprechend gab und gibt es einen starken und positiven Einfluss der Individualpsychologie auf pädagogische Institutionen aller Art, von der Kindergartenpädagogik bis zur Erwachsenenbildung. Einst Schüler Sigmund Freuds, wurde Alfred Adler der erste Abtrünnige der Gruppe und gründete eine eigene tiefenpsychologische psychotherapeutische Schule.

Adler war in seiner Kindheit und Jugend mehrfach körperlich schwer erkrankt, mit teilweise bleibenden Folgen. Er ist derjenige, auf den Begriffe wie *Minderwertigkeitsgefühl, Minderwertigkeitskomplex* und auch *Kompensation* zurückgehen. Der Begriff Minderwertigkeitskomplex hat im allgemeinen Sprachgebrauch schon lange Einzug gehalten, er wird allerdings üblicherweise falsch verwendet. Der Satz »Ich habe einen Minderwertigkeitskomplex« sollte eigentlich »Ich habe ein Minderwertigkeitsgefühl« lauten, da der Begriff *Minderwertigkeitskomplex* etwas Unbewusstes meint.

Für Alfred Adler war das Machtstreben der zentrale Triebkonflikt, und in diesem Zusammenhang wurde von ihm die Bedeutung des *Aggressionstriebes* früh erkannt. Die Methodik der Individualpsychologie ist im Vergleich zur Psychoanalyse deutlich zum Gespräch in Vis-à-vis-Sitzposition verschoben, weniger distanziert, damit warmherziger und auch pädagogischer. Die Therapiesitzungen waren bereits damals – und sind auch heute – weniger häufig als bei der klassischen Analyse.

Während die Psychoanalyse gleichsam die Frage nach dem »Warum?« stellt und damit kausal ausgerichtet ist, lautet die Frage bei der Individualpsychologie »Wozu?« (zum Beispiel: »Wozu dieses Symptom?«). Man nennt dies *final* – das heißt, statt

dem »Woher?« geht die Frage in die andere Richtung, nämlich:
»Wohin?« Die Domäne der Individualpsychologie war während
ihrer Entstehungsgeschichte vor allem Therapie des an Neurosen leidenden Menschen. Auf andere, auch schwerere Formen
psychischer Erkrankung war sie nicht ausgerichtet.

ANALYTISCHE PSYCHOLOGIE

Der Gründer der *analytischen Psychologie* war Carl Gustav Jung,
ein Schweizer Psychiater, der an der größten und bekanntesten
Klinik der Schweiz, im »Burghölzli« bei Zürich, arbeitete. Ganz
im Unterschied zu Adler, aber auch zu Freud hatte er durch
seine langjährige Spitalstätigkeit auch Erfahrung mit Menschen,
die an schweren bis sehr schweren und chronischen psychiatrischen Erkrankungen, insbesondere Psychosen, litten. Einige
Innovationen im therapeutischen Angebot – beispielsweise die
Maltherapie als Ausdrucksmöglichkeit – gehen auf Jung zurück
und haben ihren Beginn schon vor seiner Hinwendung zur
Psychoanalyse.

Jungs Leben verlief überaus turbulent, sowohl privat als
auch beruflich, wobei es immer eine große Vermischung beider Bereiche gab. Etliches davon ist in dem preisgekrönten Film
Eine dunkle Begierde höchst realistisch dargestellt. Im Laufe
der Jahre kam es zum Bruch zwischen Freud und Jung, wobei
Jung eigentlich der Lieblingsschüler Freuds war. Die Trennung
war heftig und grundsätzlich. Sie hinterließ auch bei C. G. Jung
Spuren. In den 1930er-Jahren entwickelte er als besonders pro-
minenter nichtjüdischer tiefenpsychologischer Psychotherapeut
eine Nähe zum nationalsozialistischen Gedankengut und ließ
sich von den Nationalsozialisten vereinnahmen. Eindeutig für
ihn spricht, dass er als Präsident einer internationalen ärztli-
chen Psychotherapiegesellschaft 1939 zurücktrat und sich nach
dem Ende des Zweiten Weltkrieges für seine Verirrungen ent-
schuldigte.

Die Unterschiede der analytischen Psychologie in Relation
zur Psychoanalyse sind in der angewandten Methode nicht so

dramatisch, wie es manchmal dargestellt wird. Die Rolle des Therapeuten ist aktiver, damit weniger distanziert, und der Patient wird beim interpretativen Prozess mehr zur Beteiligung ermuntert. Ein zusätzlicher Aspekt der analytischen Psychologie ist die Auseinandersetzung mit den sogenannten *Archetypen*, die in etwa zentralen Urerfahrungen der Menschheit entspringen. Gemeint sind damit prinzipiell existenzielle Bilder des Menschseins, die sich in allen Kulturen über vergleichbare unbewusste Symbole und bildhafte Vorstellungen ausdrücken und unbewusste Faktoren für das menschliche Verhalten seien. Solche archetypischen *Bilder* sind beispielsweise Geburt, Kindheit, Pubertät, weiblich/männlich, Gottheiten und Führungspersönlichkeiten, andere Rollenbilder in sozialen Gruppen oder auch der Tod. Verschiedenste heute häufig verwendete Begriffe wie *introvertiert* und *extrovertiert* oder auch *Intuition* gehen auf Jung zurück. Die psychologische Typenlehre C. G. Jungs spielt in der modernen Psychologie und Forschung jedoch definitiv keine Rolle mehr.

Was verbindet nun die drei unterschiedlichen tiefenpsychologischen Therapierichtungen? Allen gemeinsam ist, dass vom Therapeuten die Gestaltung einer wohlwollenden Atmosphäre, verbunden mit Empathiefähigkeit, also mit der Fähigkeit, die Gefühle des anderen Menschen spüren zu können, und adäquater Aufmerksamkeit, gefordert wird. Zuhören zu können ist eine wesentliche Grundvoraussetzung, die Steigerung zum Hinhören und letztlich zum *Hineinhören* ist die wirkliche therapeutische Kunst. Es geht in allen drei tiefenpsychologischen Therapierichtungen – und letztlich auch in allen anderen – um die Beziehung zwischen Patient und Therapeut. Die Bearbeitung des Unbewussten ist bei den tiefenpsychologischen Richtungen ein verbindendes Thema. Welcher Triebkonflikt im Zentrum des jeweiligen Konstruktes steht, ist unterschiedlich. Entsprechende Wirksamkeitsnachweise haben spezielle Verfahren aus der Psychoanalyse – nicht aber die Psychoanalyse generell –, zum Beispiel die von Otto Kernberg entwickelte Therapie für Menschen, die an Borderline-Störungen erkrankt sind.

LOGOTHERAPIE

Viktor Frankl wurde 1905 als Sohn eines Beamten in Wien geboren. Er absolvierte ein Medizinstudium und wurde Facharzt für Psychiatrie und Neurologie. Schon in jungen Jahren wurden Depression und Suizid zu seinen Schwerpunktthemen. Bereits im Alter von 23 Jahren gründete er Jugendberatungsstellen, und 25-jährig organisierte er eine Sonderaktion zur Zeit der Zeugnisausgabe, woraufhin in Wien erstmals seit Langem keine einzige Selbsttötung von Schülern erfolgte. Frankl hatte sowohl zu Sigmund Freud als auch zu Alfred Adler, der ihm näherstand, persönlichen Kontakt und war bereits im Alter von 29 Jahren ein anerkannter psychiatrischer Oberarzt. Aufgrund seiner jüdischen Abstammung konnte er ab 1938 nur mehr unter sehr erschwerten Bedingungen tätig sein; 1942 wurden Frankl, seine Frau, seine Eltern, sein Bruder und weitere Familienmitglieder deportiert.

Viktor Frankl war letztlich der einzige Überlebende seiner Familie, und er hatte nach seiner Befreiung und der Nachricht, dass alle Familienmitglieder ermordet worden waren, selbst dunkle Momente, die auch in seinem legendären Buch »… trotzdem Ja zum Leben sagen« verarbeitet sind. Seine Reaktion auf diese Lebenskrise war die Gründung der Dritten Wiener Schule der Psychotherapie, der *Logotherapie*. Diese ist im Gegensatz zur Psychoanalyse und zur Individualpsychologie nicht als tiefenpsychologische, sondern als *höhenpsychologische* Methode konzipiert.

Zentrales Element dieser psychotherapeutischen Lehre ist der Mensch auf der Suche nach dem Sinn seiner Existenz. »Wer ein Warum zum Leben hat, erträgt fast jedes Wie« – dieses Zitat von Nietzsche könnte auch ein logotherapeutischer Aphorismus sein. Allerdings geht es in der Logotherapie um weit mehr als das Ertragen, sondern in Formen der *Selbsttranszendenz* und der *Selbstdistanzierung* geht es letztlich darum, dass auch negative Aspekte zum Leben dazugehören. Die Würde des Leides und der Leidenden sind ebenfalls wichtige Aspekte, aber ebenso geht es um die positiven Seiten des Lebens. Selbsttranszendenz ist am besten damit beschreibbar, dass man sich einer Aufgabe von hohem ethischen Wert intensiv widmet; Selbstdistanzierung bedeutet das humorvolle Absehen von sich selbst, auch in Problemsituationen.

Spezielle Technik dazu ist vor allem die *paradoxe Intention*, indem man sich vornimmt, ein störendes Symptom maßlos zu übertreiben, zum Beispiel bei Schwitzen in aufregenden Situationen, dass man mindestens Europa-, wenn nicht sogar Weltmeister im Schwitzen wird. Bei dieser Form der Paradoxie kommt es tatsächlich oft zum genau gegenteiligen Effekt. Die *Dereflexion* ist nahe an der Selbstdistanzierung und bedeutet, einem störenden Symptom besondere Beachtung zu verweigern und sich auf andere wichtige und sinnhafte Dinge zu konzentrieren.

Viktor Frankl wurde in seinem weiteren Lebensverlauf einer der weltweit renommiertesten Psychiater und Psychotherapeuten seiner Zeit. In den späten 1980er- und 1990er-Jahren entwickelten sich mehrere Varianten der Logotherapie und Existenzanalyse, eine davon setzt das Werk Viktor Frankls unmittelbar fort. Logotherapie ist bei einer Reihe von seelischen Schwierigkeiten, aber auch bei definitiven psychischen Erkrankungen verschiedener Art eindeutig wirksam. Die wissenschaftliche Beweisführung der Evidenz ist allerdings nicht in diesem Ausmaß bestätigt.

VERHALTENSTHERAPIE

Die grundsätzliche Annahme der *Verhaltenstherapie* ist, dass verschiedene psychische Erkrankungen eine erworbene Störung des Verhaltens darstellen. Gleichsam als Reaktion auf innere und äußere Reize werden ungünstige Verhaltensmuster erlernt und fixiert. Es geht definitiv nicht um die Klärung und Bearbeitung unbewusster Triebkonflikte. Auch in der Verhaltenstherapie gibt es unterschiedliche Varianten und ebenso unterschiedliche Ansätze. Das gesamte Spektrum umfasst Dutzende verhaltenstherapeutische Einzelverfahren, die von der *systematischen Desensibilisierung* über Biofeedback, Neurofeedback, Achtsamkeitsübungen und soziales Kompetenztraining bis zur *kognitiven Therapie* und der *dialektisch-behavioralen Therapie (DBT)* reichen. Die Wirksamkeitsbeweislage ist unterschiedlich, aber gerade bei der DBT nach der an der University of Washington in Seattle praktizierenden Psychologin Marsha M. Linehan sehr gut.

Die Geschichte der Verhaltenstherapie begann in den 1940er-Jahren und war durchaus als Antithese zur Psychoanalyse angelegt. Im Verlauf der weiteren Entwicklung kam es zu einer viel stärkeren Betonung der Beziehung zwischen Therapeut und Patient. Außerdem wurde das grundsätzliche Theoriegebilde von Aktion und Reaktion auf die Dreiecksbeziehung von Denken, Fühlen und Handeln erweitert. Die verhaltenstherapeutischen Methoden waren von Beginn an wesentlich stärker naturwissenschaftlich ausgerichtet und die Überprüfung der Wirksamkeit therapeutischer Maßnahmen ungleich stärker verankert als in den tiefenpsychologischen Methoden der Psychotherapie. Erkenntnisse aus der Gehirnforschung und ebenso aus der psychologischen Forschung – Denkabläufe, Wahrnehmung und Emotionsverarbeitung – sind integraler Bestandteil vieler Therapieverfahren dieser psychotherapeutischen Richtung, auch bei schweren psychiatrischen Krankheitsbildern wie dem Borderline-Syndrom, bei Angsterkrankungen, Depressionen und Zwangserkrankungen.

Das prinzipielle Vorgehen ist – abgesehen von einer ausführlichen Anamnese der jeweiligen Problemlage – von Informationen, auch Instruktionen und Übungen zur Verbesserung der jeweiligen Symptome gekennzeichnet. Gruppentherapeutische Aktivitäten stellen ein wesentliches Element mehrerer verhaltenstherapeutischer Verfahren dar. Die Anzahl der Therapieeinheiten ist unterschiedlich, da sie auch vom jeweiligen Krankheitsbild abhängig ist. Üblicherweise sind verhaltenstherapeutische Methoden nicht auf jahrelange Therapie ausgerichtet. Die Hilfe zur Selbsthilfe ist jedenfalls ein zentrales Ziel.

KONSTRUKTIVISMUS UND SYSTEMISCHE THERAPIE

In den 1960er-Jahren kam im kalifornischen Palo Alto eine interessante Forschergruppe zusammen, die sich aus Gelehrten verschiedenster Bereiche rekrutierte – der bekannteste war der in Villach geborene Psychoanalytiker Paul Watzlawick. Andere Wissenschaftler kamen unter anderem aus den Bereichen Kybernetik, Physik und Psychologie. Ihre gemeinsame Aufgabe war die Entwicklung neuer Verständnis- und Erklärungsmodelle für das menschliche Verhalten.

Eine ganz besondere, innovative Sichtweise dazu lieferte die Schule des *Konstruktivismus*, die besagt, dass sich letztlich jeder Mensch seine eigene Auffassungs- und Wahrnehmungswelt konstruiert. Demzufolge sind auch belastende Gedankengebäude ein individuelles ungünstiges Konstrukt des eigenen Denkens. Menschen konstruieren offenbar ihre jeweilige eigene Wirklichkeit und sind dann im ungünstigen Fall in diesem Konstrukt gleichsam gefangen. Aus dieser Denkschule des Konstruktivismus stammt auch die triviale – aber dennoch richtige – Geschichte mit dem zur Hälfte gefüllten Glas Wasser, welches die einen als halb voll und die anderen als halb leer bezeichnen, aber vor allem auch so erleben. Bereits anhand dieses Beispiels konnte die konstruktivistische Denkschule zwei Wirklichkeiten unterscheiden: eine *Wirklichkeit erster Ordnung*, also 125 Milliliter Wasserfüllung in einem Glas mit einem Volumen von 250 Millilitern, und eine *Wirklichkeit zweiter Ordnung*, nämlich die Bewertung dieses halb gefüllten Glases als halb voll oder halb leer.

Das Vermischen dieser beiden sehr unterschiedlichen Wirklichkeitsformen – einer objektiven der ersten Ordnung mit einer subjektiven der zweiten Ordnung – ist zwar sehr menschlich und nicht selten, trägt aber auch zu zahlreichen inneren und äußeren Konflikten bei. Zudem wird klar, dass der Beobachter immer Teil der Beobachtung ist. In der therapeutischen Anwendung geht es beispielsweise darum, die jeweiligen subjektiv ungünstig konstruierten Wirklichkeiten (bestenfalls zweiter Ordnung) umzudeuten, denn ein Wirklichkeitskonstrukt zweiter Ordnung ist veränderbar. Dies natürlich in einem interaktiven Prozess mit dem Patienten und so, dass es ihm letztlich guttut.

Aus diesem Ansatz des Erkennens der subjektiven Konstruktionsneigung entwickelte sich auch eine Basis für die *systemische Therapie*, die man letztlich mit dem Satz »Das Leben des Menschen besteht aus Kommunikation« zusammenfassen könnte. Aus diesem Teil der systemischen Betrachtungen stammt auch die Erkenntnis, dass der Mensch nicht *nicht* kommunizieren kann. Abgesehen davon, dass es auch eine nicht-verbale Kommunikation durch Gestik, Mimik und Haltung gibt, teilt ja auch ein »Nicht-Sprechen« etwas mit. Der zweite Leitsatz nach Watzlawick lautet überdies: Kommunikation hat prinzipiell einen Inhalts- und einen Beziehungsaspekt, wobei Letzterer den Ersteren bestimmt.

Die *Systemiker* haben sich mit einer ganzen Reihe von speziellen Erscheinungen des Menschseins beschäftigt: mit Wahn, mit Psychose, aber auch mit gesellschaftlichen Stereotypien wie dem »gesunden Volksempfinden«, das Watzlawick beispielsweise für eine besonders ungesunde Form des Irrtums hielt. Dieser Umstand ist wissenschaftlich gesichert – die Historie ist das beweisende Experiment dafür und Paul Watzlawicks Aussage damit eine belegbare Wirklichkeit erster Ordnung.

In den 1970er-Jahren entwickelte sich daraus die *systemische Familientherapie*, deren Hauptaugenmerk die Kommunikationsdynamik innerhalb von Familien und auch anderen Systemen ist. Die Therapieansätze sind lösungs- statt problemorientiert und zielen auf positive Wandlung durch Veränderung der Kommunikation innerhalb betroffener Systeme. Das Wirkungsausmaß dieses therapeutischen Weges wurde vielleicht etwas überschätzt, aber es gibt in manchen Studien zumindest ein wenig Evidenz für die Wirkung. Als Erklärungsmodell für die Entstehung von »Schizophrenie« (wobei es wie beschrieben nicht die eine, sondern sehr unterschiedliche Schizophrenien gibt) haben sich die systemischen Theorien nicht als zutreffend erwiesen. Wenn allerdings in einer Familie mit hoch emotional verdichteter Kommunikation durch systemische Therapiearbeit eine günstigere Kommunikationsform mit mehr Inhaltsaspekten und weniger Beziehungsverdichtung gelingt, ist das zumeist sehr günstig für alle Betroffenen.

KLIENTENZENTRIERTE THERAPIE

Der Begründer einer weiteren Therapieform war Carl Rogers, ein klinisch tätiger Psychologe, der in den 1950er- und 1960er-Jahren die *klientenzentrierte Therapie*, auch *Gesprächspsychotherapie* (als spezieller, nicht als allgemeiner Begriff), entwickelte. Von einem sehr positiven Menschenbild ausgehend, hat diese Therapieform ein humanistisches Verständnis- und Handlungskonzept entwickelt. Kernpunkt der Persönlichkeitsentwicklungstheorie dieser Psychotherapie-Richtung ist die Überzeugung, dass der Mensch an sich nach Selbstverwirklichung, Wachstum und Autonomie strebt. Psychische Störungen verschiedener Art entstünden durch Irritationen dieser Wachstumsbedürfnisse.

In der Gesprächspsychotherapie darf und soll der Therapeut wesentlich transparenter sein und damit auch weniger distanziert als beispielsweise in der Psychoanalyse. Einfühlsamkeit, Wertschätzung und Echtheit sind zentrale Haltungen für den Therapeuten. Es gibt einige kontrollierte wissenschaftliche Untersuchungen, die die Wirksamkeit der Gesprächspsychotherapie sowohl als Einzel- als auch als Gruppentherapie belegen. Allerdings ist die Wirksamkeit gerade bei solchen Patienten erhöht, die über ein gutes Beziehungsrepertoire verfügen und eher dem Bereich der *neurotischen* Krankheitsbilder zuordenbar sind. Ein Bemühen um ein nach spezifischen Störungen differenziertes therapeutisches Vorgehen gibt es erst seit einigen Jahren.

Im pädagogischen Bereich wird auch eine auf Kinder und Jugendliche abgestimmte Form bei Lehrkräften, vor allem für Kinder aus schwierigen sozialen Verhältnissen, wie Heimkinder, angewandt. Auch hier gibt es ausreichende Wirkungsnachweise für bestimmte kindliche Störungen.

FAZIT

Eine noch weitergehende Darstellung der mittlerweile geradezu unüberblickbaren Vielfalt an diversen Therapieformen würde den Rahmen dieses Buches sprengen. Dieses Angebot macht es für Menschen, die auf der Suche nach einer für sie geeigneten Psychotherapie sind, nicht unbedingt einfacher. Von dieser Vielfalt lebt auch eine riesige Branche an Ausbildungsvereinen; manche von ihnen vermitteln gleich ein passendes, gelegentlich esoterisches Weltbild dazu. Doch Psychotherapie als Behandlungsform für psychisch definitiv erkrankte Menschen ist etwas anderes und hat andere Aufgaben als solche zweifelhaften Angebote.

In den letzten Jahren gab es im Bereich der Psychopharmaka-Therapien berechtigte Kritik daran, dass Studien mit negativen Wirksamkeitsresultaten oft gar nicht veröffentlicht werden. Die fehlenden Nachweise zahlreicher Psychotherapieformen bleiben aber mindestens genauso verborgen und finden kaum öffentliche Erwähnung. Ebenso kann es bei beiden Therapieformen unerwünschte Nebenwirkungen geben, auch bei psychotherapeutischen Methoden. Ähnlich wie bei psychopharmakologischen Anwendungen werden psychotherapeutische Methoden nämlich auch in Bereichen propagiert, wo sie definitiv nicht hingehören. Ein einfaches Beispiel für die Fehlverwendung von Psychotherapie – egal welcher: Wenn jemand Hunger hat, braucht er etwas zu essen – und nicht ein psychotherapeutisches Gespräch darüber, was Essen für ihn bedeutet. Wenn man »Hunger« durch »Arbeitslosigkeit« ersetzt, bleibt die Aussage genauso berechtigt. Ist allerdings Essen im Überfluss vorhanden und jemand gerät in eine psychische Entwicklung, die ihn »vor der vollen Schüssel verhungern« lässt, dann ist Psychotherapie notwendig – und zwar rasch, kompetent und ausreichend lange.

Wir erleben heute das Phänomen, dass Psychotherapie – noch dazu jede beliebige Form davon – für ein Allheilmittel gehalten wird, anstatt psychisch kranke Menschen mit jenen Psychotherapien und Therapeuten zu versorgen, die ihnen bei der Bewältigung der spezifischen seelischen Erkrankung tatsächlich kompetent helfen können. Und die gibt es – sowohl die Therapien als auch die Therapeuten.

KAPITEL 15: … UND BLEIBEN SIE GESUND!

… ist einer der typischen Sätze aus dem alten jüdischen Wien – einer der menschenfreundlichsten Wünsche, die es überhaupt gibt. Aber was kann man tun, um psychisch gesund zu bleiben, im Sinne von: erst gar nicht zu erkranken? Genau das ist die Frage der *Primärprävention*. Die *Sekundärprävention* hat als Fokus die frühzeitige Erkennung und entsprechende Behandlung von Erkrankungen. In der *Tertiärprävention* geht es vor allem darum, an einer bereits stattgefundenen Erkrankung – die überwunden wurde – nicht wiederzuerkranken oder bei einer bereits existenten Erkrankung die Ausbreitung weiterer Erkrankungen hintanzuhalten.

Wir leben in einer Zeit, in der es verschiedene, diametrale Pole der Betrachtung zum Thema »gesund bleiben« gibt, ebenso zur Früherkennung von Erkrankungen beziehungsweise zum Nicht-Wiedererkranken. Das ist zum einen der Pol der genetischen Forschung – die Ansicht: »Wir sind Opfer unserer Gene.« Zum anderen der Pol der sozialen Forschung – »wir sind Opfer unserer jeweiligen sozialen Situation«. Und zum Dritten jener Pol, der bei den Möglichkeiten und der Verantwortung des Individuums ansetzt, sozusagen der individualistische Pol. Dem steht eine Sichtweise gegenüber, die die Verantwortung vor allem in der Gestaltung der gesellschaftlichen Rahmenbedingungen sieht, sozusagen der gesellschaftliche Pol.

Faktum ist, dass bestimmte genetische Konstellationen sehr wohl Einfluss auf unser psychisches Leben haben – darin unterscheiden sich die psychischen Erkrankungen nicht von den somatischen. Außerdem beeinflussen bestimmte Lebensereignisse und soziale Dimensionen wie Krieg, Arbeitslosigkeit oder Trennungsschmerz unser Leben. Fest steht auch, dass Menschen im Laufe ihres Lebens immer wieder Krankheiten ausgeliefert sind. Auch psychischen. Umgekehrt ist es aber auch eine Tatsache, dass wir gewisse Umstände unseres Lebens in günstiger oder ungünstiger Weise beeinflussen können – auch Umstände unseres psychischen Lebens.

Was können wir also tun, um möglichst psychisch gesund zu bleiben?

ZEHN TIPPS

1. Achten Sie auf Ihre körperliche Gesundheit – und zwar in einem vernünftigen Ausmaß, also ohne Dogma. Körperliche Erkrankungen erhöhen das Risiko für psychische Erkrankungen (und umgekehrt). Dazu gehört auch der Umgang mit der Ernährung: Trinken sie ausreichend Wasser, begrenzen sie Suchtmittel – auch Alkohol. Denn: Genuss hat nichts mit Sucht und Sucht nichts mit Genuss zu tun.

2. Achten Sie auf ausreichend Schlaf, der in der Regel vor Mitternacht beginnen sollte.

3. Achten Sie auf das Einhalten von Tagesstrukturen, Ihr Biorhythmus wird es Ihnen danken.

4. Achten Sie darauf, freundlich und respektvoll mit sich selbst und anderen Menschen umzugehen.

5. Vermeiden Sie Chaos. Versklaven Sie sich deshalb nicht zwanghaft, sondern ordnen Sie die Dinge Ihres Lebens, zum Beispiel Finanzen, die Wohnumgebung, Dokumente oder Bücher. Dadurch ist alles überschaubar.

6. Schieben Sie wichtige Dinge nicht unnötig auf.

7. Achten Sie darauf, dass Ihr Partner/Ihre Partnerin mit Ihnen gemeinsam durch das Leben – oder zumindest eine Teilstrecke davon – geht. Achten Sie generell auf Ihre Beziehungen und die

Beziehungsmenschen in Ihrem Leben – also auf Ihren »sozialen Airbag«. Vermeiden Sie überfordernde und chronisch belastende Freundschaften.

8. Halten Sie sich an die sechs L – lachen, lieben, lernen, laufen, lustvoll leben. Vergessen Sie nie: Lachen ist gesund. Humor gehört ebenso wie Kunst – vor allem die Musik – zu den größten Trostspendern.

9. Achten Sie darauf, Ihrem Leben einen Sinn zu geben – so wie es auch der Philosoph und Psychoanalytiker Erich Fromm meint, der in seinem Buch »Haben oder Sein« eindeutig dem Sein mehr Bedeutung zuspricht. Denn der Mensch ist nicht vorrangig der Diener eines Wirtschaftssystems, in dem es nur darum geht, immer mehr zu haben, weil das System es eben so vorsieht. Der Einzelne wird dabei, entfremdet von sich selbst, krank und unglücklich. Fromms Gedanken verdienen in der Welt des 21. Jahrhunderts weit mehr Beachtung.

10. Wenn all das trotzdem nicht reicht, um gesund zu bleiben, hören Sie in sich hinein, achten Sie auf Veränderungen in Ihrem Wesen und hören Sie auf Ihnen nahestehende Menschen. Reden Sie mit einem Menschen, dem Sie vertrauen; der weder bagatellisiert, noch dramatisiert, sondern der Sie einfach ernst nimmt. Weitere richtige Hilfe wird sich finden. Und vergessen Sie vor allem das Stigma, das psychische Erkrankungen leider in unserer Gesellschaft immer noch haben: Warten Sie nicht zu lange. Je früher Sie Hilfe suchen, desto besser.

In diesem Sinne: Viel Erfolg – und bleiben Sie gesund!

NACHSPIEL VON MICHAEL HOROWITZ
BEÄNGSTIGEND NORMAL

Knarrende Schuhe. Brauner Klothmantel. Jedes der dünnen Haupthaare exakt an seinem Platz. Das mächtige hölzerne Geodreieck stets unter den linken Arm geklemmt. Seine Schritte wirken wie abgezirkelt. Oberstudienrat K., Darstellende Geometrie. Eine meiner Lehrer-Persönlichkeiten im Gymnasium. Friedrich Torbergs sadistischem Professor Kupfer in »Der Schüler Gerber« nicht unähnlich. Während der kleinen Pause verzehrt Oberstudienrat K. Tag für Tag, seit vielen Jahren – fast wie einem Ritual folgend – ein gevierteltes Butter-Käse-Brot. In der großen Pause ein halbes. Die Pausenbrote befinden sich in einem praktischen Plastikgefäß mit braunem Deckel. Danach die Zeremonie des Händewaschens, damit das Allerheiligste, das Klassenbuch, in welches mit Genugtuung Strafen und Nachsitzen im Karzer eingetragen werden, nicht fettig wird.

Oberstudienrat K., ein totaler Durchschnittsmensch. Beängstigend normal. Mittelgroß, mittleren Alters, mittleres Einkommen, Mittelklasseauto, mittelattraktive Gattin. Ein ewiger Spießer, der nie aus der Rolle fällt – dessen Freude, dessen Lebenslust sich sogar beim Abprüfen der Schüler in Grenzen hält. Wenn er seine kleine Macht ausspielt. Und süffisant, seelenruhig »Fünfer!« oder gar »Nachprüfung!« über seine schmalen Lippen gleiten lässt. Der Herr Professor ist das Sinnbild eines wahnsinnig Normalen, eines Mitläufers aus Überzeugung, eines ständig zwängelnden Angepassten. Tief verwurzelt in einer Gesellschaft, die Normen huldigt.

Oft sind nicht die »Ver-rückten« – meist die farbigeren, aber fast immer die feinfühligeren Charaktere – das Problem, sondern die irre Normalen, wie der Psychiater und Theologe Manfred Lütz, der für dieses Buch auch das »Vorspiel« geliefert hat, in seinem brillanten Bestseller »Irre! Wir behandeln die Falschen. Unser Problem sind die Normalen« aufgezeigt hat. Lütz meint, die »langweiligen Normopathen« seien so normal, »dass es wehtut«. Die Grenze zwischen Wahnsinn und Normalität ist fließend, das weite Land der Seele ist Tummelplatz der kleinen, mittleren und großen Abweichungen. Eine Gesellschaft, deren Toleranz gegenüber allem Außergewöhnlichen, allen Exzentrikern und bunten Vögeln, deren Macken und Manien, sinkt, wird irgendwann an ihrer Normalität zugrunde gehen.

Psychiatrie und Psychotherapie liefern nützliche Methoden, um zeitweilige Störungen zu lindern oder zu beseitigen. Um den Ausweg aus einer Lebenskrise zu ermöglichen. Ein Seelendoktor kann dem Patienten Zugang zu den eigenen Kräften vermitteln, aber er ist nicht allwissend. Meist hat er nicht mehr Lebenserfahrung als ein guter Freund, die beste Freundin, die schon selbst einige Krisen durchlebt haben. Doch viele Menschen glauben, sie bräuchten für jede Lebenslage einen Experten, einen Psycho-Guru, der den ultimativen Ratschlag für die aktuelle Krisensituation parat hat.

Jeder Mensch ist anders. Und entwickelt individuelle Kräfte, die er während einer schwierigen Lebensphase aktivieren kann, um dadurch die Situation zu bewältigen. Das Vertrauen in sich selbst geht oft zu schnell verloren. Wenn man im Büro vom Chef derart gestresst wird, dass man die Freude am Leben verliert, sich nächtelang verzweifelt im Bett wälzt, hilft es nicht, Schlaftabletten zu schlucken, Meditationsübungen auf sein iPad zu laden oder sich in eine »Burnout-Spezialklinik« zu begeben. Bevor einem der Boss durch sein Mobbing endgültig das ganze, unwiederbringliche Leben ruiniert, muss man Konsequenzen ziehen. Man muss kündigen. Auch der selbst gewählte Druck, Dinge leisten zu wollen, die man nicht bewältigen kann, macht unglücklich. Manche Menschen lassen sich so weit hinaufbefördern, bis sie eine Position erreicht haben, für die sie völlig inkompetent sind.

Tagtäglich spielen wir in den Kulissen künstlicher Welten unsere Rollen – wir dürfen dieses Schauspiel nicht mit dem echten, existenziellen Leben verwechseln. Wir dürfen niemals vergessen, unsere Beziehungen zu Familie und Freunden zu pflegen.

Und niemals davon abweichen, einfach der zu sein, der man ist. Mit dem rasanten Siegeszug der virtuellen sozialen Netzwerke gibt es immer mehr Menschen, die mit ihren eigenen Gefühlen nicht fertigwerden. Vor allem Jugendliche, deren Bindungen auf virtuelle »Freunde« reduziert sind. Eltern gelingt es oft nicht, mit ihren Kindern zu kommunizieren, obwohl sie im selben Zimmer sind. Beziehungen und Ehen bleiben häufig kalt und wortlos.

Statt in geschützter Privatsphäre lebt man immer mehr in einer Vermengung von psychischer Innen- und Außenwelt. Durch die digitale Revolution sind wir kontrollierter, überwachter, manipulierbarer. In einer Welt, in der es kaum mehr Intimität gibt, die von Kälte und Oberflächlichkeit geprägt ist. In der die Seele oft auf der Strecke bleibt. In den sozialen Netzwerken sucht man manisch nach Nähe und Kontakt, man erreicht Aufmerksamkeit. Der Drang zur digitalen Sichtbarkeit ist zu einem zwischenmenschlichen Grundbedürfnis geworden. Der elementare Wunsch nach Spiegelung und Widerhall steht am Beginn jeder psychischen Entwicklung. Ein Leben lang braucht der Mensch Achtung und Anteilnahme, um zu wissen, wer er ist, was er kann, ob er gesellschaftlich akzeptiert wird. Dieses natürliche Verlangen wird durch die digitale Lust daran, von anderen gesehen und gehört, beachtet und beurteilt zu werden, extrem forciert. Ist das Ego durch die neuen Medien gefährdet? Verlieren wir die eigene Persönlichkeit? Missachten wir unser eigenes Ich immer mehr? Die digitale Revolution erlaubt es uns ja sogar, fremde Identitäten anzunehmen. Fest steht, dass sich Betrüger und Rassisten immer mehr dieses digitalen Suchtverhaltens bemächtigen. In einer Welt, die immer kälter, nationalistischer und sadistischer wird.

Wie sehr es der seelischen Entwicklung schadet, wenn die sozialen Medien zur Heimat und das Smartphone zum vielleicht wichtigsten Lebenspartner geworden sind, wie gravierend das ewige Verlangen nach Echo und Spiegelung sein kann, ist wissenschaftlich noch nicht erwiesen. Fest steht, dass der ewige Drang nach Aufmerksamkeit auch fatale Folgen haben kann. Wie bei Ereignissen, die die zerfallende Gesellschaft mit Scham und Trauer, Entsetzen und Ohnmacht berühren. Bei den immer häufiger werdenden Amokläufen und Terroranschlägen. Wenn über Twitter, Facebook und Co erfundene Gerüchte gestreut und falsche Behauptungen über angebliche Schüsse von angeblichen Tätern an immer neuen Orten gemeldet werden. Und das taktische Vorgehen der Behörden gefilmt, digital verbreitet – und dadurch die Arbeit der Polizei gefährdet wird. Beim Amoklauf von München im Juli 2016 wurden sogar Bilder von früheren, völlig anderen Wahnsinnstaten als aktuell bezeichnet und über das Netz verbreitet.

Statt bei Problemen gleich auf die Couch sollten wir lieber ab und zu ruhig aus der Rolle fallen. Es tut gut, manchmal seinen Ärger laut in die Welt hinauszuschreien. Es stört auch überhaupt nicht, sich als außergewöhnlicher Mensch zu präsentieren. Man kann es ihnen ruhig einmal zeigen: den Farblosen, den Humorlosen, den Mitläufern aus Überzeugung, die alles diffamieren wollen, was aus ihrem Rahmen fällt. Es ist wohltuend und befriedigend, sich gegen die »Diktatur der langweiligen Normopathen« zu wehren. Jene graue Masse der zwanghaft Angepassten, die schon den Kollegen, der mit zwei verschiedenfarbigen Socken im Büro erscheint, für einen Irren halten.

Die diagnostizierten Wahnsinnigen sind nicht unbedingt verrückter als die sogenannten Normalen wie beispielsweise zu Recht in Vergessenheit geratene C- und D-Promis, die sich für Reality-Shows in ein Dschungelcamp begeben, um sich dort für ein sensationslüsternes Millionenpublikum gegenseitig zu erniedrigen. Und Heuschrecken, Kakerlaken, Würmer fressen. Ist es normal, aus den jämmerlichen Eskapaden dieser geltungssüchtigen Selbstdarsteller Gute-Laune-Kapital und hohe Einschaltquoten zu schlagen?

Wir leben in einer seltsamen Welt. Mit immer neuen, mit immer mehr, mit oft sinnlosen Reizen. Über unsere Sinne nehmen wir alle Eindrücke wahr. Das menschliche Gehirn ist ein Alleskönner: Es verarbeitet das Fühlen, Schmecken, Tasten, am dominantesten sind die visuellen und akustischen Eindrücke – kein Sinnesreiz, der nicht gleichzeitig verwertet werden könnte. Ginge es nur um die Belastbarkeit des Gehirns, dürfte es keine Reizüberflutung geben. Doch immer mehr Menschen fühlen sich von der permanent auf sie niederprasselnden Informationsflut überfordert. Man ist rund um die Uhr online, für den Chef, für die sozialen Medien erreichbar. Oft wird dadurch Einsamkeit mühsam kompensiert. Das Gehirn ist ohne Atempause auf Höchstleistung programmiert. Und heillos überfordert. Irgendwann setzt die totale Reizüberflutung ein – die Informationen können nicht mehr aktiv verarbeitet werden, man befindet sich in einem Dauer-Stresszustand, die Sinne spielen plötzlich verrückt.

Für alle Eindrücke, die heute innerhalb weniger Stunden über unsere Sinne verarbeitet werden müssen, hat ein Mensch im Mittelalter ein Leben lang Zeit gehabt. Bald wird man alle Bücher, die Menschen je geschaffen haben, auf eine einzelne Briefmarke platzieren können: Niederländische Forscher arbeiten an einem neuen Datenträger mit unglaublicher, fast unverständlicher Speicherkraft. Rastertunnelmikroskope schieben Atome von Lücke zu Lücke, eine 500-fach bessere Speicherdichte als bisher wird erzielt. »Der technologische Wandel wird in Kürze so schnell sein, dass das menschliche Leben unwiderrufbar verändert wird«, meint das Google-Genie, der Futurist und 19-fache Ehrendoktor Ray Kurzweil. Wird auch das Rätsel unseres Gehirns irgendwann entschlüsselt?

Im Silicon Valley hat sich längst eine neue Elite gebildet, die die Welt erobern will. Die nicht nur bestimmen will, was und wie viel wir digital konsumieren, sondern auch, wie wir leben. Unsere Gedanken, unsere Seele sind ständig online. Durch die fatale Entwicklung des monopolisierten digitalen Fortschritts. Mit totaler Vernetzung von Büro und Privatleben, Beziehungen und Freundschaften. In der *crowd*, im digitalen Gedränge von morgen ist man für alle omnipräsent, total überwacht – ständig zu beobachten. Auch beim Sex. Bei einer »Robi-Nummer« mit einem androiden Roboter als Liebhaber. Mit eiskalter Orgasmus-Garantie statt prickelnder Erotik.

In einer Welt, in der die Freiheit des Einzelnen, die eigene Identität kaum mehr zählt. Auch nicht das Recht, anders als die Masse, nicht effektiv zu sein, sich manchen Dingen einfach zu verwehren. Wissenschaftler wie der Wirtschaftsforscher Ayad Al-Ani warnen davor, dass in dieser digitalen Leistungsgesellschaft von morgen Schwache, Sensible, Introvertierte untergehen könnten. Empathie, Privatsphäre und soziales Gewissen werden zu Luxusgütern der Zukunft. Damit muss unsere Psyche erst einmal fertigwerden.

In dieser seltsamen Welt ist die Gesellschaft jedoch weiterhin über psychische Krankheiten kaum und/oder schlecht informiert. Es gilt daher, soziale Stigmatisierung und Isolation gegenüber seelisch Kranken zu reduzieren. Die Angst davor, als verrückt oder sogar gefährlich abgestempelt und von Familie, Freunden und Kollegen ausgegrenzt zu werden, kann psychisch kranke Menschen extrem belasten. Niemand würde jemanden, der an Diabetes leidet, der eine künstliche Hüfte oder einen Herzschrittmacher eingepflanzt hat, als minderwertig ansehen.

Der deutsche Poet und Kabarettist Hanns Dieter Hüsch sang schon vor 40 Jahren:

Ich sing für die Verrückten, die seitlich Umgeknickten
Die eines Tags nach vorne fallen und unbemerkt von allen
An ihrem Tisch in Küchen sitzen und keiner Weltanschauung
nützen
Die tagelang durch Städte streifen und die Geschichte nicht
begreifen
Die sich vom Kirchturm stürzen, die Welt noch mit Gelächter
würzen …
Die jeden Abschied aus der Nähe kennen, weil sie das Leben
Abschied nennen
Die auf den Schiffen sich verdingen und mit den Kindern Lieder
singen
Die suchen und die niemals finden und nachts vom Erdboden
verschwinden …
Die durch den Urwald aller Seelen blicken, den ganzen Schwindel
auf dem Rücken …

Ich hoffe, dieses Buch hilft, eigene seelische Unregelmäßigkeiten zu erkennen. Und dabei, das Stigma psychischer Krankheiten zu beenden. Und vor allem, Vorurteile auszuräumen. Auch jenes des beißenden Satirikers Karl Kraus, der meinte: »Psychoanalyse ist jene Geisteskrankheit, für deren Therapie sie sich hält.« Die Seele befindet sich bei vielen Menschen im Ausnahmezustand. In einer verrückten Welt. Georg Psota, einer der erfahrensten Psychiater Österreichs, und ich haben in diesem Buch nicht nur versucht, die wesentlichsten seelischen Störungen und Krankheiten aufzuzeigen, sondern auch ungesunde Moden und Mechanismen unserer heutigen Zeit aufzuspüren.

In einer Welt, in der seelische Erkrankungen und auch Verirrungen zunehmen, in der die Menschen immer gestresster und überforderter sind. Noch vor ein paar Jahren beschrieben Philosophen dieses Phänomen als die »Müdigkeitsgesellschaft«. Dieses Gefühl der Erschöpfung scheint sich immer mehr in Ängsten, Ratlosigkeit und Verzweiflung zu verdichten. Drei psychische Erkrankungen findet man bereits unter den Top fünf in den Industriestaaten der westlichen Welt: Depression, Demenz und Alkoholsucht. Die Depression ist sogar die traurige, unangefochtene Nummer eins.

Es wäre wunderbar, wenn ein Leser, der nie ein »Psychobuch« in die Hand nehmen würde, nach der Lektüre des Reiseführers zu unserer Psyche zum ersten Mal einen skurrilen Verwandten, der vermutlich an Schizophrenie leidet, anruft, nachdem er gemerkt hat: »Der ist gar nicht so verrückt, wie ich dachte.« Oder wenn man durch dieses Buch Verständnis für den Bürokollegen entwickelt, der 50 Mal pro Tag die Toilette blockiert, weil er an einem Waschzwang leidet. Oder wenn man die Flugangst seines Partners akzeptiert und den Urlaub einfach in Österreich verbringt. Oder wenn man bemerkt, dass der Vater an beginnender Demenz leidet. Weil er die Schuhe im Kühlschrank verstaut. Weil er im Pyjama in die Straßenbahn einsteigt. Oder weil er immer länger, immer mehr, immer monotoner aus dem Fenster starrt …

VADEMECUM DER SEELE

ADHS: Aufmerksamkeitsdefizit-/Hyperaktivitätsstörung. Psychische Erkrankung, die im Kindesalter beginnt, sich häufig »auswächst«, aber auch im Erwachsenenalter fortbestehen kann.

Affekt: intensive Gefühle wie Freude, Zorn, Wut, Hass. Innerhalb jeder Kultur wird situationsbezogen eine weitgehende Selbstkontrolle zumindest der negativen Affekte gefordert.

Aggression: primärer Trieb des Menschen. Genauso wie Sexualität, häufig in Wechselbeziehung: je mehr vom einen, desto weniger vom anderen. Androgen-gesteuert, kulturell manchmal erlaubt, zeitweilig erwünscht. Gegen sich selbst (autoaggressiv) oder andere (fremdaggressiv) gerichtet. Als legitime Form der Kompensation in Politik (Krieg als »Fortsetzung der Politik mit anderen Mitteln«) und Leistungssport (vor allem Mannschaftssport) verbreitet.

Agoraphobie: wörtlich übersetzt die Angst vor weiten Plätzen, eigentlich Angst, weite Plätze aufzusuchen. In der klinischen Realität die Angst, das Haus, die eigene Wohnung zu verlassen. Gehört zu den Angststörungen.

Alzheimer: benannt nach dem deutschen Psychiater Alois Alzheimer, der entdeckte, dass Demenz nicht gefäßbedingt – durch *Verkalkung* – entstehen muss, sondern auch durch erkrankungsbedingte Protein-Ablagerungen auftreten kann. Nach heutigem Wissen beginnt diese Erkrankung Jahrzehnte, bevor sie den Schweregrad einer *Demenz* erreicht. Die genetische Komponente ist eindeutig. Die sechs L – lieben, lachen, laufen, lernen, lustvoll leben – und gesundes Essen wie zum Beispiel bei der »Mittelmeerdiät« können den Ausbruch der Erkrankung wahrscheinlich einige Jahre hinausschieben.

Amok: Der Begriff ist dem malaiischen Wort *amuk* – übersetzt etwa »wütend«, »rasend« – nachempfunden und würde in

Südostasien eigentlich nur für plötzlich auftretende, blindwütige Raserei passen. Wird bei uns auch völlig undifferenziert für verschiedene andere Phänomene verwendet, etwa für die lange ausgebrütete und geplante, massive, hasserfüllte Gewalt einzelner Täter gegen irgendwelche oder auch bestimmte Menschen. Der Bogen der psychischen Hintergründe reicht von nicht psychisch krank im eigentlichen Sinn bis zu schwer psychisch krank.

Angst: Affektzustand, bei dem eine Gefahr erwartet wird. Einerseits häufiger Teil eines völlig adäquaten psychischen Erlebens, andererseits häufiges Symptom psychischer Erkrankungen. Die Grenzen zwischen dem einen und dem anderen sind fließend.

Angsterkrankungen: Ein Spektrum verschiedener psychischer Erkrankungen, entweder auf bestimmte Objekte (zum Beispiel Schlangen) oder Situationen (enger Aufzug, Prüfung, vor einer Gruppe sprechen) fixiert. Oder viel allgemeiner im Sinne von Sorgen um alles Mögliche – von der eigenen Person bis zur ganzen Welt. Kurzfristige, attackenartige oder chronische Verlaufsformen. Häufigste Form einer seelischen Erkrankung.

Anorexie: Magersucht, eine Verhaltenssucht des Umgangs mit Essen und Körpergewicht mit etlichen zusätzlichen psychischen Symptomen. Tritt vor allem bei jungen Frauen auf, allerdings zunehmend auch bei jungen Männern. In schweren Ausprägungsformen eine lebensgefährliche Erkrankung.

Autismus: hochgradig genetische (ererbte) Erkrankung mit ausgeprägtem Unvermögen, soziale Situationen und Interaktionen zu erfassen und die Gefühle anderer Menschen zu erkennen sowie die eigenen zu äußern. Tritt bereits im frühen Kindesalter in Erscheinung. Es gibt Formen mit Intelligenzminderung, aber beim Großteil ist die Intelligenz und die Denkleistungsfähigkeit gut erhalten und kann mit speziellen Begabungen sogar sehr ausgeprägt sein. Der sogenannte hochfunktionale Autismus – wie im Film *Rain Man* dargestellt – ist selten und tritt bei etwa drei bis vier von 1000 Menschen auf. Leichtere Formen *(Autismus-Spektrum)* sind wesentlich häufiger und treten im Lebensverlauf bei etwa einem

Prozent der Bevölkerung auf. Einige wenige spezifische psychotherapeutische Programme sind ebenso hilfreich wie verschiedene Psychopharmaka, Letztere vor allem bei zusätzlich belastenden psychischen Syndromen.

Binge Eating: eine impulshafte Störung der Esskontrolle, attackenartige Fresssucht. Der chronische Vielesser ist damit nicht gemeint, es geht um wiederholtes attackenartiges Überessen mit anschließenden heftigen Schuldgefühlen und ohne erzwungenes Erbrechen.

Bipolare Erkrankung: eine affektive Erkrankungsform mit ausgeprägten Stimmungsschwankungen. Im Stimmungshoch manisch euphorisch bis manisch zornig, im Stimmungstief leicht bis schwer depressiv. Es gibt zwei wesentliche Formen: *Bipolar-I* – schwere Manien und schwere Depressionen – sowie *Bipolar-II* – schwere Depressionen und leichte Manien. Weitere Unterformen sind derzeit in Diskussion. Menschen mit bipolaren Erkrankungen brauchen jedenfalls eine ärztliche, am besten eine fachärztliche Behandlung und Begleitung.

Borderline: schwere Form einer Störung der Persönlichkeitsentwicklung, sozusagen zwischen Neurose und Psychose, allerdings näher bei der Neurose. Verbunden mit beträchtlicher Störung der Beziehung zu sich selbst und auch zu anderen, mit instabilen Affekten, kurzfristigen Depressionen, Selbstbeschädigungen und Suizidalität, manchmal auch mit kurzfristigen psychotischen Zustandsbildern. Besonders hoher Bedarf an Psychotherapie; entweder spezielle verhaltenstherapeutische Programme oder ein aus der Psychoanalyse kommendes spezifisches Verfahren sind geeignet. Möglicherweise eine Form der verzögerten psychischen Reifeentwicklung. Borderline-Erkrankte sind etwa ab dem 35. Lebensjahr oft wesentlich stabiler. Beginn zwischen dem 15. und 18. Lebensjahr. Durch Abbrüche von Schule, Ausbildung, Beziehungen und Arbeitsverhältnissen werden gerade in diesen jungen Jahren wertvolle Entwicklungen verzögert bis verpasst.

Bulimie: Ess-Brech-Sucht, im Grunde wie Binge Eating, nur zusätzlich mit Erbrechen. Die Fressanfälle sind häufiger als bei der Binge-Eating-Störung. Nicht selten geht ein Zustandsbild der Anorexie in ein Zustandsbild der Bulimie über.

Burnout: ein sich über mehrere Stufen entwickelnder Erschöpfungszustand von hochengagierten Menschen, die sich exzessiv in ihrer Arbeit verbrauchen. Mündet letztlich, sofern nicht auf einer geringeren Ausprägungsstufe gestoppt, in einem depressiven Zustandsbild von oft beträchtlicher Schwere. Im Grunde der Weg »von der Glut zur Asche«.

Demenꝣ: ein Syndrom aus Gedächtnis- und Konzentrationseinbußen, Verhaltensveränderungen sowie Verringerung der Alltagsfertigkeiten. Verschiedene Erkrankungen können zu Demenz führen; die häufigste Ursache ist die Alzheimererkrankung, die weltweit im Zunehmen begriffen ist, da im höheren Alter vermehrt auftretend und bei Zunahme älterer Bevölkerungsgruppen entsprechend häufiger. Eigentlich eine neurologische Erkrankung, mit bunter psychiatrischer Symptomatik und einem sozialpsychiatrischen Behandlungs- und Betreuungsbedarf. Sowohl durch spezifische Medikamente (*Antidementiva*) als auch durch Soziotherapien und psychotherapeutische Elemente im Erkrankungsfortschritt zu bremsen. Falls körperliche Ursachen anderer Art der Demenzentwicklung zugrunde liegen, zum Beispiel schwere Schilddrüsenunterfunktion eines älteren Menschen, auch heilbar. Laut WHO wird Demenz in den Industrieländern in 15 Jahren bereits an dritter Stelle der Krankheitslast verursachenden Erkrankungen sein. Für Österreich bedeutet das einen Anstieg von derzeit zirka 130 000 Erkrankten auf rund 200 000.

Depression: Zustandsbild der seelischen Niedergeschlagenheit und Energielosigkeit, nicht mit Traurigkeit zu verwechseln. Kann auch mit starker Nervosität und Unruhe verbunden sein, ebenso mit maximaler Niedergeschlagenheit mit der Unmöglichkeit, überhaupt das Bett zu verlassen. Eine Reihe von Kriterien, inklusive einer bestimmten Zeitstrecke dieses Zustandsbildes – mindestens 14 Tage –, muss vorliegen, um die medizinische Diagnose stellen zu können. Kann in leichter, mittelgradiger und schwerer Ausprägung auftreten. Bei schwerer Depression besteht Suizidgefährdung. Ab mittlerem Ausprägungsgrad ist nach heutiger schulmedizinischer Sicht eine antidepressiv-medikamentöse Therapie absolut indiziert. Verschiedene Formen der Psychotherapie – vor allem Programme der Verhaltenstherapie – sind ebenfalls gesichert wirksam. Es spricht nichts gegen die Kombination beider Therapieformen. Üblicherweise haben klassische Depressionen einen *phasischen* Verlauf. Phasen haben die Eigenheit, dass sie beginnen und auch wieder enden. *Chronifizierungen* können allerdings vorkommen. Laut WHO in 20 bis 30 Jahren die Erkrankung mit der höchsten Krankheitslast in den Industrieländern.

DSM: Diagnostic and Statistical Manual of Mental Disorders. Wird von der amerikanischen Psychiatriegesellschaft in immer wieder aktualisierter Form herausgegeben. DSM-5 ist die Letztausgabe. Kein Lehrbuch, sondern das Klassifikationssystem der psychischen Erkrankungen aus Sicht der amerikanischen Psychiatriegesellschaft. Dutzende Experten aus verschiedenen Teilfachgebieten der Psychiatrie und Psychotherapie formulieren über Jahre in einem aufwendigen Ablauf dieses Klassifikationssystem. Im Internet abrufbar unter www.dsm5.org

Empathie: Fähigkeit, mit anderen zu fühlen und diese Gefühle entsprechend zu verstehen. Erfolgt in speziellen Nervenzell-Netzwerken des menschlichen Gehirns, in wissenschaftlichen Untersuchungen mit spezieller Bildgebung bewiesen. Kann sogar gemessen werden.

Hikikomori: japanischer Begriff für Menschen, die sich total von der Gesellschaft zurückziehen, in ihr Zimmer einschließen und völlig von der Außenwelt, auch der Familie, abschotten – und das über Monate bis Jahrzehnte. Vor allem Jugendliche sind betroffen. In Japan ein Phänomen von beträchtlicher Größenordnung. Das Leben findet in einem Zimmer eingeschlossen mit TV, Computer und Internet (Chat, Spiele, Internet-Pornografie) statt. Man will für das Geschehen draußen nicht zur Verfügung stehen. Vermeidungs- und Verweigerungsverhalten bis zur Realitätsverweigerung.

Homophobie: Angst vor Homosexualität. Verdrängte, verleugnete eigene homoerotische Anteile werden in Affekte von Angst bis zu Ablehnung und Aggression gegenüber Homosexuellen umgemünzt. In verschiedenen Kulturen weitverbreitet, eher ein Gesellschaftsphänomen als eine Erkrankung. Homophobie ist daher auch nur gesellschaftlich veränderbar, nicht durch individuelle Therapie.

ICD: internationale statistische Klassifikation der Krankheiten und verwandter Gesundheitsprobleme. Das in Europa gebräuchliche System für alle medizinischen Diagnosen. Die psychiatrischen Diagnosen sind unter dem Buchstaben F gereiht. Die aktuelle Ausgabe ist noch ICD-10, die nächste, überarbeitete Ausgabe, ICD-11, ist in Entwicklung. Ebenso wie in den Vereinigten Staaten sind an diesem Entwicklungsprozess eines Klassifikationssystems in Europa Hunderte Experten beteiligt und in verschiedenen Arbeitsgruppen damit beschäftigt. Im Internet abrufbar unter www.icd-code.de

Krankheitslast (englisch Burden of Disease): seitens der WHO berechneter Faktor, der alle Erkrankungen – und auch Unfallfolgen – misst. Setzt sich zusammen aus der durchschnittlichen Zahl der Jahre, die mit krankheitsbedingten Einschränkungen (zum Beispiel Arbeitsunfähigkeit) verbracht werden, plus der durch geringere Lebenserwartung verlorenen Lebensjahre. In den Industrieländern sind die Top fünf derzeit: Depression, koronare Herzerkrankungen, Diabetes, Alkoholsucht, Schlaganfälle. Die Top fünf in 15 Jahren werden sein: Depression, Diabetes, Demenzen, koronare Herzkrankheiten, Alkoholsucht – wobei Letztere bei Männern an erster Stelle stehen wird.

Narzissmus: bedeutet im Grunde nur »Selbstliebe«. Es gibt auch einen gesunden Narzissmus mit entsprechendem Selbstvertrauen, Selbstsicherheit und auch Selbstreflexion.

Narzisstische Persönlichkeitsstörung: nicht mehr im gesunden Persönlichkeitsspektrum. Pseudoselbstvertrauen, Pseudoselbstsicherheit und keine Selbstreflexion. Andere Menschen und ihre Emotionen und Bedürfnisse werden nur mehr begrenzt wahrgenommen, wenn überhaupt. Menschen mit einer derartigen Persönlichkeitsentwicklungsstörung sind sehr bei sich selbst. Die Empathiefähigkeit ist entsprechend reduziert. Kommt in vielen Konzernen vor. Bei Veränderungswunsch der Betroffenen – selten genug – eindeutig eine Domäne der Psychoanalyse, insbesondere der von dem Psychoanalytiker Otto F. Kernberg entwickelten Spezialform.

Neurose: früher häufig verwendeter Krankheitsbegriff. Heute – leider – nicht mehr in Diagnosesystemen existent. Bezeichnete einst alle seelischen Leidenszustände, die aus einem unbewussten Konflikt zwischen Triebansprüchen und eigenen Moralansprüchen resultierten. Beispielsweise viele Formen von Angsterkrankungen, Phobien, depressiven Verstimmungen und Zwängen. Früher in scharfer Abgrenzung gegenüber Psychosen (Schizophrenien und Affektpsychosen) und schweren Persönlichkeitsstörungen wie der Psychopathie.

Normal: für das Kriterium »psychisch gesund« versus »psychisch krank« völlig unbrauchbarer Begriff, der eher mit einer Durchschnittsnorm zu tun hat. Entspricht laut der Theorie des Konstruktivismus (Paul Watzlawick) bestenfalls einer Wirklichkeit zweiter Ordnung und ist daher subjektiv und vom jeweiligen Zeitgeist bestimmt.

Normopathen: Menschen, die sich zwanghaft an diverse gesellschaftliche Normen anpassen. Konformität als Lebensziel. Das Gegenteil von Individualität. Ideale Typologie für Massenproduktion und Massenkonsum. Stark vom Zeitgeist gesteuert. In der aggressiven Variante nahe am »gesunden Volksempfinden«, das – historisch beweisbar – tatsächlich ungesund ist.

Persönlichkeit: die Summe der Eigenschaften und psychischen Wesenszüge eines Menschen.

Persönlichkeits(entwicklungs)störungen: früher Charakterneurosen genannt. Ein breites Feld verschiedenster Formen der Störungen des psychischen Wesens, der Persönlichkeitsstruktur. Teilweise psychotherapeutisch günstig beeinflussbar.

Persönlichkeitsspaltung (multiple Persönlichkeit): auch dissoziative Störung genannt, mit dem historischen Begriff »Hysterie« eng verbunden. Die dissoziative Identitätsstörung hingegen entspricht dem Bild multipler voneinander abgespaltener Persönlichkeiten in einer Person. Wird in den USA viel häufiger diagnostiziert als in Europa. Hat mit Schizophrenien absolut nichts zu tun.

Phobie: eine Form der Angststörung, die sich auf ein konkretes Objekt bezieht. Beispielsweise die Angst vor Spinnen, die Arachnophobie.

Posttraumatische Belastungserkrankung: psychische Reaktion auf schwere bis schwerste Verletzungen der menschlichen Seele (Trauma). Verursacht vor allem durch Krieg, Flucht, Gewalt, Vergewaltigung, Erniedrigung. Veränderungen in Gehirnbereichen, die mit dem emotionalen Gedächtnis und dem situationsbezogenen Gedächtnis zu tun haben, sind mit Bildgebung wissenschaftlich einwandfrei erwiesen. In der Folge erhöhte Depressionsrate, erhöhte Angsterkrankungen, schwere Schlaf- und Konzentrationsstörungen, erhöhte Rate an Aggression, vor allem autoaggressiv (Suizide), teilweise auch fremdaggressiv. Risiko für Suchterkrankungen und auch körperliche Erkrankungen ebenso deutlich erhöht. Sowohl psychotherapeutisch als auch medikamentös gut behandelbar. Auch Präventionsprogramme mit Beschäftigung und anderen sinnvollen Lebensinhalten sind wirksam, werden aber kaum durchgeführt.

Psychopathie: früher verwendeter Begriff für eine Persönlichkeitsstruktur, die ohne menschliches Gewissen auskommt und daher zu allem fähig ist – nach dem Motto: »Hauptsache, es nützt dem Psychopathen«. Lüge, Betrug, Verrat, Brutalität, auch Mord gelingen eiskalt und ohne Gewissensbisse, ohne Reue. Von vielen Autoren als Wesenszug und nicht als Krankheit betrachtet. Etwa als »Körperbau« der Psyche beschreibbar. Entsprechend untherapierbar. In kritischen Zeiten eine gefährliche Variante des Menschseins. Hat absolut nichts mit Psychose zu tun.

Psychopharmaka: Medikamente, die in umfangreich untersuchter Weise auf bestimmte Symptome verschiedener psychischer Erkrankungen wirken. Grobe Einteilung in Beruhigungsmittel (darunter die Subgruppe Schlafmittel), Antidepressiva, Antipsychotika, Stimmungsstabilisierer, Stimulanzien und Antidementiva. Suchtgefahr besteht ausschließlich bei Beruhigungsmitteln und einem Teil der Stimulanzien. Haben Wirkungen und mögliche Nebenwirkungen und sind vergleichbar wirksam (bzw. unwirksam) wie alle anderen Medikamente auch.

Psychose: Zustandsbild mit beträchtlicher Einschränkung des Realitätsbezuges bis zum völligen Realitätsverlust. Das

Hauptsymptom sind Wahngedanken und Wahngebäude. Halluzinationen können auch in ein solches Zustandsbild führen, müssen es aber nicht. Psychose ist nicht gleichbedeutend mit Schizophrenie, allerdings sind die verschiedenen Formen der Schizophrenie mit psychotischen Symptomen verbunden. Kommt auch bei anderen psychischen Erkrankungen vor.

Psychotherapie: sehr breites und vielfältiges Spektrum von Methoden, die das Ziel haben, in definierter und entsprechend ausgebildeter Weise seelische Leidenszustände günstig zu beeinflussen. Grobe Einteilung in tiefenpsychologische, verhaltenstherapeutische und humanistische Methoden. Je nach Methode gibt es Formen der Einzel- und auch Gruppentherapie. Beides bei sehr unterschiedlicher Datenlage in vielen Bereichen psychischer Erkrankungen eindeutig wirksam.

Schizophrenie: unglücklich gewählter Begriff für ein Spektrum von psychischen Erkrankungen, welches mit Veränderungen des Wahrnehmens, Fühlens und Denkens verbunden ist. Es gibt zahlreiche Unterformen; manchmal stellt sich die Frage, ob so unterschiedliche Unterformen überhaupt das Spektrum derselben Erkrankung sein können. Es hieß ursprünglich die *Gruppe* der Schizophrenien. Soziotherapie und spezifische Medikamente sind hochwirksam.

Soziophobie: eine Form der Angststörung. Letztlich alle ausgeprägten Ängste vor üblichen sozialen Kontakten. Bei schweren Ausprägungsformen mit großem Rückzug und fast völligem Abschotten vor sozialen Kontakten verbunden. Statistisch schwer erfassbar, vermutlich hohe Dunkelziffer und gar nicht so selten.

Soziotherapie (auch psychosoziale Therapie genannt): breites Spektrum von handlungsorientierten (im Gegensatz zu erklärungsorientierten) therapeutischen Interventionen in multiprofessionellen Teams mit medizinischen, pflegerischen, psychologischen, sozial beratenden, unterstützenden und strukturierenden bis zu beschäftigungstherapeutischen, physiotherapeutischen, musiktherapeutischen, maltherapeutischen und anderen kreativen Kompetenzen. Als Summe variabler Möglichkeiten an Intervention auch mit Familie und Umfeld sehr gute Wirksamkeit bei Menschen mit psychotischen und demenziellen Erkrankungen.

Sucht (besser: süchtiges Verhalten): Verlust der Kontrolle über den Umgang mit Substanzen oder von Verhaltensformen. Am besten beschrieben mit dem Satz: »Sucht ist erreicht, wenn Schwanz wedelt mit Hund.« Man unterscheidet substanzbezogene Süchte, zum Beispiel die Alkoholsucht, von nicht-substanzbezogenen Süchten, beispielsweise der Spielsucht, darunter auch eine Reihe von Verhaltenssüchten. Internetsucht, Computersucht, Spielsüchte sind im Zunehmen. Die Sucht nach illegalen Substanzen ist häufig mit anderen Süchten, auch der Alkoholsucht, verbunden und in ihrer Ausprägung und in ihren Folgen vom jeweiligen Suchtmittel abhängig. Je nach Suchtart und Zustandsbild sind sowohl medikamentöse Behandlungen als auch verschiedene Formen der Psychotherapie und Soziotherapie notwendig. Laut WHO ist die Alkoholsucht in der Krankheitslast der Industriestaaten stabil unter den Top fünf, weit vor der Sucht nach illegalen Substanzen.

Suizid: Selbsttötung. »Selbstmord« ist ein falscher Begriff, dessen Verwendung verboten werden sollte. In aller Regel ist der »Freitod« alles andere als frei, sondern die überaus unfreie Folge einer schweren Depression.

Suizidstatistik: 2014 sind in Österreich 1313 Menschen an Suiziden verstorben. In Österreich gelang es in den vergangenen 30 Jahren, von einer hohen Suizidrate wenigstens zu einer mittleren zu gelangen. Die geringsten Suizidraten sind seit Jahren in Vorarlberg, im Burgenland und in Wien zu finden. Bei 25- bis 35-jährigen Männern ist der Tod infolge eines Suizids die häufigste Todesursache, bei den 15- bis 20-Jährigen beider Geschlechter die zweithäufigste. Dennoch sind Suizide im höheren Lebensalter, vor allem bei alleinstehenden Männern über 80, am häufigsten. Bei Männern gibt es grundsätzlich eine höhere Häufigkeit in allen Altersstufen. Weltweit begehen jährlich mehr als 800 000 Menschen Suizid (inklusive Dunkelziffer vermutlich etwa eine Million).

Symptom: ein Krankheitszeichen, welches durch Untersuchungen verschiedener Art feststellbar ist.

Syndrom: mehrere gleichzeitige Symptome, die ein regelhaft wiederkehrendes Muster bieten. Ein bestimmtes Syndrom kann bei verschiedenen zugrunde liegenden Erkrankungen vorkommen. Beispielsweise kann ein depressives Syndrom – Stimmungstief, Energie- und Antriebslosigkeit, Interessenverlust plus mehrere definierte Zusatzsymptome, und das durchgängig über mindestens zwei Wochen – genauso Ausdruck einer Erkrankung der Schilddrüse wie einer Depressionserkrankung sein.

Wahn: beginnt mit einer oder mehreren Wahnideen und entwickelt sich zu einem irrealen Gedankenkonstrukt, entweder lose und wirr »verknäuelt« oder ein in sich scheinbar logisch strukturiertes komplettes Gebäude von Wahngedanken. Gegenüber kritischer Überprüfung auf Realitätsgehalt ziemlich immun, in aller Regel unkorrigierbar. Tritt in Erscheinung als Verfolgungswahn, Krankheitswahn, Größenwahn, Liebeswahn, Eifersuchtswahn, Beeinträchtigungswahn, Abstammungswahn, Rassenwahn und ist als Syndrom gar nicht selten – individuell und als Massenphänomen.

Werther-Effekt: Nachahmungseffekt bei Suiziden oder Gewalttaten infolge ausufernder Berichterstattung. Benannt nach Johann Wolfgang von Goethes »Die Leiden des jungen Werthers«. Angeblich hat es nach Erscheinen dieses Romans eine Suizidwelle in Deutschland gegeben, was wissenschaftlich umstritten ist. Heute ist dieser Nachahmungseffekt für verschiedene aktuelle Bereiche wiederholt und eindeutig wissenschaftlich gesichert.

Wirklichkeit: laut Paul Watzlawick, dem bekanntesten Vertreter der Konstruktivismus-Lehre, unterscheidbar als Form einer Wirklichkeit erster Ordnung (alles objektiv Messbare) und von Wirklichkeiten zweiter Ordnung (alle subjektiven Bewertungen).

Xenophobie: Angst vor dem und den Fremden, sei es Aussehen, Sprache, Sitten oder Gebräuche betreffend. Im Rahmen der menschlichen Entwicklungsgeschichte vermutlich weitverbreiteter und unbewusster Angstmechanismus. Keine psychische Krankheit im eigentlichen Sinn, obwohl von teilweisem Realitätsverlust begleitet.

Zwänge: häufiges Verhaltensmuster zur Abwehr von Befürchtungen und Angstgefühlen. Viele Menschen haben leichte Zwänge und auch Zwangsrituale (beispielsweise Sportler vor einem Wettkampf). Zwangsgedanken bedeuten, etwas auf eine ganz bestimmte Weise machen zu müssen, da sonst beispielsweise irgendetwas nicht gelingen wird. Dem magischen Denken ähnlich. In leichter Ausprägung unproblematisch und je nach Kultur weitverbreitet. Bei echten Zwangserkrankungen völlig entgleistes Dreieck von Ängsten, Zwangsgedanken und Zwangshandlungen. Reicht bis zu psychotischen Zuständen. Dagegen wirksam sind vor allem bestimmte verhaltenstherapeutische Methoden und antidepressive Psychopharmaka, bei Übergang in Psychose auch Antipsychotika.

QUELLEN

Pierre Accoce/Pierre Rentchnick: *Kranke machen Weltgeschichte.* Düsseldorf 1978

Alfred Adler: *Neurosen. Fallgeschichten.* Frankfurt 1988

Alfred Adler: *Menschenkenntnis.* Frankfurt 1990

American Psychiatrie Association: *Diagnostic and Statistical Manual of Mental Disorders (DSM-5).* Washington, D.C. 2013

Hans-Jörg Assion/Peter Brieger/Michael Bauer (Hg.): *Bipolare Störungen. Das Praxishandbuch.* Stuttgart 2013

Franco Basaglia: *Die Entscheidung des Psychiaters. Bilanz eines Lebenswerkes.* Bonn 2002

Raymond Battegay: *Narzißmus und Objektbeziehungen. Über das Selbst zum Objekt.* Bern 1979

Otto Benkert/Hanns Hippius: *Kompendium der psychiatrischen Pharmakotherapie.* Heidelberg 2000

Charles Brenner: *Elemente des seelischen Konflikts. Theorie und Praxis der modernen Psychoanalyse.* Frankfurt 1986

Alice Calaprice (Hg.): *Einstein sagt. Zitate, Einfälle, Gedanken.* München 2007

Jakob Christ: *Erlebte Sozialpsychiatrie. Von amerikanischen Anfängen und europäischen Traditionen.* Bonn 2002

Winston S. Churchill: *The Second World War.* London 2013

Luc Ciompi: *Affektlogik. Über die Struktur der Psyche und ihre Entwicklung.* Stuttgart 1982

Horst Dilling (Hg.): *Internationale Klassifikation psychischer Störungen (ICD-10).* Bern 2013

Gerold Dommermuth-Gudrich: *Mythen. Die bekanntesten Mythen der griechischen Antike.* Hildesheim 2002

Linda Donn: *Freud und Jung. Biographie einer Auseinandersetzung.* Hamburg 1990

Klaus Dörner/Ursula Plog: *Irren ist menschlich. Lehrbuch der Psychiatrie, Psychotherapie.* Bonn 1984

Michael Ermann: *Psychoanalyse heute. Entwicklungen seit 1975 und aktuelle Bilanz*. Stuttgart 2012

Herbert Fensterheim/Jean Baer: *Sag nicht ja, wenn Du nein sagen willst*. München 1977

Asmus Finzen: *Schizophrenie. Die Krankheit behandeln*. Bonn 2003

Hans Förstl (Hg.): *Lehrbuch der Gerontopsychiatrie und -psychotherapie*. Stuttgart 2003

Allen Frances: *Normal. Gegen die Inflation psychiatrischer Diagnosen*. Köln 2013

Viktor E. Frankl: *Die Sinnfrage in der Psychotherapie*. München 1988

Viktor E. Frankl: *Der leidende Mensch. Anthropologische Grundlagen der Psychotherapie*. München 1990

Viktor E. Frankl: *... trotzdem Ja zum Leben sagen. Ein Psychologe erlebt das Konzentrationslager*. München 1999

Viktor E. Frankl: *Das Leiden am sinnlosen Leben. Psychotherapie für heute*. Freiburg 2015

Viktor E. Frankl: *Grundkonzepte der Logotherapie*. Wien 2015

Sigmund Freud: *Das Unbehagen in der Kultur und andere kulturtheoretische Schriften*. Frankfurt 2010

Sigmund Freud: *Die Traumdeutung*. Hamburg 2010

Alexander Friedmann (Hg.): *Leitfaden der Psychiatrie*. Wien 1987

Erich Fromm: *Wege aus einer kranken Gesellschaft. Eine sozialpsychologische Untersuchung*. Frankfurt 1981

Erich Fromm: *Haben oder Sein. Die seelischen Grundlagen einer neuen Gesellschaft*. München 2016

Friedrich Hacker: *Aggression. Die Brutalisierung der modernen Welt*. Wien 1971

Byung-Chul Han: *Müdigkeitsgesellschaft*. Berlin 2013

Byung-Chul Han: *Transparenzgesellschaft*. Berlin 2013

Johann Hari: *Drogen. Die Geschichte eines langen Krieges*. Frankfurt 2015

Hartmann Hinterhuber: *Ermordet und vergessen. Nationalsozialistische Verbrechen an psychisch Kranken und Behinderten in Nord- und Südtirol*. Innsbruck 1995

Christian Jagsch/Irmgard Wintgen-Samhaber/Klaus Zapotoczky: *Lebensqualität im Seniorenheim. Medizinische, psychotherapeutische und soziologische Aspekte*. Linz 2005

William M. Johnston: *Der österreichische Mensch. Kulturgeschichte der Eigenart Österreichs.* Wien 2010

Siegfried Kasper/Hans-Peter Volz: *Psychiatrie und Psychotherapie compact. Das gesamte Facharztwissen.* Stuttgart 2014

Heinz Katschnig/Peter König (Hg.): *Schizophrenie und Lebensqualität.* Wien 1994

Otto F. Kernberg: *Borderline-Störungen und pathologischer Narzißmus.* Frankfurt 1988

Günther Klug/Gerhard Hermann/Brigitte Fuchs-Nieder: *Was braucht eine moderne Gerontopsychiatrie? Rahmenbedingungen für mobile sozialpsychiatrische Hilfe im Alter.* Frankfurt 2013

Salcia Landmann: *Jüdische Anekdoten und Sprichwörter.* München 1966

Otto-Michael Lesch/Henriette Walter/Christian Wetschka/Michie Hesselbrock/Victor Hesselbrock: *Alcohol and Tobacco. Medical and Sociological Aspects of Use, Abuse and Addiction.* Wien 2011

Bernard Lown: *Die verlorene Kunst des Heilens. Anstiftung zum Umdenken.* Stuttgart 2003

Manfred Lütz: *Irre! Wir behandeln die Falschen. Unser Problem sind die Normalen.* München 2011

Manfred Lütz: *Bluff! Die Fälschung der Welt.* München 2012

Manfred Lütz: *Wie sie unvermeidlich glücklich werden. Eine Psychologie des Gelingens.* München 2015

Wielant Machleidt/Andreas Heinz (Hg.): *Praxis der interkulturellen Psychiatrie und Psychotherapie. Migration und psychische Gesundheit.* München 2011

Desmond Morris: *Das Tier Mensch.* Köln 1994

Michael Musalek/Martin Poltrum (Hg.): *Glut und Asche – Burnout. Neue Aspekte der Diagnostik und Behandlung.* Berlin 2012

Robert Musil: *Der Mann ohne Eigenschaften.* Berlin 1978

Nora Nemeskeri/Gerhard Stumm: *Wege zur Psychotherapie.* Wien 2009

Peter Pawlowsky: *Orientierungen im Labyrinth der Seele. Vier Jahrzehnte im Dienst der psychischen Gesundheit.* Linz 2012

Uwe Henrik Peters: *Wörterbuch der Psychiatrie und medizinischen Psychologie.* Augsburg 1997

Pschyrembel. Klinisches Wörterbuch. Berlin 2002

Alfred Psota: *Essen wir uns zu Tode?* Wien 1989

Geoffrey Regan: *Militärische Blindgänger und ihre größten Niederlagen.* Augsburg 1991

Wilhelm Reich: *Die Massenpsychologie des Faschismus.* Köln 2005

Erwin Ringel: *Die österreichische Seele. Zehn Reden über Medizin, Politik, Kunst und Religion.* Wien 1984

Stephan Rudas: *Österreich auf der Couch. Zur Befindlichkeit eines Landes.* Wien 2001

Pedro Ruiz/Eric C. Strain: *Substance Abuse.* 2011

Wolfgang Schmidbauer: *Die Geschichte der Psychotherapie. Von der Magie zur Wissenschaft.* München 2012

Heinz Schott/Rainer Tölle: *Geschichte der Psychiatrie. Krankheitslehren, Irrwege, Behandlungsformen.* München 2006

Wolfgang P. Schwelle: *Alkohol. Die mächtigste Droge der Welt.* Solothurn 2013

Ulrich Voderholzer/Fritz Hohagen (Hg.): *Therapie psychischer Erkrankungen.* München 2015

Claus Werner Wallesch/Hans Förstl (Hg.): *Demenzen.* Stuttgart 2012

Johannes Wancata (Hg.): *Von der Depression zur Lebensfreude.* Wien 2013

Paul Watzlawick: *Vom Unsinn des Sinns oder vom Sinn des Unsinns.* München 2000

Paul Watzlawick (Hg.): *Kurzzeittherapie und Wirklichkeit. Eine Einführung.* München 2012

Paul Watzlawick: *Wenn du mich wirklich liebtest, würdest du gern Knoblauch essen. Über das Glück und die Konstruktion der Wirklichkeit.* München 2014

Paul Watzlawick: *Wie wirklich ist die Wirklichkeit? Wahn, Täuschung, Verstehen.* München 2015

Joseph Wortis: *Meine Analyse bei Freud.* Innsbruck 1994

Irvin D. Yalom: *Die rote Couch.* München 1998

Irvin D. Yalom: *Liebe, Hoffnung, Psychotherapie. Das große Yalom-Lesebuch.* München 2004

Hans-Georg Zapotoczky: *Fragen antworten auf Ängste.* Wien 1992

Gerald Zernig/Alois Saria/Martin Kurz/Stephanie O'Malley: *Handbuch Alkoholismus.* Innsbruck 2000

Quellen

Profil 22/2016 und 23/2016
Profil Thema History 1/2016
Spektrum Highlights 2/2016
Time 2/2016 und 4/2016

Rotraud A. Perner **Die reuelose Gesellschaft**

ISBN 978 3 7017 3317 0

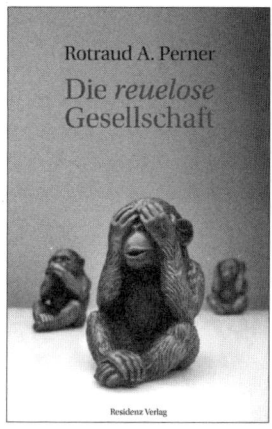

Wir leben in einer Gesellschaft, in der Korruption, Betrug und Gewalt, rücksichtsloser Karrierismus und grenzenlose Gier von vielen unhinter-fragt akzeptiert werden. Doch muss es so sein? Wo ist das individuelle und kollektive Verantwortungsgefühl geblieben? Wieso existiert immer weniger Unrechtsbewusstsein? Rotraud A. Perner begibt sich auf die Suche nach dem verlorenen Mut zur Verantwortung. Sie analysiert die Ursachen und beschreibt die Wege zu einer besseren, humaneren Gesell-schaft.

Perner hat nicht nur eine der spannendsten Analysen der heutigen Zeit geschrieben, sondern zeigt die reinigende Kraft der Reue und die Vielfalt der Möglichkeiten einer Kultur der Wahrhaftigkeit auf.

Erich Fenninger (Hg.) **Ich bin, wer ich war** Mit Demenz leben
ISBN 978 3 7017 3332 3

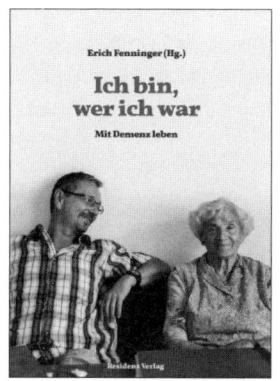

Erkrankte und Pflegende erzählen von ihrem Leben mit Demenz

In diesem Buch lernen Sie starke Persönlichkeiten kennen: Menschen mit Demenz und ihre Angehörigen erzählen von ihrem Leben. Niemand kann das besser als sie selbst, denn sie sind ProtagonistInnen und ExpertInnen zugleich. Sie beschreiben ihre Sorgen, Freuden und Ängste. Sie sprechen über Gewesenes und Zukünftiges, über Liebe und Partnerschaft, über Isolation und auch darüber, wie ihnen manchmal die Kraft ausgeht. Eindrucksvolle Fotos aus Vergangenheit und Gegenwart sowie ein umfangreicher
Serviceteil der Volkshilfe Österreich zu Unterstützungsangeboten, Kontaktadressen und Fakten zu Prävention, Diagnostik, Betreuung und Pflege ergänzen dieses einfühlsame Buch.